JN302393

はじめて学ぶ臨床栄養管理

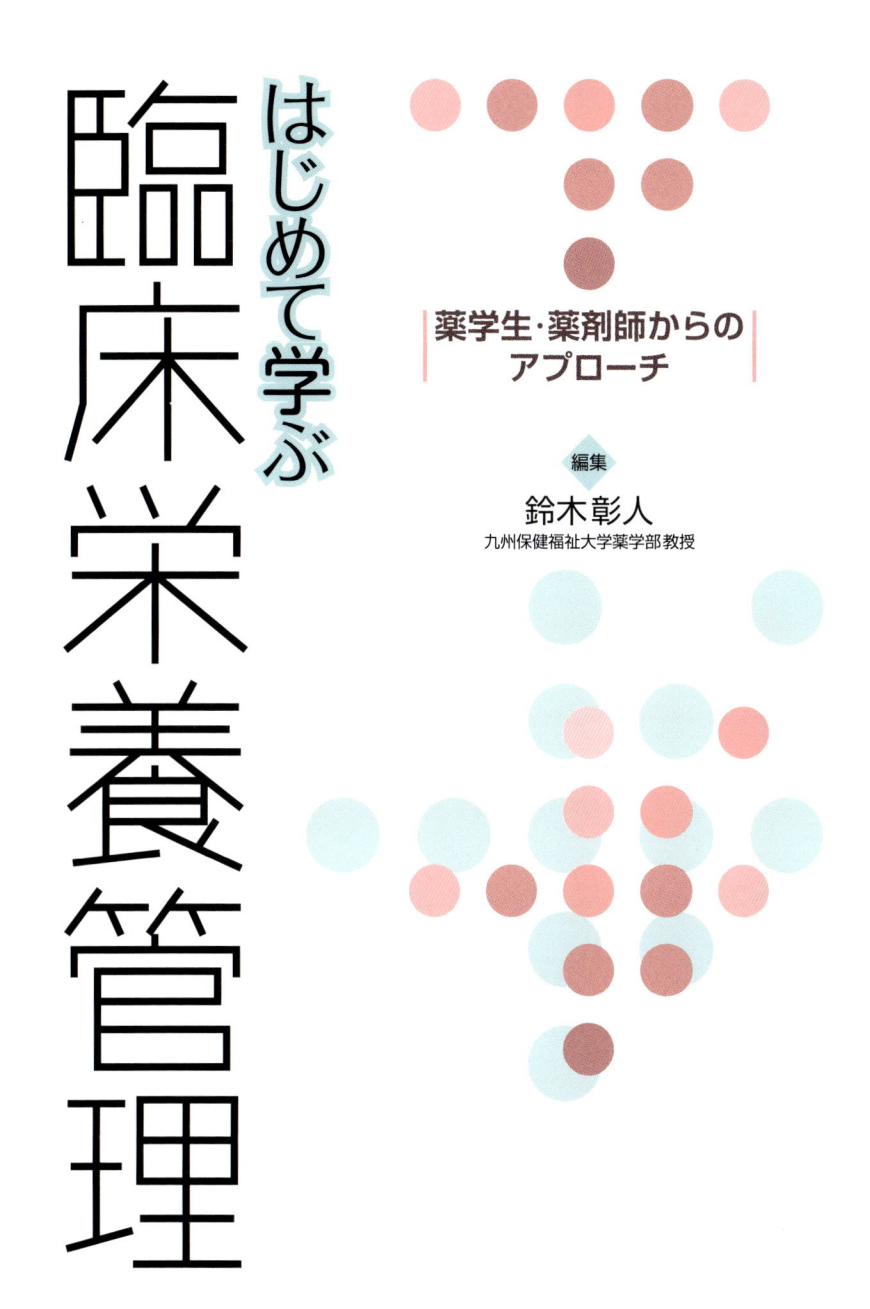

薬学生・薬剤師からのアプローチ

編集
鈴木彰人
九州保健福祉大学薬学部教授

南江堂

執筆

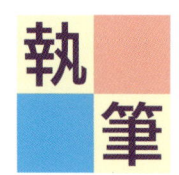

鈴木　彰人	すずき あきと	九州保健福祉大学薬学部　教授
吉田　祥子	よしだ さちこ	前 地域医療機能推進機構　宮崎江南病院 庶務課長（管理栄養士）
白尾　一定	しらお かずさだ	地域医療機能推進機構　宮崎江南病院　院長

（執筆順）

序文

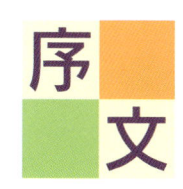

　1968年，米国のDudrickらによって，世界で初めて中心静脈栄養法（total parenteral nutrition）が開発され，同時期に医師・薬剤師・看護師などの栄養管理を専門とする医療スタッフによって，医療チームが構築された．これが栄養サポートチーム（NST：Nutrition Support Team）の始まりとされる．日本では1998年に初めてNSTが誕生し，その後急速に普及した．2005年1月には，NHKスペシャル「食べて治す～患者を支える栄養サポートチーム～」の中でNSTが大々的に取り上げられ，その翌年2006年4月には，診療報酬改定によって多くの病院でNSTが立ち上がった．これに伴い臨床現場では，栄養管理の重要性が認識されるようになり，薬剤師の日常業務においても，臨床栄養管理は重要かつ新しい業務の1つとなっている．

　薬剤師が臨床栄養管理を行うには，生理学，生化学，衛生化学（食品栄養学を含む），薬物治療学，病態学，臨床検査学など幅広い学問を土台として，症例を多角的にみて適正に解釈し，問題点を解決していく「臨床力」が必要となる．

　NSTの普及と時を同じくして，2006年4月には「臨床力」を十分に身に付けた薬剤師の輩出を目的とした薬学教育6年制がスタートした．

　従来の薬学教育においては，臨床栄養管理や栄養療法の専門教育は行われておらず，薬剤師が身に付けるべき臨床栄養の知識や技能の修得は，すべて卒後教育に委ねられていた．しかし，薬学教育が6年制に移行し，あわせて医療現場の状況が大きく変化した現在，薬学生が臨床栄養学を系統的に学ぶことは必須となり，それに対応できる教科書が必要と考え，本書を企画・作成するに至った．

　本書は，栄養管理の一端を担う薬剤師の養成を目指し，臨床栄養学の基礎から応用までを修得できるよう，広範囲の事項について網羅した．将来，臨床現場での活躍を目指す薬学生のみならず，臨床現場の薬剤師にも十分に活用していただけるよう，IV章には12の病態における臨床栄養管理の実例を挙げ，写真も豊富に取り入れた．また，臨床栄養管理の最前線で活躍している医師，管理栄養士も執筆に加わり，基礎系科目の教科書とは一線を画した，薬学生・薬剤師の「臨床力」を培う書籍として作成した．

　本書が，薬学生・薬剤師の日常の勉学と臨床業務に役立つことを願ってやまない．

　最後に，本書の刊行を快くお引き受けいただき，編集並びに校正において，細部にわたって多大なご助言をいただいた南江堂教科書編集部の諸氏に，心から感謝申し上げる．

2011年8月

鈴木彰人

目次

I章 臨床栄養の基礎知識 ──── 鈴木彰人　1

1 ● 身体の構成成分 …………………… 1
2 ● 体液と電解質の組成 ……………… 2
3 ● 消化器のしくみ …………………… 3
 a　消化管の形態 ………………… 3
 b　咀嚼・嚥下 …………………… 4
 c　胃の役割 ……………………… 5
 d　十二指腸・小腸の役割 ……… 5
 e　管腔内消化 …………………… 6
 f　大腸の役割 …………………… 7
 g　肝臓の役割 …………………… 8
4 ● 栄養素の役割 ……………………… 8
 a　三大栄養素 …………………… 8
 b　糖　質 ………………………… 9
  （1）糖の分類 ………………… 10
  （2）解　糖 …………………… 10
  （3）糖新生 …………………… 11
  （4）グルコースの特徴 ……… 12
 c　タンパク質 …………………… 13
  （1）アミノ酸の種類 ………… 13
  （2）タンパク質の品質 ……… 14
  （3）タンパク質の同化と異化 … 14
  （4）分岐鎖アミノ酸と芳香族アミノ酸 … 16
 d　脂　質 ………………………… 17
  （1）脂肪酸 …………………… 18
 e　ビタミン ……………………… 19
 f　微量元素 ……………………… 20
5 ● 日本人の食事摂取基準 …………… 21
 a　栄養素の指標 ………………… 21
 b　エネルギーの指標 …………… 22
 c　基礎代謝基準値と基礎代謝量 … 24
 d　身体活動の強度と量 ………… 25
 e　臨床栄養管理への適用 ……… 26

II章 栄養と生理機能 ──── 鈴木彰人　27

1 ● 栄養不良と生理機能 ……………… 27
2 ● 栄養と免疫 ………………………… 29
3 ● 栄養と創傷治癒 …………………… 30
4 ● 栄養とホルモン調節 ……………… 30
5 ● 摂食・嚥下障害と栄養障害 ……… 31
6 ● 高齢者と栄養 ……………………… 32

III章 栄養管理の実際 ──── 33

A　栄養評価 ──── 吉田祥子・鈴木彰人　33

1 ● 栄養アセスメント（栄養評価） ……… 34
2 ● 栄養スクリーニング ……………… 34
 a　SGA（主観的包括的栄養評価） … 34
  （1）病歴・問診 ……………… 36
  （2）理学的所見 ……………… 38
 b　身体計測 ……………………… 38
  （1）身　長 …………………… 38
  （2）体　重 …………………… 38
  （3）上腕三頭筋皮下脂肪厚（TSF） ……… 40
  （4）上腕周囲長（AC） ……… 40
  （5）上腕筋周囲長（AMC） … 40
 c　ODA（客観的栄養評価） …… 41
  （1）血清アルブミン ………… 41
  （2）RTP ……………………… 41
  （3）総タンパク質（TP） …… 42

（4）窒素平衡 …………………………… 42
　　　（5）総リンパ球数（TLC） ……………… 43
　d　栄養必要量 ……………………………… 43
　　　（1）水分必要量 ………………………… 43
　　　（2）エネルギー必要量 ………………… 43
　　　（3）タンパク質必要量 ………………… 45
　　　（4）糖質必要量 ………………………… 45
　　　（5）脂質必要量 ………………………… 45
3 ● 栄養管理の実践 ……………………………… 45
　a　栄養療法開始の判定基準 ……………… 46
　b　栄養療法効果の判定基準 ……………… 46
　　　（1）栄養管理計画項目 ………………… 48
　　　（2）モニタリング項目 ………………… 48
　c　栄養療法中止の判定基準 ……………… 48
B　栄養療法 …………………………………………… 50
1 ● 栄養療法の選択基準 ……………… 鈴木彰人 50
2 ● 経口摂取（経口栄養法）……………………… 51
　a　経口摂取の特徴 ………………………… 51
　b　治療食（経口食）の種類 ……………… 52
3 ● 経腸栄養法 …………………………………… 52
　a　経腸栄養法の分類 ……………………… 52
　b　経腸栄養法の特徴 ……………………… 52
　c　経腸栄養法の主な適応と禁忌 ………… 53
　d　経腸栄養剤の種類と特徴 ……………… 53
　　　（1）天然濃厚流動食 …………………… 54
　　　（2）半消化態栄養剤 …………………… 54
　　　（3）消化態栄養剤 ……………………… 56
　　　（4）成分栄養剤 ………………………… 58
4 ● 経腸栄養剤と栄養補助食品 … 吉田祥子 59
　a　食事摂取量が少なく，栄養が十分に摂取
　　　できない場合 …………………………… 59
　b　下痢や嘔吐，発熱や食欲不振などによる
　　　脱水の場合 ……………………………… 60
　c　基礎疾患により栄養状態が悪化した場合 … 60
　　　（1）急性期（周術期など）：血糖コントロール
　　　　　不良時 ……………………………… 60
　　　（2）COPD ……………………………… 60
　　　（3）肝障害・肝硬変 …………………… 60
　　　（4）腎障害 ……………………………… 61
　　　（5）褥瘡 ………………………………… 62
　d　手術前後の栄養管理が必要な場合 …… 62
　e　摂食・嚥下に障害がある場合 ………… 63
5 ● 経皮内視鏡的胃瘻造設術(PEG) … 白尾一定 63
　a　PEGの特徴 …………………………… 64
　b　PEGの適応と禁忌 …………………… 64
　c　PEGの管理と注意点 ………………… 65

6 ● 静脈栄養法 ………………………… 鈴木彰人 68
　a　輸液の定義 ……………………………… 68
　b　輸液の目的と適応 ……………………… 69
　c　輸液施行時の注意点 …………………… 70
　d　輸液（注射剤）の基礎知識 …………… 70
　　　（1）パーセント（％）濃度 …………… 70
　　　（2）モル濃度（mol/L）………………… 71
　　　（3）電解質濃度（ミリ当量：mEq/L）… 71
　　　（4）浸透圧モル濃度（mOsm/L）…… 72
　　　（5）浸透圧の概念 ……………………… 72
　　　（6）pH（水素イオン指数）…………… 73
　e　末梢静脈栄養法（PPN）……………… 73
　f　輸液の種類 ……………………………… 74
　　　（1）電解質輸液剤 ……………………… 74
　　　（2）水分輸液剤 ………………………… 78
　　　（3）血漿増量剤 ………………………… 78
　g　末梢静脈栄養法施行時の注意 ………… 79
　　　（1）等張電解質輸液 …………………… 79
　　　（2）生理食塩液 ………………………… 79
　　　（3）投与速度 …………………………… 79
　h　輸液の組み立て方 ……………………… 80
　　　（1）維持量（投与水分量）の決め方 … 80
　　　（2）電解質組成の決め方 ……………… 80
　i　中心静脈栄養法（TPN）……………… 81
　j　中心静脈栄養法施行時の基本的注意 … 82
　　　（1）糖の投与と高血糖 ………………… 83
　　　（2）アミノ酸の投与 …………………… 83
　　　（3）中心静脈栄養法に使用する輸液 … 83
　　　（4）非タンパクカロリー／窒素（NPC/N）比
　　　　 …………………………………………… 84
　　　（5）脂肪乳剤（脂質）の投与 ………… 84
　　　（6）ビタミンB_1併用の確認 …………… 85
　　　（7）乳酸アシドーシスの対処 ………… 86
　　　（8）微量元素欠乏症の回避 …………… 86
　　　（9）メイラード反応 …………………… 86
　　　（10）中心静脈栄養法における投与速度 … 86
　　　（11）カテーテル留置に伴う合併症 …… 88
7 ● 在宅栄養療法 ………………………………… 88
　a　在宅(中心)静脈栄養法（HPN）……… 88
　　　（1）HPNの対象 ……………………… 88
　　　（2）HPNの実施と管理 ……………… 88
　b　在宅経腸栄養法（HEN）……………… 89
　　　（1）HENの対象 ……………………… 89
　　　（2）HENの実施と管理 ……………… 89

IV章 病態下の栄養ケア・マネジメントの考え方 　　　　　　白尾一定　91

1● 心疾患（心不全）……………………… 91
　a　心不全とは（病態の特徴）………… 91
　b　栄養管理目的（ポイント）………… 93
　c　治療法 ………………………………… 93
　d　栄養療法 ……………………………… 94
2● 脳卒中 …………………………………… 96
　a　脳卒中とは（病態の特徴）………… 96
　b　栄養管理目的（ポイント）………… 96
　c　治療法 ………………………………… 96
　d　栄養療法 ……………………………… 97
3● 糖尿病 ………………………………… 100
　a　糖尿病とは（病態の特徴）……… 100
　b　栄養管理目的（ポイント）……… 102
　c　治療法 ……………………………… 102
　d　栄養療法 …………………………… 102
4● COPD ………………………………… 104
　a　COPDとは（病態の特徴）……… 104
　b　栄養管理目的（ポイント）……… 106
　c　治療法 ……………………………… 106
　d　栄養療法 …………………………… 107
5● 肝疾患（肝硬変を含む）…………… 109
　a　肝疾患とは（病態の特徴）……… 109
　b　栄養管理目的（ポイント）……… 111
　c　治療法 ……………………………… 111
　d　栄養療法 …………………………… 112
6● 膵疾患 ………………………………… 114
　a　膵疾患とは（病態の特徴）……… 114
　b　栄養管理目的（ポイント）……… 115
　c　治療法 ……………………………… 116
　d　栄養療法 …………………………… 118

7● 腎疾患・腎不全 ……………………… 120
　a　腎疾患・腎不全とは（病態の特徴）…… 120
　b　栄養管理目的（ポイント）……… 122
　c　治療法 ……………………………… 122
　d　栄養療法 …………………………… 124
8● 腸疾患 ………………………………… 126
　a　腸疾患とは（病態の特徴）……… 126
　b　栄養管理目的（ポイント）……… 127
　c　治療法 ……………………………… 127
　d　栄養療法 …………………………… 128
9● 熱　傷 ………………………………… 131
　a　熱傷とは（病態の特徴）………… 131
　b　栄養管理目的（ポイント）……… 133
　c　治療法 ……………………………… 133
　d　栄養療法 …………………………… 133
10● 褥　瘡 ………………………………… 135
　a　褥瘡とは（病態の特徴）………… 135
　b　栄養管理目的（ポイント）……… 137
　c　治療法 ……………………………… 137
　d　栄養療法 …………………………… 138
11● 化学療法時 …………………………… 140
　a　化学療法とは（病態の特徴）…… 140
　b　栄養管理目的（ポイント）……… 140
　c　治療法 ……………………………… 141
　d　栄養療法 …………………………… 142
12● 周術期 ………………………………… 145
　a　周術期とは ………………………… 145
　b　栄養管理目的（ポイント）……… 146
　c　治療法 ……………………………… 146
　d　栄養療法 …………………………… 147

索　引 　　　　　　151

I. 臨床栄養の基礎知識

　臨床栄養管理とは，病気の状態にある人に対して薬物療法や手術を施行して治療を行うのと同じように，その人の栄養状態を的確に把握して，適切な栄養管理を行うことである．**栄養管理**とは，病態に応じて適切な方法・計画で栄養状態を管理することである．簡単にいうと，栄養不良に陥っている患者，あるいは栄養状態が悪化している患者の状態をすばやく把握し，適正な栄養療法を行いながら栄養状態をチェックし，原疾患の治療効果を高めることである．さらには健康な人に対して，栄養不良もしくは病気にならないための栄養摂取を考える予防医学的な意味合いも含まれる．

1　身体の構成成分

　身体組成は，主に液体成分と固形成分の2つに分けられる（図I-1）．成人の総液体成分（体液）量，すなわち水分は体重の約60％を占める．その水分は**細胞内液**と**細胞外液**に存在する．このような水分を体液といい，細胞内液に2/3，細胞外液に1/3の割合で分布している．細胞外液は**組織間液**と**血漿**の2つを指し，水分の分布は細胞内液：組織間液：血漿＝8：3：1となっている．いいかえると，細胞内液は細胞外液の2倍であり，組織間液は血漿の3倍程度存在する．体内の水分量は性別，年齢，脂肪量によって異なり，体重に占める水分の

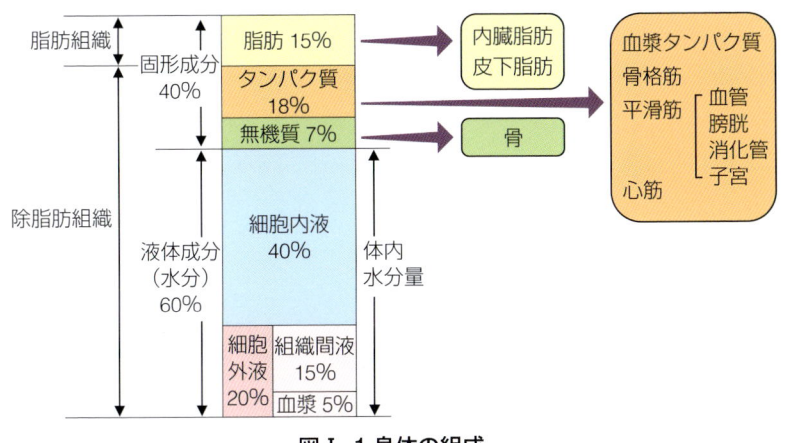

図I-1 身体の組成

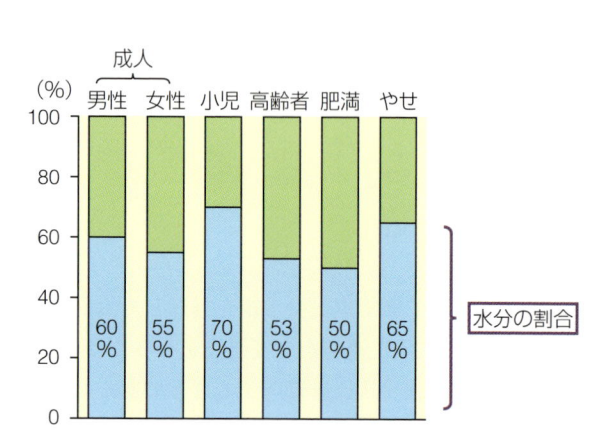

図Ⅰ-2　体重に占める水分（細胞外液＋細胞内液）の割合

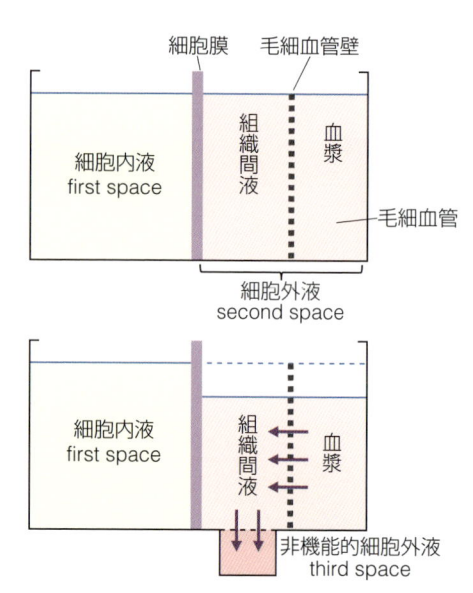

図Ⅰ-3　細胞内液・細胞外液の概念

　割合は小児で約70%ともっとも大きく，加齢に伴って減少し，高齢者では脂肪が約2倍に増加し，水分の割合は約53%である（図Ⅰ-2）．一方，固形成分は主にタンパク質，脂肪，無機質（骨）で占められる．タンパク質は，アルブミン，グロブリン，フィブリノゲンを代表する血漿タンパク質や筋肉であり，脂肪は主に皮下脂肪，内臓脂肪である．

　一般に体重は身体の構成要素全体を反映する指標となるが，脂肪組織重量が増加した肥満の状態では体重が必ずしもよい指標とはならない．そのため，筋肉を中心とするタンパク質の変化が重要な構成成分と考えられ，身体を脂肪組織と脂肪以外の組織（**除脂肪組織**）に分けて考えることもある．

　ここで述べた細胞内液は体液の first space であり，細胞外液は second space である．しかし，手術などによる侵襲と生体炎症反応，あるいは病的な状態が出現することによって毛細血管の透過性亢進が生じ，細胞間質への体液移動が亢進して局所に細胞外液量が減少し，浮腫が生じることがある．そこに貯留した細胞外液は機能を持たず（非機能的細胞外液），このような機能しない細胞外液が貯留する区分を third space と呼ぶ（図Ⅰ-3）．外傷，熱傷組織に貯留する浮腫液，開腹手術時に生じる腹膜液，イレウスによる腸管内への消化液の貯留，腹水や胸水の貯留などがその例である．とくに輸液療法を行う際には third space への水分貯留は，体重から体液量を計算するときに誤った判断をすることになるため，注意が必要である．

2　体液と電解質の組成

　体重の約60%を占める体液は，細胞膜を隔てて細胞内液と細胞外液に分布する．各体液区分中の電解質組成は表Ⅰ-1に示すように，細胞外液には Na^+ や Cl^- が多く，細胞内

表 I-1　各体液区分中の電解質組成

電解質		細胞外液		細胞内液
		血漿	組織間液	
陽イオン (mEq/L)	Na^+	142	144	15
	K^+	4	4	150
	Ca^{2+}	5	2.5	2
	Mg^{2+}	3	1.5	27
	計	154	152	194
陰イオン (mEq/L)	Cl^-	103	114	1
	HCO_3^-	27	30	10
	HPO_4^-	2	2	100
	SO_4^{2-}	1	1	20
	有機酸	5	5	―
	タンパク質	16	0	63
	計	154	152	194

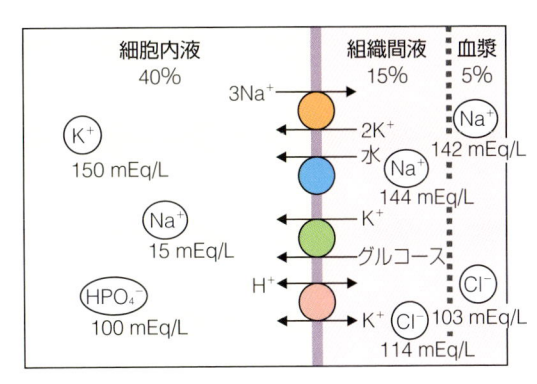

図 I-4　細胞内液と外液の電解質濃度の調節

液には K^+, Mg^{2+}, リン酸イオン（HPO_4^-）などが多い．このように細胞内液と外液では，Na^+ と K^+ 濃度は対照的な関係になっている．これは，細胞内に流入した Na^+ を ATP 依存性 $3Na^+$-$2K^+$ 交換ポンプによって細胞外に汲み出し，細胞外に出た K^+ を細胞内に取り入れているためである（図 I-4）．また細胞内液の pH は 7.00，細胞外液は 7.40 となっており，H^+ 濃度で示すと，それぞれ 100 nmol/L，40 nmol/L であり，H^+ 濃度も細胞内外で大きな差が生じている．

3　消化器のしくみ

a. 消化管の形態

　　食物を分解して，からだを養うのに必要な栄養素を体内に取り込む働きをする器官を**消化器**という．消化器の主な働きは，口に入れた食物を小さく分解して，消化管から吸収できるようにする「**消化**」と，消化によって分解された栄養素を体内に取り込む「**吸収**」である．消化器は口腔から肛門までの**消化管**と，消化管に消化液を送る肝臓や膵臓および胆嚢や胆管などから構成されている．消化管は，口腔から肛門まで連続した管状構造であり，その全長は約 8 m である．食物は，摂取してから消化・吸収され，体外に排泄されるまでの間，消化管に存在する．図 I-5 には，食物が口に入り，消化を受けて排泄されるまでに通過する器官と，その機能を示した．

　　食物に含まれる栄養素が体内で利用されるためには，必要な栄養素を効率よく体内に取り込まなければならない．人は食欲を感じて食物を食べる行動を開始する．人が食べる食物は，肉や米，野菜などのように，タンパク質，糖質，脂質などの栄養素が混じり合っている．これらがアミノ酸，単糖類，脂肪酸，グリセリンのような小さな分子にまで消化さ

I章 臨床栄養の基礎知識

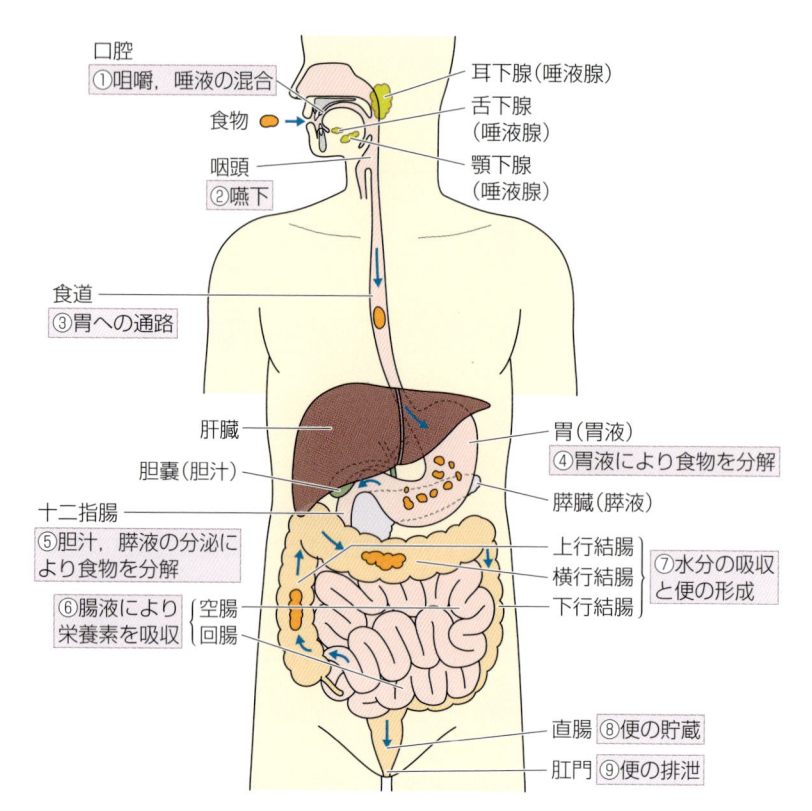

口腔
①咀嚼，唾液の混合
食物
耳下腺（唾液腺）
舌下腺（唾液腺）
顎下腺（唾液腺）
咽頭
②嚥下
食道
③胃への通路
肝臓
胆嚢（胆汁）
十二指腸
⑤胆汁，膵液の分泌により食物を分解
⑥腸液により栄養素を吸収
空腸
回腸
胃（胃液）
④胃液により食物を分解
膵臓（膵液）
上行結腸
横行結腸
下行結腸
⑦水分の吸収と便の形成
直腸 ⑧便の貯蔵
肛門 ⑨便の排泄

図Ⅰ-5　食物の行方と消化

れると，消化管からの吸収が容易になる．

b．咀嚼・嚥下

　消化には，食物を飲み込むことのできる大きさまで小さく砕く機械的な消化と，酵素を使って食物を分解する化学的な消化がある．まず，口腔に入った食物は，舌に点在する味覚を感じ取る味蕾や粘膜に存在する知覚によって食物か否かの判断が行われる．食物と判断されると，唾液が分泌されるとともに，顔面の筋肉運動によって下顎を上顎に対して動かし，唾液と混合しながら歯で小さく砕かれていく．これを食物の咀嚼といい，胃の中における消化作用を助けるための最初の過程となる．**唾液**は耳下腺，顎下腺，唾液腺から分泌され，1日で約1L分泌される．唾液中にはデンプンをマルトースに分解するアミラーゼが存在する．そのほかリゾチームなども含まれる．

　唾液によって撹拌されて軟らかくなった食物は，舌の上に集められ，食塊として咽頭に向かって送り出される．咽頭腔に食塊が入ると軟口蓋が上がり鼻腔との連絡が閉じる．同時に咽頭蓋が下がり気管への入り口を塞ぎ，食塊は食道に送られる．食塊を食道へ送り込む動きには神経反射がかかわっている．食道に食塊が入ると食道壁の蠕動運動により速やかに胃に向かって食塊が運ばれる．この一連の過程を**嚥下**という（図Ⅰ-6）．

　嚥下の反射的な運動は延髄の嚥下中枢により支配されている．嚥下の動作がうまくできず，食塊が誤って気道に入ることを**誤嚥**という．誤嚥が少量の場合には反射的に咳が起こ

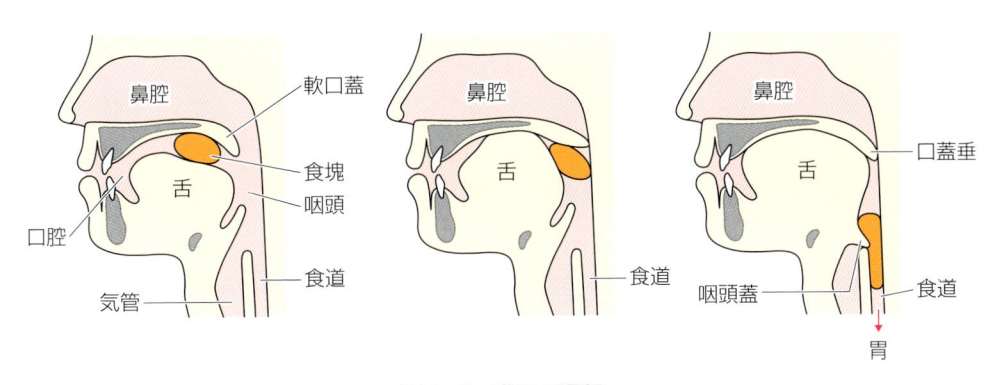

図Ⅰ-6 嚥下の過程

り排出される．しかし排出がうまくできず，食塊や飲料が気管支や肺に流入すると**誤嚥性肺炎**を起こす．脳梗塞などによって中枢部位に障害がある場合には誤嚥性肺炎を起こしやすい．

c．胃の役割

　咀嚼によって小さく噛み砕かれ嚥下された食塊は胃に到達する．胃は消化管の中でもっとも内径の拡張した臓器で，その容量は成人で 1,200～1,400 mL 程度である．胃は飲食物を一時的に貯蔵し，胃液による消化と胃の蠕動運動によって，食塊は粥状となり，少しずつ十二指腸へ送り込まれていく．**胃液**は主細胞，壁細胞，粘液細胞からの分泌液の混合物であり，1日に 500～1,500 mL の胃液が分泌される．主細胞からはペプシノーゲン，壁細胞からは塩酸（胃酸），粘液細胞からは粘液が分泌される．ペプシノーゲンは胃酸によりペプシンに変換され，胃酸とともにタンパク質およびペプチドの分解に関与している．胃の幽門部 G 細胞では消化管ホルモンであるガストリンの産生も行われ，内分泌され，壁細胞を刺激することによって胃酸の分泌に関与している．また，胃内は pH が約 1～2 の強酸性であり，口腔から送られてきた食塊は殺菌を受ける．

d．十二指腸・小腸の役割

　十二指腸，小腸の主要な機能は食物の消化と栄養素の吸収である．胃から送り出された食物は小腸に入る．小腸は大腸に至るまでの長さ 6～7 m の管で，十二指腸，空腸，回腸の3つの部位に分けられる．

　食後2～4時間すると胃の内容物は小腸に送られる．小腸の粘膜は，吸収面積を広くするために特有の構造を持っている．粘膜には指の形をした突起状のヒダがあり，その上皮はさらに突出して無数の**絨毛**が並んでいる（図Ⅰ-7）．絨毛内には細動脈，細静脈，毛細血管網，毛細リンパ管があり，上皮細胞に取り込まれた栄養素は，毛細血管壁などから血液中やリンパ内に入る．すべての栄養素の 90％は小腸で，残り 10％は胃と大腸で吸収される．小腸で消化あるいは吸収されなかった物質は大腸へと送られる．

　十二指腸では，膵臓で作られた膵液と，肝臓で作られた胆汁が合流して分泌される．**膵**

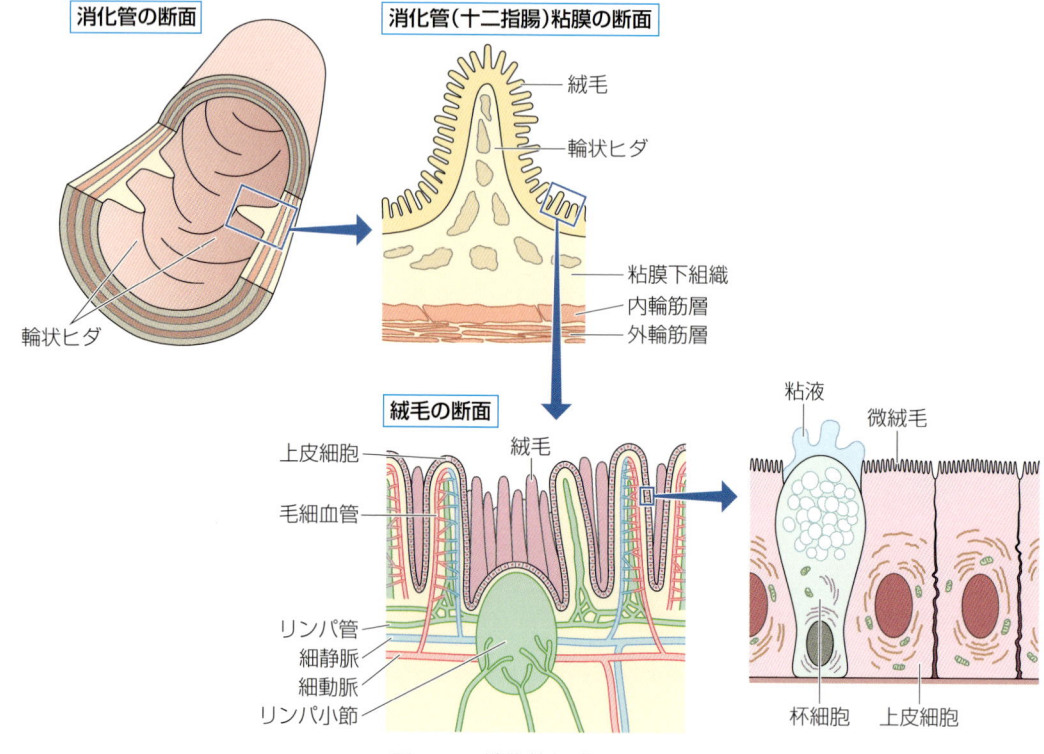

図Ⅰ-7　消化管粘膜の構造

液には重炭酸イオン（HCO_3^-）が高濃度含まれており，胃から送られてくる酸性の消化物を中和する働きがある．代表的な消化酵素である膵型アミラーゼも分泌される．肝臓で産生された胆汁は胆嚢に貯蔵され，その後濃縮される．**胆汁**には消化酵素は含まれないが，胆汁酸，リン脂質，コレステロール，胆汁色素が含まれる．胆汁は，十二指腸に食物が到達するのに合わせて分泌され，脂肪の吸収を助け，不要物の排泄を行っている．一度分泌された胆汁の大部分は小腸で吸収されて，肝臓に戻る．これを腸肝循環という．膵液や胆汁の分泌は，神経性の刺激とセクレチンやコレシストキニンなどの消化管ホルモンの刺激によって促進される．

e. 管腔内消化

すべての糖質は単糖類として吸収される．グルコース（ブドウ糖）とガラクトースは能動輸送により絨毛の**上皮細胞**の中に取り込まれ，フルクトースは促進拡散で輸送される．単糖類は吸収された後，促進拡散によって上皮細胞から毛細血管へ運搬され，絨毛内の細静脈に入る（図Ⅰ-8）．その後，肝門脈経由で肝臓に輸送され，心臓を経由して全身循環に入る．

食物に含まれるタンパク質は，アミノ酸，ジペプチド，トリペプチドにまで分解された後，主に十二指腸と空腸で吸収される．吸収されるアミノ酸の約半分は食物由来であり，

| | 小腸管腔内 | 絨毛上皮細胞 | 毛細血管 |

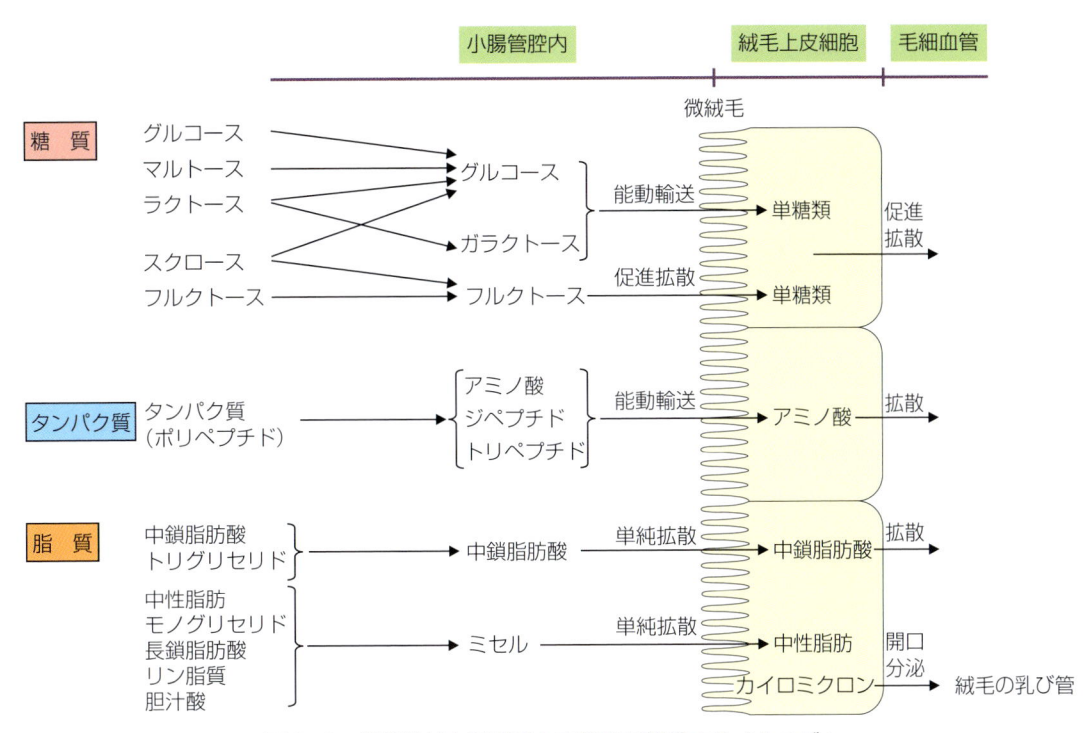

図Ⅰ-8　栄養素が小腸絨毛上皮細胞を移動するメカニズム

残り半分は消化液と粘膜表面から剥離した死細胞由来である．アミノ酸，ジペプチド，トリペプチドは能動輸送により絨毛上皮細胞に入る．上皮細胞内ではジペプチドはアミノ酸に加水分解される．アミノ酸は，拡散によって上皮細胞から絨毛内毛細血管に移動する．

膵液に含まれるリパーゼは，トリグリセリド（中性脂肪，トリアシルグリセロール）をモノグリセリドと遊離長鎖脂肪酸に分解する．胆汁酸は大きな脂肪滴を乳化し，多くのミセル（直径3〜10 nm）を形成する．**ミセル**とは，脂肪小滴で，遊離長鎖脂肪酸，モノグリセリド，コレステロールやそのほかの食物に含まれる脂質の周囲を胆汁酸が取り囲んだものである．これらの脂質はミセルの形成を介して絨毛の上皮細胞に拡散し，袋詰めにされてカイロミクロンになる．**カイロミクロン**はタンパク質で覆われた大きな球状の粒子であり，開口分泌（エクソサイトーシス）により上皮細胞から出て乳び管へ入る．このように，吸収された食物中の脂肪のほとんどは毛細血管ではなくリンパ管に入る．

脂溶性ビタミンA，D，E，Kは，食物中の脂質とともに単純拡散により吸収され，水溶性ビタミン（B，Cなど）も単純拡散により吸収される．しかし，ビタミンB$_{12}$は胃で産生される内因子と結合して，能動輸送により回腸から吸収される．

f．大腸の役割

大腸は，直径約6.5 cm，長さ約1.5 mの管であり，盲腸，結腸（上行結腸，横行結腸，下行結腸，S状結腸），直腸，肛門管からなり，前半は水分や無機質の吸収を完結させ，後半は糞便を形成しそれを体外に排泄する役割を持つ．大腸には，食物残渣や剥離した消

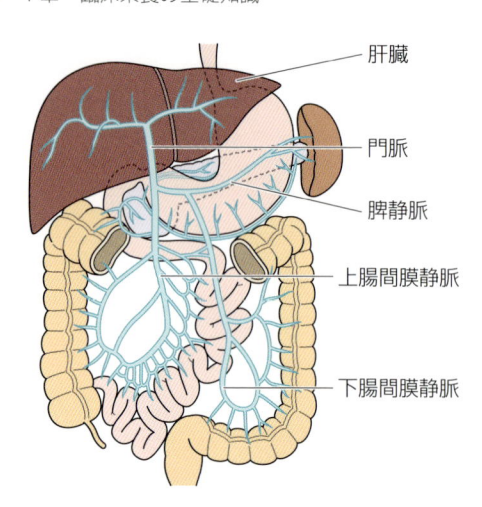

図I-9 門脈

化管粘膜，消化液に由来する糖タンパク質などが，水のような性状で小腸から流入してくる．大腸内には腸内細菌が数多く生息しており，未消化物である難消化性の多糖類，オリゴ糖，糖アルコールなどは，腸内細菌の発酵によって分解される．さらに嫌気的に代謝され，短鎖脂肪酸（酪酸，プロピオン酸，酢酸など），CO_2，水素，メタンとなる．ここで産生された短鎖脂肪酸は，腸内細菌の重要なエネルギー源として，腸管の絨毛上皮の成長維持に利用される．また，大腸での水やNa^+，Ca^{2+}，Mg^{2+}の吸収を促進したり，腸管運動を亢進するなど，さまざまな生理的作用を持っている．プロピオン酸の多くは，門脈を通って肝臓へ送られ，糖新生に利用される．

g. 肝臓の役割

肝臓はからだの中で皮膚に次いで2番目に大きい器官であり，右上腹部に位置し，成人では約1.4 kgの重量がある．肝臓は栄養素の消化・代謝・貯蔵などの中心的な役割を担っている．肝臓の主な働きは，脂質代謝，糖質代謝，タンパク質代謝，血漿タンパク質の合成，ビタミン・ホルモンの代謝，胆汁の産生，解毒である．したがって肝臓が障害を受けると，栄養状態に影響を及ぼすほか，脂溶性物質の酸化・還元反応など有毒物の処理にも影響を及ぼす．肝臓は固有肝動脈のほかに門脈からも血液を受け取る．腹部消化管および膵臓と胃を流れた血液は，上腸間膜静脈，下腸間膜静脈，脾静脈に集まり，これらが合流して**門脈**となり，肝臓に運ばれる（図I-9）．

4 栄養素の役割

a. 三大栄養素

私たちが摂取する食品の成分をその種類によって分類すると，糖質（炭水化物），タンパク質，脂質に大別される．これを**三大栄養素**と呼ぶ．三大栄養素は「からだの構成成分」，「エネルギー源」，「からだの機能調節」の3つの大きな役割を持っている．微量の金属元

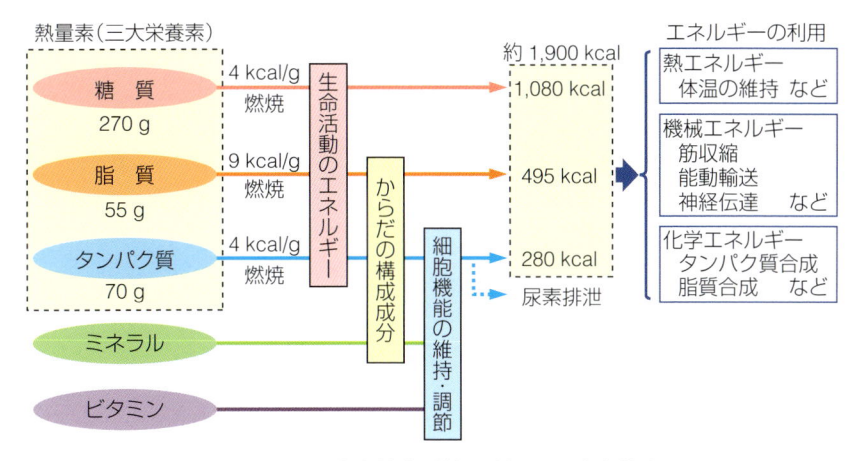

図Ⅰ-10　三大栄養素（熱量素）と五大栄養素

素（ミネラル）やビタミンも身体の活動維持のためには欠かすことができない．これらの2つを加えて**五大栄養素**という．ミネラル，ビタミンまたは一部のタンパク質は，体内で代謝を円滑に進める役割がある．タンパク質は酵素やホルモンなどの本体であり，ミネラルやビタミンは生理活性物質として代謝に関与する．いずれも体内ではごく微量で大きな作用を現す．糖質やタンパク質，脂質などは，そのままの形では体内に吸収できないため，消化（加水分解）を受けた後，吸収される．この消化は，口腔，胃，膵臓などからの分泌液中の消化酵素によって行われる．加水分解によってできた小さな分子は，主に小腸から体内に吸収され，さまざまな化学反応によって，からだに必要な物質に変化し利用される．

　三大栄養素である糖質，タンパク質，脂質は，主に体内で細胞呼吸によって代謝されてエネルギーを産生することができるため，**熱量素**と呼ばれている（図Ⅰ-10）．これらの栄養素の分解によって遊離する自由エネルギーを高エネルギー化合物の形で取り出し，利用している．食物からのエネルギー摂取は，それぞれの食品に含まれる三大熱量素の量を測定し，それに1gあたりのエネルギーを乗じて計算することができる．熱量素が体内で燃焼したときに発生するエネルギー量は，各栄養素1gあたり，糖質4 kcal，タンパク質4 kcal，脂質9 kcalである．この数値は**Atwater（アトウォーター）係数**と呼ばれ，熱量を換算する際の平均値として広く使われている．

b. 糖　質

　糖質は食品中の栄養素のうち量的にもっとも多く，穀類やイモ類に多く含まれる．主にエネルギー源となる．食品中の代表的な糖質はデンプンであり，デンプンは加水分解されてグルコースとなる．

　糖質は主要なエネルギー源として重要であり，日本人の1日消費エネルギーの約60％を占めている．糖質は脳や赤血球，激しい運動時の骨格筋など，糖しか利用できない組織のエネルギー源となる．脳のエネルギー消費量は約300 kcal/日であり，糖質75 g/日に相当する．脳以外の組織を合わせて考えると約100 g/日は必要である．これらの組織に

表Ⅰ-2 糖の分類

分類	糖の名称	加水分解物
単糖類	リボース	－
	グルコース（ブドウ糖）	－
	フルクトース（果糖）	－
	ガラクトース	－
二糖類	スクロース（ショ糖）	グルコース＋フルクトース
	マルトース（麦芽糖）	グルコース＋グルコース
	ラクトース（乳糖）	グルコース＋ガラクトース
	セロビオース	グルコース＋グルコース
多糖類	デンプン	グルコース
	グリコーゲン	グルコース
	デキストロース	グルコース
	セルロース	グルコース

は血液を介して必要量のグルコースが供給され，とくに多くのエネルギーを必要とする脳にとってはエネルギー源を枯渇させないために常に血糖を維持する機能が働いている．グルコースはエネルギー源となるほか，体内で多糖**グリコーゲン**に合成され，肝臓や筋肉などに貯蔵される．エネルギーを消費する際には，必要に応じて，血液中にグルコースが動員され，全身の細胞へエネルギー源として運ばれる．細胞内に糖が取り込まれる際にはインスリンが必要となる．

(1) 糖の分類

グルコースのように加水分解によってそれ以上簡単な糖を生じないものを**単糖**という．単糖にはこのほかフルクトース（果糖）やガラクトースなどがある．スクロース（ショ糖），ラクトース（乳糖），マルトース（麦芽糖）のように，加水分解によって2分子の単糖を生じるものを**二糖類**といい，単糖が2〜10個の単位で結合したものを**オリゴ糖**という．さらに多数の単糖の重合体を多糖類という（表Ⅰ-2）．

生理的に重要な単糖類としてグルコース，核酸の構成成分であるリボースなどがあり，二糖類としては，デンプン消化時の中間体であるマルトース，グルコースとフルクトースからなり食品構成成分であるスクロース，グルコースとガラクトースを含み乳汁中に存在するラクトースなどがある．食事中の多糖類は消化・吸収過程で単糖類になり，門脈に入り，肝臓に運ばれる．

(2) 解 糖

解糖は，1モルのグルコースから2モルのピルビン酸を生成し，アセチルCoAを介して，**クエン酸回路**（TCA回路，クレブス回路）による酸化へと導く一連の代謝経路である．代謝回転の過程でATPを産生し，最終的にCO_2と水に分解される（図Ⅰ-11）．解糖は，酸素がある場合にはミトコンドリアの呼吸鎖により酸素を利用するが（好気的解糖），無酸素下でも働く（嫌気的解糖）．好気的解糖においては，グルコースが段階的に分解され，最終代謝物としてピルビン酸を生じる．ピルビン酸は酸化的に脱炭酸されてアセチルCoAとなる．また，ピルビン酸がNADHにより還元されて乳酸になる反応を嫌気的解糖

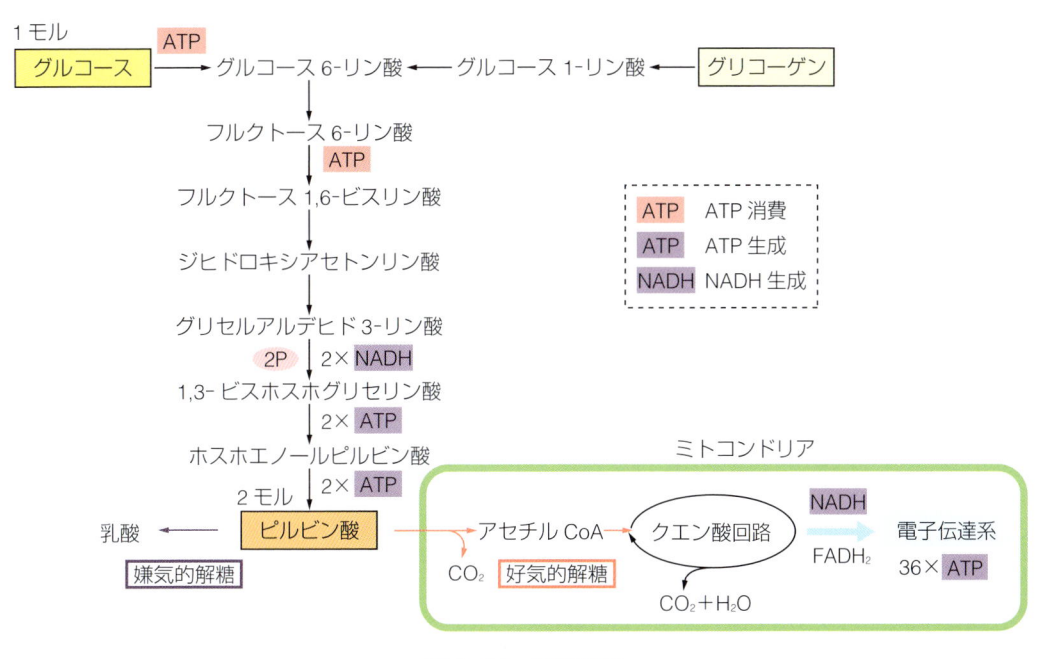

図Ⅰ-11 解糖経路

という．激しい運動時には酸素の供給不足が生じるが，そのような条件下でも嫌気的解糖によりATPを産生することができる．

解糖の重要な役割の1つはATP（アデノシン三リン酸）の産生である．好気的条件ではグルコース1モルを代謝するとATPが38モル産生される．また嫌気的条件下では2モルのATPが産生される．もう1つの重要な役割は，多くの生合成経路へ中間体（前駆体）を提供することである．例えば，解糖によって生じたアセチルCoAは脂肪酸合成における前駆体である．アセチルCoAは，糖以外にタンパク質や脂質からも生成する．生成したアセチルCoAはクエン酸回路に入り，クエン酸回路で産生されたFADH$_2$あるいはNADHは，電子伝達系によってATP産生に利用される．

（3）糖新生

糖新生は，絶食や飢餓時などに糖質以外の物質からグルコースを産生・供給する経路である．すなわち，ピルビン酸や乳酸，あるいはクエン酸回路の中間代謝産物の1つである**オキサロ酢酸**からグルコースを産生する過程である（図Ⅰ-12）．糖新生は，単に解糖系の逆反応ではない．

絶食時には，肝臓と腎臓でグリコーゲンを分解して，迅速にグルコースを産生し，供給する．短時間（終夜）の絶食では，グリコーゲンの分解は主に肝臓で行われ，一部（約10%）が腎臓で行われる．絶食がさらに長時間に及ぶと腎臓でのグリコーゲン分解の割合が増大してくる．ただし，グリコーゲンの貯蔵は最大でも約100gであり，これは6〜12時間，長くても1日分のグルコース消費量相当分しか対応できない．また運動中の筋肉では，筋肉内のグリコーゲンを分解し，筋肉にエネルギーを供給する．

糖新生は，飢餓，侵襲，激しい運動時に，持続的にグルコースを産生・供給する重要な

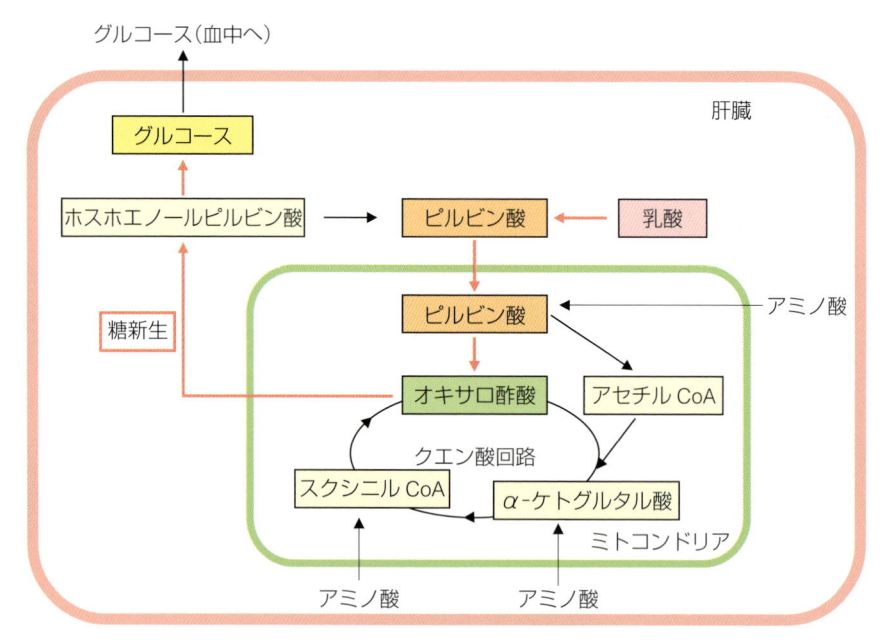

図Ⅰ-12 肝臓における糖新生

役割を持つ．飢餓時には，タンパク質分解によって得られる**糖原性アミノ酸**と，脂質分解によって得られる**グリセリン**を利用して，グルコースの合成が行われる（図Ⅰ-13）．侵襲下や運動時には，肝臓で乳酸を利用して糖新生が行われ，脳と筋肉にグルコースが供給される．また，糖質，タンパク質，脂質の代謝は，インスリン，グルカゴン，糖質コルチコイド，アドレナリン，成長ホルモンなどさまざまなホルモンによる調節を受ける．とくに侵襲下ではこれらのホルモンのうち，インスリンを除くホルモン（ストレスホルモン）の分泌が増加してグルコースの産生が促進されるため，高血糖を起こしやすい．

(4) グルコースの特徴

グルコースはもっともよくエネルギーを産生し，全身で利用される糖である．また，ほかの糖類に比べて体内への吸収が速く，利用しやすいエネルギー源である．侵襲が加わっていない成人に対してグルコースを一定速度で持続投与する場合，体内でのグルコースの代謝（酸化）速度を考慮すると，0.2 g/kg/時程度が適切といわれる．グルコースの代謝を上回る速度で点滴投与すると，高血糖による浸透圧利尿が起こる．侵襲下の耐糖能が低下した状態では，グルコースの投与速度を通常の場合よりも15〜20％減じることで血糖管理が容易になることが，臨床の現場ではしばしば経験される．このように，患者の病態によってグルコースの投与速度を考慮しなければならないが，一般的な点滴投与速度は0.5 g/kg/時以下とされる．

これに対し，グルコース以外の糖類（フルクトース，ソルビトール，キシリトール，マルトース）はインスリン非依存性に細胞内に移動できる利点があるが，いずれもグルコースに比べて代謝が遅く，また投与速度が速いと浸透圧利尿を起こして糖が尿中に失われやすくなる．そのため，これらの糖の投与では緩徐な投与（0.2 g/kg/時 以下）が必要とされる．

図I-13 糖新生の調節
（糖新生：→）

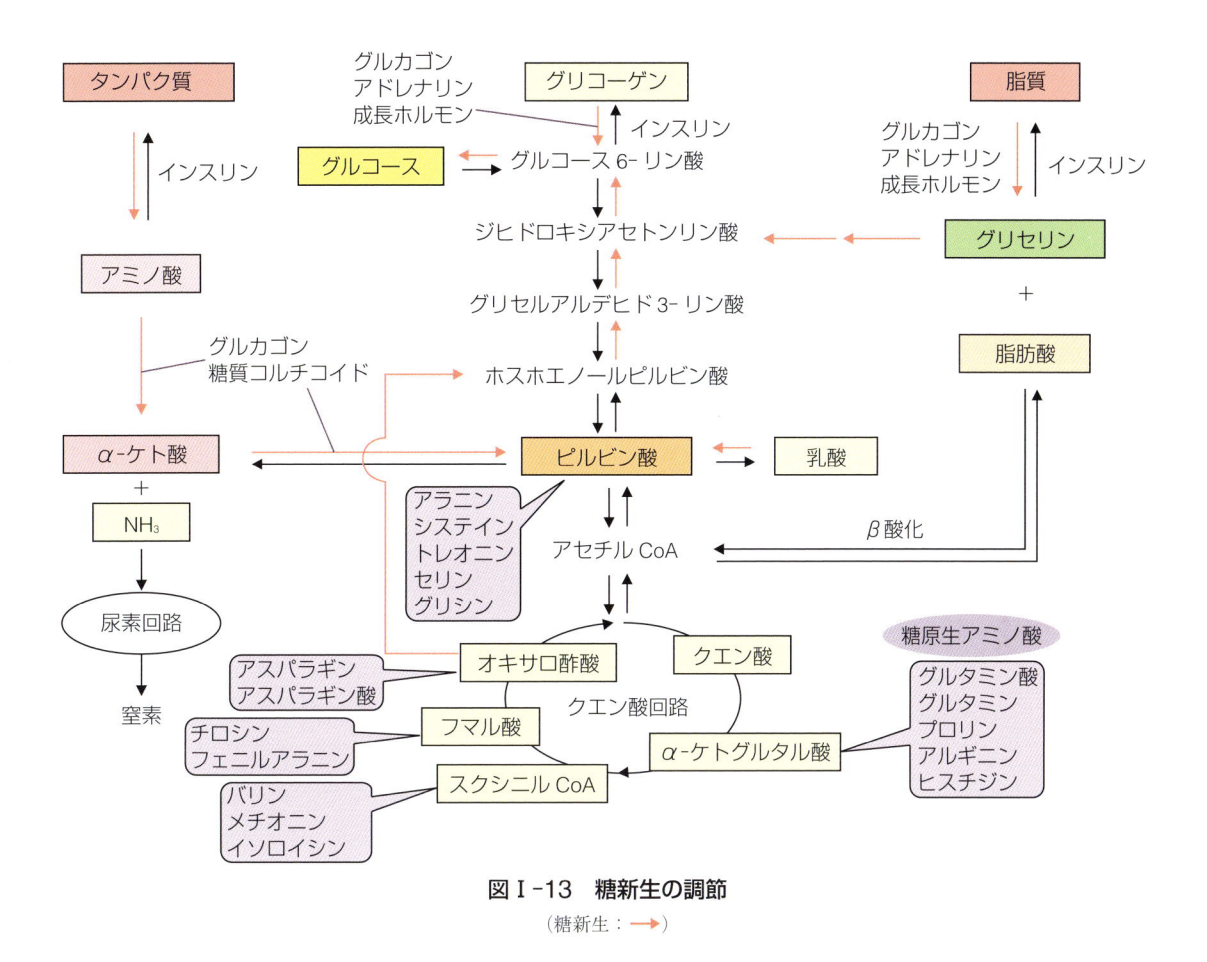

c. タンパク質

　タンパク質は，卵，肉類や大豆などに多く含まれる栄養素である．まず，胃で酵素ペプシンの働きによって加水分解され，ペプチドになる．次に小腸で酵素トリプシンや，酵素ペプチダーゼなどの働きによって加水分解され，アミノ酸になる．アミノ酸は小腸で吸収され，血液によってからだの各細胞に運ばれ，皮膚や筋肉，臓器などの体構成成分として，酵素やホルモン，免疫抗体などとして，さまざまな生理機能に重要な役割を果たしている．アミノ酸はこのほか，細胞内において複雑な経路を経て酸化され，体外にCO_2，水，代謝物を排泄する．酸化される際にエネルギーを生じる．

(1) アミノ酸の種類

　タンパク質は炭素，水素，酸素のほかに窒素などの元素を含み，アミノ酸が縮合重合した高分子化合物である．単量体の20種類のアミノ酸の並び方の違いによって，天然に少なくとも数万種類以上の，また性質の異なるタンパク質が存在する．20種類のアミノ酸のうち，人には体内で合成することができないものが9種類ある．これらを**必須アミノ酸**といい，食物から取り入れる必要がある（表I-3）．それ以外の，合成可能なものを**非必須アミノ酸**という．ただし小児ではアルギニンの合成経路が未熟であるため必須とされ

表 I-3 必須アミノ酸と非必須アミノ酸

	人の生体内で合成することができない		
必須アミノ酸	ロイシン	リジン	フェニルアラニン
	イソロイシン	トレオニン	メチオニン
	バリン	トリプトファン	ヒスチジン
	人の生体内で合成することができる		
非必須アミノ酸	アラニン	プロリン	アスパラギン酸
	システイン	セリン	アスパラギン
	チロシン	グリシン	アルギニン*
	グルタミン酸	グルタミン	

*小児ではアルギニンの合成経路が未熟なため「必須」とされている．腎臓や小腸などの臓器障害や切除により，臓器での代謝が制限された場合，アルギニンの合成が低下するため「必須」とされる．

ており，また，腎臓や小腸などの臓器障害や切除などによって臓器での代謝が制限される場合でもアルギニンの合成が低下するため，必須扱いとされている．

(2) タンパク質の品質

摂取したタンパク質を体内で効率よく利用するには，食品から良質のタンパク質を摂取しなければならない．栄養学的に優れたタンパク質とは，必須アミノ酸を十分かつバランスよく含んだものである．必要なアミノ酸がバランスよく，すべて含まれるタンパク質は，もっとも優れた品質と評価され，アミノ酸スコアは100点となる．**アミノ酸スコア**とは，食品中のタンパク質の品質を評価するためのスコアである．必要なアミノ酸のうち一種以上が欠乏している「不完全」な食品の場合，アミノ酸はタンパク質の合成に使用されず，壊れてエネルギーとして利用される．したがって，このようなタンパク質を摂取した場合には，量としては十分でも，結果的にはタンパク質の摂取不足となる．

ある食品について，何種類かの必須アミノ酸が不足している場合，その中でもっとも不足している成分を，その食品の**第1制限アミノ酸**という．例えば，精米の第1制限アミノ酸はリジンである．一般的にアミノ酸スコアが高い食品は，魚，卵，肉類，乳製品であり，これらのほとんどは，スコアは100点である．動物性食品に比べて植物性食品は，アミノ酸スコアが低いのが特徴である．

(3) タンパク質の同化と異化

生体内では，体構成タンパク質は古いものから順次新しいものへ置き換わっている．そのため，体重がほとんど変化しない成人では，常に一定のタンパク質の合成・分解が行われており，この状態を**動的平衡状態**という．タンパク質はその分子中に窒素を平均16％含有している．そこで体内に取り入れた窒素と体外に排泄された窒素を測定することによって，体構成タンパク質の増減を把握することができる．

生体内でのタンパク質の代謝回転は，タンパク質の合成と分解の相反する過程からなる．すなわち体内では，ほとんどのタンパク質が常に合成される一方で，分解が行われている．これらの過程で異常なタンパク質や不要なタンパク質は除去され，新鮮なタンパク質が供給される．体重50 kgの人が70 gのタンパク質を経口摂取したときのタンパク質の代謝

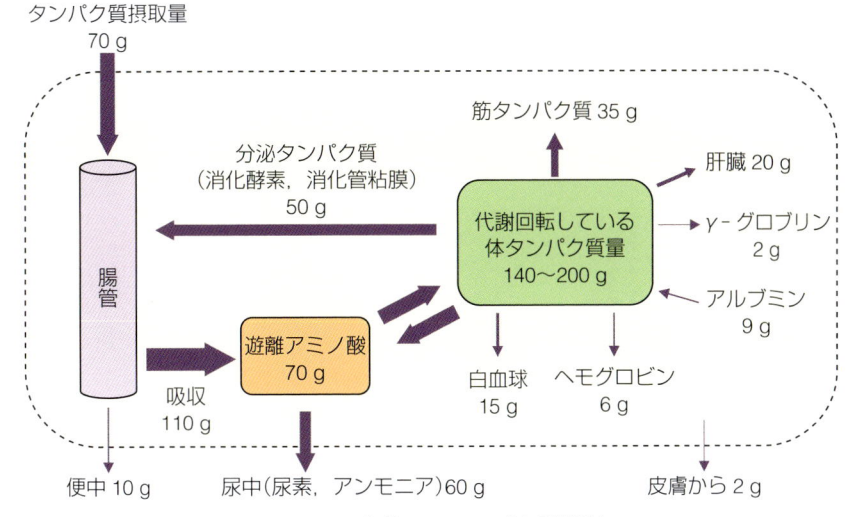

図Ⅰ-14 生体でのタンパク質代謝

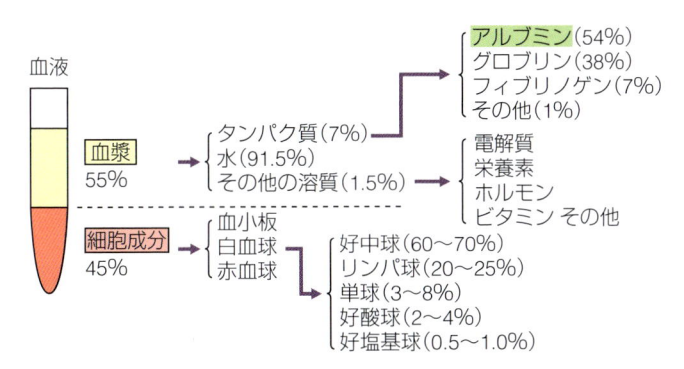

図Ⅰ-15 血液中のアルブミン

の概略を図Ⅰ-14に示す．タンパク質70 gの摂取に対して，生体ではその2～3倍に匹敵する140～200 gのタンパク質の合成が行われている．タンパク質は絶えず合成とともに分解を繰り返しながら代謝回転し，窒素の大部分はアミノ酸から再利用されている．

筋肉は体重の30～35％を占め，タンパク質の主要な貯蔵源となっている．また，アミノ酸の多くは血液中の**アルブミン**にも貯蔵されている（図Ⅰ-15）．侵襲時には，侵襲に対する反応としてアルブミンが利用されるため，血清アルブミン値は低下する．侵襲を乗り越えるために急性相タンパク質などの合成の材料として皮膚，筋肉，腸管などのタンパク質から，アミノ酸として肝臓，免疫組織，創傷治癒などに供給され，損傷を受けた組織の修復が促進される．侵襲期のアルブミンの利用が減ると，再びアルブミンが合成されるため，血清アルブミン値は改善してくる．このようにアミノ酸は，栄養管理上欠くことのできない栄養素として，とくに急性期，侵襲期に重要視されている．

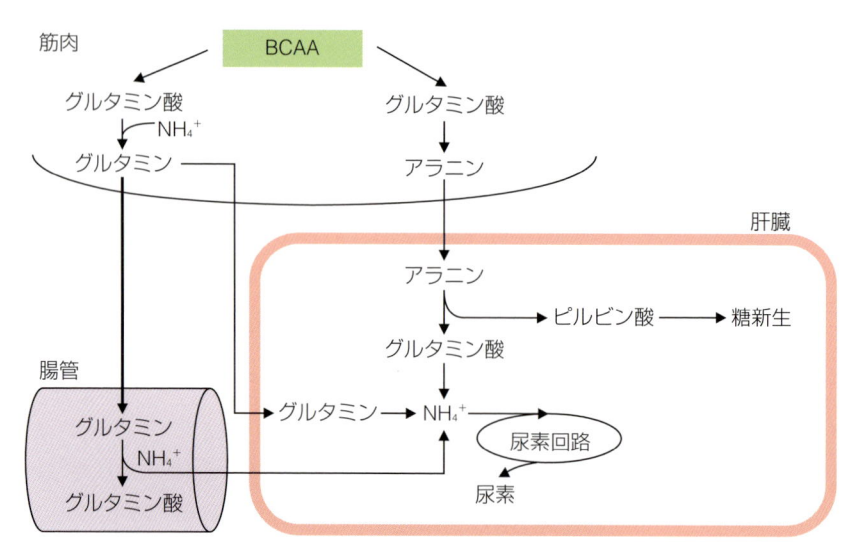

図 I-16 BCAA のアンモニア解毒

(4) 分岐鎖アミノ酸と芳香族アミノ酸

　バリン，ロイシン，イソロイシンの3種のアミノ酸を総称して**分岐鎖アミノ酸**（branched chain amino acid：**BCAA**）と呼ぶ．アミノ酸の炭素鎖が分岐した構造であることが呼称の由来である．BCAA は必須アミノ酸の約 40％を占めている．BCAA は優先的に筋肉に取り込まれ，代謝される．また，脳や脂肪組織でも代謝される．肝臓には BCAA を代謝するアミノトランスフェラーゼが存在しないため，BCAA は肝臓では代謝されない．

　筋肉内に取り込まれた BCAA のうち，ロイシンとイソロイシンは**ケト原性アミノ酸**としてアセチル CoA に変換され，またバリンは**糖原性アミノ酸**としてスクシニル CoA に変換され，クエン酸回路でエネルギー源として利用される．また，筋肉内の BCAA はグルタミンおよびアラニンに代謝されて，血中アンモニアの解毒に重要な役割を果たしている（図 I-16）．BCAA の代謝産物であるアラニンは，長期間の飢餓時には，脳へのグルコース供給源としても重要である．

　一方，フェニルアラニン，チロシンは**芳香族アミノ酸**（aromatic amino acid：**AAA**）と呼ばれ，主に肝臓で代謝されてエネルギー源となる．BCAA 以外の多くのアミノ酸は肝臓で代謝される．

　肝不全時には，肝臓でのアミノ酸の異化が抑制され，血中 AAA 濃度は上昇する．また，筋肉の BCAA はエネルギー源として消費されるため，血中 BCAA 濃度は低下する．これらのモル比を**フィッシャー比**（Fischer 比：**BCAA/AAA** = 基準値 3.0 以上）と呼び，肝不全時には 1.0 を下回ることもある（図 I-17）．BCAA と AAA は，血液脳関門において競合して脳内に入り，脳内における両者のバランスの不均衡を生じる．さらに AAA は脳内で代謝され，ドパミンやノルアドレナリンと構造が類似した物質となるため，脳内で偽性神経伝達物質として働く．すなわち，AAA の代謝物はドパミンやアドレナリンに拮抗的な作用を示したり，ドパミンやノルアドレナリンの産生を阻害するため，意識障害を引

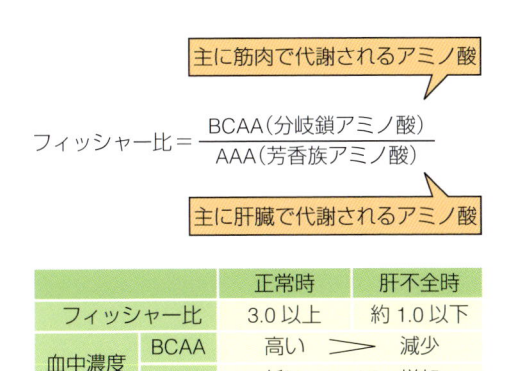

フィッシャー比 = BCAA（分岐鎖アミノ酸） / AAA（芳香族アミノ酸）

主に筋肉で代謝されるアミノ酸
主に肝臓で代謝されるアミノ酸

		正常時	肝不全時
フィッシャー比		3.0 以上	約 1.0 以下
血中濃度	BCAA	高い	減少
	AAA	低い	増加

図 I-17　フィッシャー比

表 I-4　アミノレバン® EN 配合散の各種アミノ酸含量

アミノ酸	含量 g/1 包 (50 g)
イソロイシン	1.9225
ロイシン	2.037
バリン	1.602
リジン	0.2425
トレオニン	0.133
アルギニン	0.302
ヒスチジン	0.1875
トリプトファン	0.0735

き起こす原因となる．

　肝不全による肝性脳症症状を改善し，栄養改善効果を持つ医薬品に，肝不全用経口栄養剤（アミノレバン® EN 配合散）がある．この医薬品は AAA を制限し，BCAA を多く含んだものであり，血中のアミノ酸パターンおよびフィッシャー比を有意に改善する．製剤中の各種アミノ酸含量を比較すると，BCAA が豊富に含まれていることがわかる（表 I-4）．

d. 脂　質

　脂質は細胞膜の主要な構成成分であり，エネルギー産生の主要な基質である．糖質やタンパク質と比較すると，脂質は水に溶けず，エーテルやクロロホルムなどの有機溶媒に溶けやすい性質を持つ．

　脂質は，構造的な特徴により，単純脂質，複合脂質，その他の 3 種類に分類される．単純脂質は，アルコールと脂肪酸のエステル結合からなるもっとも単純な構造を持つ脂質である．代表的な例である**トリグリセリド**（中性脂肪，トリアシルグリセロール）は，3 つの脂肪酸がグリセリン（グリセロール）とエステル結合したものである（図 I-18）．**複合脂質**は，細胞膜の重要な構成要素となり，体内での情報伝達に関与する**リン脂質**が代表例である．リン脂質は細胞膜や脂質を輸送する**リポタンパク質**の膜を構成している．このほか，**コレステロール**や**胆汁酸**のように，単純脂質や複合脂質から加水分解によって誘導されるものがある．

　食事から摂取される脂質のうち，約 98% は分解されてトリグリセリドとなる．糖質やタンパク質と同じように脂質もエネルギー源として使用され，脂質 1 g あたり約 9 kcal の

図 I-18　トリグリセリドの構造

表Ⅰ-5 脂肪酸の分類

分類			脂肪酸の名称	炭素数	二重結合数
短鎖脂肪酸 (炭素数7以下)			酪酸	4	0
			ヘキサン酸（カプロン酸）	6	0
中鎖脂肪酸 (炭素数8～10)			オクタン酸（カプリル酸）	8	0
			デカン酸（カプリン酸）	10	0
長鎖脂肪酸 (炭素数 12以上)	飽和脂肪酸		ラウリン酸	12	0
			ミリスチン酸	14	0
			パルミチン酸	16	0
			ステアリン酸	18	0
	1価不飽和 脂肪酸		パルミトレイン酸	16	1
			オレイン酸	18	1
	多価不飽和 脂肪酸	n-6系	リノール酸	18	2
			γ-リノレン酸	18	3
			アラキドン酸	20	4
		n-3系	α-リノレン酸	18	3
			EPA（エイコサペンタエン酸）	20	5
			DHA（ドコサヘキサエン酸）	22	6

エネルギーが得られる．これは糖質やタンパク質のエネルギー効率の約2倍に相当する．エネルギー供給量が十分な場合には，余った脂質は皮下脂肪や内臓脂肪として蓄積される．体内の総脂質の約90％は，皮下組織の脂肪組織に貯蔵されている．

(1) 脂肪酸

食事中の脂質や皮下に蓄えられている脂質は，分解されると脂肪酸とグリセリンになる．中でも重要なものは脂肪酸である．脂肪酸は糖質と同様に炭素（C），水素（H），酸素（O）からなり，炭素が鎖状に連なった形をし，炭素鎖の片側にはカルボキシル基（-COOH）を持つ．脂肪酸は鎖分子の長さにより，**短鎖脂肪酸**（炭素数7以下），**中鎖脂肪酸**（炭素数8～10），**長鎖脂肪酸**（炭素数12以上）に分類される（表Ⅰ-5）．脂肪酸は偶数個の炭素を持ち，食品の中に含まれる脂質を構成している脂肪酸の炭素数は16～18のものが多い．

長鎖脂肪酸は，リポタンパク質リパーゼなどの酵素により徐々に分解され，長鎖脂肪酸アシルCoAとなり，カルニチン存在下にミトコンドリア内でβ酸化されて，クエン酸回路に入り，エネルギー産生にかかわる．これに対して中鎖脂肪酸では，吸収後，カイロミクロンを形成せずに直接肝臓でエネルギーとして利用され，代謝も速やかである．短鎖脂肪酸は，難消化性食物繊維が腸内細菌によって分解された代謝産物でもあり，大腸のエネルギー源として作用する．

脂肪酸の中で，炭化水素結合に二重結合のない脂肪酸を**飽和脂肪酸**という．飽和脂肪酸は動物の脂質に多く含まれることから動物性脂肪と呼ばれる．飽和脂肪酸は，主に牛肉，豚肉，鶏肉，卵黄のほか，クリーム，ミルク，バター，チーズなどの乳製品に多く含まれる．

一方，二重結合を有する脂肪酸を**不飽和脂肪酸**という．二重結合が1つの脂肪酸を1価不飽和脂肪酸と呼び，二重結合が2つ以上存在する脂肪酸を**多価不飽和脂肪酸**と呼ぶ．

```
飽和脂肪酸      飽和脂肪酸  ─→   1価不飽和脂肪酸
n-6系脂肪酸    ┌リノール酸┐ → γ-リノレン酸 → アラキドン酸
n-3系脂肪酸    │α-リノレン酸│ →    EPA      →    DHA
               └──────┘
                必須脂肪酸                 細胞内の脂肪酸
```

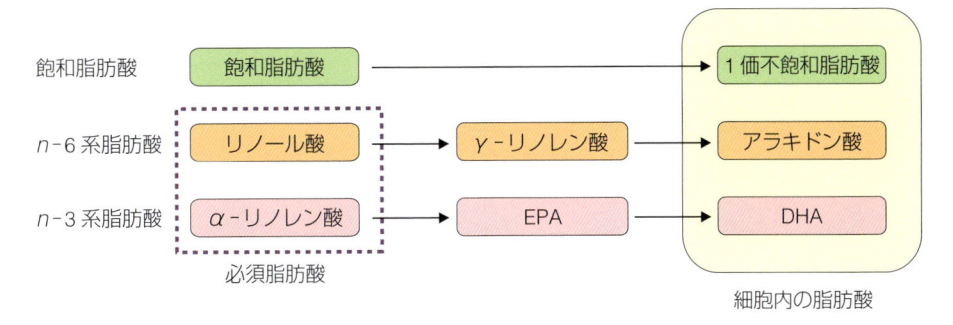

図Ⅰ-19　体内での脂肪酸の代謝

　多価不飽和脂肪酸のうち，リノール酸，アラキドン酸などは n-6 系不飽和脂肪酸といわれ，植物油に多く含まれている．これを多く含むものとしてベニバナ油，ヒマワリ油，ダイズ油，コーン油などがある．「n-6」とは，脂肪酸を構成する鎖状炭化水素の構造において，メチル基（末端メチル）の炭素原子を 1 番目として数えるとき，最初の二重結合が 6 番目の炭素原子に存在することを意味する．n-3 系多価不飽和脂肪酸は，主にイワシ，ニシン，サケ，サバ，甲殻類，アザラシ，クジラなどから抽出される油に含まれる．代表的なものにエイコサペンタエン酸（EPA）およびドコサヘキサエン酸（DHA）がある．グリーンランドのイヌイットと対岸のデンマーク人を比較した研究では，イヌイットのほうが魚やアザラシ，クジラから大量の脂質を摂取していたにもかかわらず心疾患の発症率が低かったことから，魚油に心疾患を予防する効果があると考えられた．これらの「n」は「ω」と表記されることもある．

　脂肪酸のうち，**リノール酸**と**リノレン酸**は二重結合を 2 つ以上持つ多価不飽和脂肪酸であり，体内でほかの脂肪酸から合成することができない（図Ⅰ-19）．これらを**必須脂肪酸**と呼び，必須脂肪酸が欠乏した状態が数週間継続すると，皮疹，脱毛，成長障害などの臨床症状がみられることがある．

e. ビタミン

　ビタミンは，微量で体内の生理機能を円滑に進める役割を持つ栄養素である．酵素，補酵素，補助因子として各種代謝経路に作用する低分子の有機化合物である．体内で生合成することのできない，あるいは合成できても十分な生理機能を果たすには不十分な量であることから，日常的に食物などから摂取しなければならない．

　ビタミンは現在 13 種類が知られており，その性質から水溶性と脂溶性の 2 つに大別される．このうち水溶性であるビタミン B 群のほとんどは体内で活性型となり，酵素反応の補酵素として働く．例えば，ビタミン B_1 は糖質代謝に，ビタミン B_2 は生命現象のもととなる酸化還元反応に，またビタミン B_6 はアミノ酸代謝にかかわる．ビタミン B_{12} は DNA 合成に必要な栄養素である．ビタミン C はコラーゲンの生成に関与する．これらの水溶性ビタミンは過剰に摂取しても体内に貯蔵されず，尿中に排泄されるため，過剰症の心配はあまりないとされている．

表Ⅰ-6 各種ビタミンの欠乏症，過剰症，主な供給源

	ビタミンの名称	欠乏症	過剰症	主な供給源
水溶性ビタミン	ビタミンB_1（チアミン）	脚気，ウェルニッケ脳症，多発性神経炎，乳酸アシドーシス	頭痛，いらだち，不眠，頻脈	肉類，穀類，豆類
	ビタミンB_2（リボフラビン）	舌炎，口内炎，脂漏性皮膚炎，貧血		肝臓，卵黄，穀類，肉類
	ビタミンB_3（ナイアシン，ニコチン酸アミド）	ペラグラ，下痢，精神症状，口内炎，舌炎	消化不良，肝機能低下，皮膚発赤	肝臓，肉類，豆類，緑黄色野菜
	ビタミンB_5（パントテン酸）	人にはまれ（動物で皮膚炎）		肝臓，肉類，魚介類，牛乳
	ビタミンB_6（ピリドキシン）	脂漏性皮膚炎，舌炎，末梢神経炎，貧血	感覚神経障害	肝臓，肉類，魚介類，豆類
	ビタミンB_7（ビオチン）	脂漏性皮膚炎，幻覚，嗜眠		肝臓，肉類，魚介類
	ビタミンB_9（葉酸，プテロイルグルタミン酸）	巨赤芽球性貧血，舌炎，口内炎	神経障害，発熱，蕁麻疹，紅斑	肉類，卵黄，緑黄色野菜
	ビタミンB_{12}（シアノコバラミン）	巨赤芽球性貧血		肝臓，肉類，魚介類，卵
	ビタミンC（アスコルビン酸）	壊血病，歯肉炎	下痢	野菜，果物，いも
脂溶性ビタミン	ビタミンA（レチノール）	夜盲症，角膜乾燥症，成長停止	頭蓋内圧亢進，頭痛，悪心	乳，乳製品，卵，緑黄色野菜
	ビタミンD（カルシフェロール）	くる病，骨軟化症，骨粗鬆症	高カルシウム血症，腎障害	肝臓，魚（イワシ，カツオ，マグロ），きのこ類
	ビタミンE（トコフェロール）	神経機能異常，筋萎縮症，溶血性貧血（新生児）	出血傾向	穀類，胚芽油，緑黄色野菜，豆類
	ビタミンK（フィロキノン）	血液凝固遅延，骨形成不全	溶血性核黄疸（未熟児）	緑黄色野菜，肉類，豆類

　脂溶性ビタミンにはA，D，E，Kがある．ビタミンAは視覚機能や成長促進に関与し，ビタミンAを2分子含む構造を持つβ-カロテン（カロテノイド）は抗酸化作用を持つ．ビタミンDはカルシウムとリンの骨代謝に関係し，血中のCa^{2+}濃度を維持する働きがある．ビタミンEは抗酸化作用に関与し，またビタミンKは血液凝固因子の生成に関与する．脂溶性ビタミンは食事中の脂質と一緒に小腸から吸収され，過剰に摂取すると過剰症になりやすい．脂溶性ビタミンは細胞，とくに肝細胞に貯蔵されやすい．

　最近ではサプリメントなどビタミンを多量に含んだ食品やビタミン製剤の安易な使用，またそれらの併用による過剰摂取など，注意が必要なケースも増えてきている．各種ビタミンの欠乏症，過剰症および主な供給源を表Ⅰ-6にまとめた．

f. 微量元素

　微量元素とは，体内含有量が鉄（Fe）以下のものをいい，通常，生体内に存在する量が1 mg/kg（体重）以下の元素である．また，1日の必要摂取量が100 mgよりも少ないものである．現在，人での必須微量元素は9元素である．静脈栄養および経腸栄養などの栄養管理上よく問題となる元素は，亜鉛（Zn），銅（Cu），マンガン（Mn），セレン（Se），クロム（Cr），モリブデン（Mo）などである．各種微量元素の欠乏時の特徴および主な

表I-7 各種微量元素の欠乏時の特徴と主な供給源

微量元素	欠乏時の特徴	主な供給源
Zn	消化器疾患（とくに炎症性腸疾患）に欠乏症が多い 血清アルカリホスファターゼの低下 皮疹，下痢，口内炎，味覚異常，食欲不振，免疫不全，発熱，嘔吐	魚介類，肉類，牛乳
Cu	長期TPN施行患者で，とくに消化液喪失を伴っているものにみられる 血漿銅，セルロプラスミンの低下 貧血，免疫不全（好中球減少），骨変化（骨年齢低下，骨皮質の菲薄化），心不全，心肥大	肝臓（ウシ），すじこ
Mn	血清Mn低下，骨中Mn低下 低コレステロール血症，体重減少，骨異常，皮膚疾患	肉類，豆類
Se	赤血球グルタチオンペルオキシダーゼ活性の低下 ALT，AST，CPK上昇 筋肉痛，心筋症，爪床部白色変化，筋力低下	ウルメイワシ，アワビ
Cr	TPN長期施行者にみられる（5ヵ月〜3年） 耐糖能低下，体重減少，末梢神経障害，窒素平衡の異常	ひじき，牛肉
Mo	頻脈，血清メチオニン上昇 血清シスチン，タウリン，尿酸減少 多呼吸，夜盲症，視野暗点，昏睡	豆類，緑黄色野菜
I	甲状腺腫，甲状腺機能低下症	海藻類，魚介類
Co	悪性貧血（ビタミンB_{12}欠乏）	肝臓，魚介類，肉類
Fe	赤血球（ヘモグロビン），貯蔵鉄（フェリチン）の減少 貧血，倦怠感，免疫能の低下	肝臓，卵，きな粉

供給源を表I-7に示す．

5 日本人の食事摂取基準

　主に日常生活を自由に営んでいる健康な個人，ならびに健康な人の集団を対象として，健康を維持・増進していく上で，1日にどの程度のエネルギーや栄養素を摂取したらよいかを，性別や年齢区分ごとに，科学的根拠に基づいて示したものが日本人の食事摂取基準（dietary reference intakes：DRIS）である．厚生労働省が5年ごとに見直しを行っており，2010年4月からは「**日本人の食事摂取基準（2010年版）**」が適用されている．ここで示される指標は健康な人が対象とされているため，何らかの疾患を有している通院・入院中の患者においては原則として適用できない．また特有の食事指導，食事療法，食事制限が必要とされる場合は，その疾患に関連する治療ガイドラインなどの栄養管理指針などを優先して用いるとともに，食事摂取基準を補助的な資料として参照することが勧められている．

a. 栄養素の指標

　食事の摂取においては，まったく摂取しない状態から非常に多くを摂取する状態まで，さまざまである．すべての栄養素において，一定摂取量よりも少ない場合には欠乏症が生

表Ⅰ-8 食事摂取基準の各指標とその意味

DRIS	指標の意味
推定平均必要量（EAR） estimated average requirement	特定の集団に属する50％の人が必要量を満たす（同時に，50％の人が必要量を満たさない）と推定される摂取量
推奨量（RDA） recommended dietary allowance	特定の集団に属する人のほとんど（97～98％）が1日の必要量を満たすと推定される摂取量
目安量（AI） adequate intake	特定の集団において，ある一定の栄養状態を維持するのに十分な量．健康な多数の人を対象として，栄養素摂取量を観察した疫学的研究によって得られる．推奨量が算定できない場合に限り算定する
目標量（DG） tentative dietary goal for preventing life-style related diseases	生活習慣病の一次予防を目的として設定．現在の日本人が当面の目標とすべき摂取量
耐容上限量（UL） tolerable upper intake level	健康障害（過剰症）をもたらすリスクがないとみなされる習慣的な摂取量の上限．これを超えて摂取すると潜在的な健康障害のリスクが高まる

（厚生労働省：日本人の食事摂取基準 2010 年版）

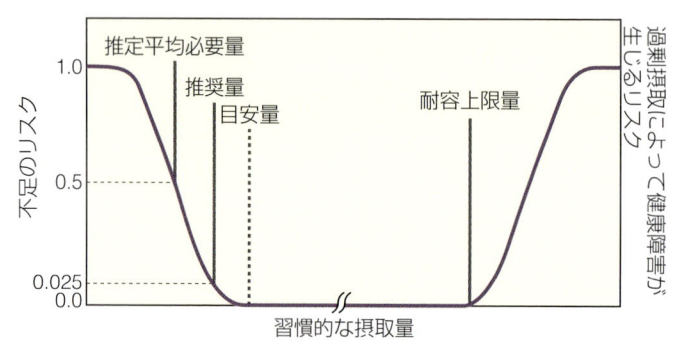

図Ⅰ-20 食事摂取基準の各指標の概念

縦軸は，個人の場合は不足または過剰によって健康障害が生じる確率を，集団の場合は不足状態にある者または過剰によって健康障害を生じる者の割合を示す．
（厚生労働省：日本人の食事摂取基準 2010 年版）

じ，一定量より摂取量が多い場合には過剰症といった健康障害が生じることがある．ある一定の摂取範囲内に留めることが望ましい場合もある．実際には，栄養素の真の望ましい摂取量は個人によって異なり，さらに個人内においても変動する．したがって真の摂取量を特定することは困難であるため，何らかの指標を設けることが必要となる．これらに対応するための目安となるものとして，栄養素について表Ⅰ-8に示す5つの指標が提示されている．また，これに関する指標の概念を図Ⅰ-20に示す．

b. エネルギーの指標

　成人では体重を維持するためにある一定のエネルギー摂取が必要であり，それを下回ると体重の減少，やせ，タンパク質・エネルギー栄養失調症（PEM：protein energy malnutrition）を引き起こす．逆にそれを上回ると体重の増加や肥満を招く．エネルギー摂取量とエネルギー消費量がつり合い，体重に変化の生じない状態がもっとも望ましい．

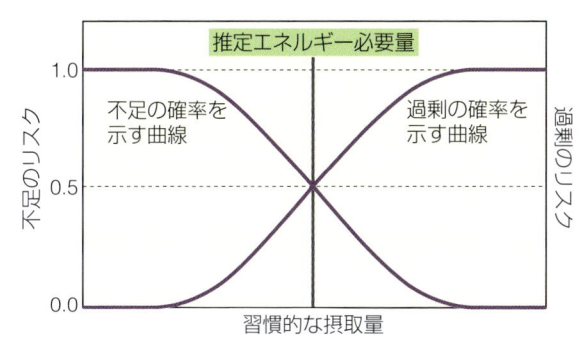

図Ⅰ-21 推定エネルギー必要量

縦軸は，個人の場合は不足または過剰が生じる確率を，集団の場合は不足または過剰の者の割合を示す．
（厚生労働省：日本人の食事摂取基準2010年版）

表Ⅰ-9 エネルギーの食事摂取基準：推定エネルギー必要量（kcal/日）

性別	男性			女性		
身体活動レベル	Ⅰ	Ⅱ	Ⅲ	Ⅰ	Ⅱ	Ⅲ
0～5　（月）	─	550	─	─	500	─
6～8　（月）	─	650	─	─	600	─
9～11（月）	─	700	─	─	650	─
1～2　（歳）	─	1,000	─	─	900	─
3～5　（歳）	─	1,300	─	─	1,250	─
6～7　（歳）	1,350	1,550	1,700	1,250	1,450	1,650
8～9　（歳）	1,600	1,800	2,050	1,500	1,700	1,900
10～11（歳）	1,950	2,250	2,500	1,750	2,000	2,250
12～14（歳）	2,200	2,500	2,750	2,000	2,250	2,250
15～17（歳）	2,450	2,750	3,100	2,000	2,250	2,500
18～29（歳）	2,250	2,650	3,000	1,700	1,950	2,250
30～49（歳）	2,300	2,650	3,050	1,750	2,000	2,300
50～69（歳）	2,100	2,450	2,800	1,650	1,950	2,200
70以上（歳）	1,850	2,200	2,500	1,450	1,700	2,000
妊婦（付加量）　初期				50	50	50
中期				250	250	250
末期				450	450	450
授乳婦（付加量）				350	350	350

身体活動レベルはそれぞれⅠ：1.50，Ⅱ：1.75，Ⅲ：2.00　とした．
70歳以上では，それぞれⅠ：1.45，Ⅱ：1.70，Ⅲ：1.95　とした．
（厚生労働省：日本人の食事摂取基準2010年版）

しかしながら個人に必要なエネルギーを正確に測定することはできず，そのために**推定エネルギー必要量**（estimated energy requirement：EER）という指標が提示された（図Ⅰ-21，表Ⅰ-9）．推定エネルギー必要量は，真のエネルギー必要量を算出することができない場合の代わりとなる値である．推定エネルギー必要量は以下の式で表され，性別およ

表Ⅰ-10　15～69歳における各身体活動レベルの活動内容

身体活動レベル	低い（Ⅰ）	普通（Ⅱ）	高い（Ⅲ）
	1.50（1.40～1.60）	1.75（1.60～1.90）	2.00（1.90～2.20）
日常生活の内容	①と②を満たす場合 ①生活の大部分が座位 ②静的な活動が中心	座位中心の仕事（①か②を含む） ①職場内での移動や立位での作業・接客など ②通勤・買い物・家事，軽いスポーツなど	①あるいは②の場合 ①移動や立位の多い仕事に従事 ②スポーツなど余暇における活発な運動習慣を持っている

（厚生労働省：日本人の食事摂取基準2010年版より改変）

表Ⅰ-11　基礎代謝基準値と基礎代謝量

性別	男性			女性		
年齢（歳）	基礎代謝基準値（kcal/kg体重/日）	基礎体重（kg）	基礎代謝量（kcal/日）	基礎代謝基準値（kcal/kg体重/日）	基礎体重（kg）	基礎代謝量（kcal/日）
1～2	61	11.7	710	59.7	11	660
3～5	54.8	16.2	890	52.2	16.2	850
6～7	44.3	22	980	41.9	22	920
8～9	40.8	27.5	1,120	38.3	27.2	1,040
10～11	37.4	35.5	1,330	34.8	34.5	1,200
12～14	31	48	1,490	29.6	46	1,360
15～17	27	58.4	1,580	25.3	50.6	1,280
18～29	24	63	1,510	22.1	50.6	1,120
30～49	22.3	68.5	1,530	21.7	53	1,150
50～69	21.5	65	1,400	20.7	53.6	1,110
70以上	21.5	59.7	1,280	20.7	49	1,010

（厚生労働省：日本人の食事摂取基準2010年版）

び**身体活動レベル**（physical activity level：PAL）によって異なる．身体活動レベルは，食事誘発性体熱産生の影響も受けるが，主に身体活動量の指標となる．

　　　　　推定エネルギー必要量 ＝ 1日の基礎代謝量×身体活動レベル

身体活動レベルは，表Ⅰ-10に示すように主に日常生活の活動量で決まる指数であり，生活の大部分が座位で静的な活動が中心の場合には「低い（Ⅰ）」で，指数は1.5（1.40～1.60）となる．

c. 基礎代謝基準値と基礎代謝量

基礎代謝量（kcal/日）は，基礎代謝基準値（kcal/kg体重/日）×基礎体重（kg）で算出される．基礎代謝量は，早朝空腹時に快適な室内（室温20℃）において，覚醒状態に安静仰臥位で測定した値である（表Ⅰ-11）．基礎代謝は，体重，年齢，性，ホルモン分泌量，体温，季節，生活活動状態などの種々の要因によって異なるため，個人差が大きい．体重1kgあたりの基礎代謝量の代表値が求められ，基礎代謝基準値と呼ばれる．

d. 身体活動の強度と量

身体活動レベルを推定するために必要な**身体活動の強度**を表す単位として**メッツ**(metabolic equivalent：MET) が用いられる．メッツは，各身体活動の強さを座位安静時代謝量の何倍に相当するかで表す単位である．表 I-12 には，身体活動強度（メッツ）の例を示した．また，**身体活動の量**を表す単位として**エクササイズ**（Ex）が定められている．Ex は，身体活動の強度（メッツ）に身体活動の実施時間（時）をかけて算出され，**メッツ・時**という単位で表される．したがって Ex の単位を用いると，身体活動量を体重に関係なく換算することができる．

なお，一般的にエネルギー消費量として用いられる単位「カロリー（cal）*」もしくは「ジュール（J）」（1 cal = 4.2 J）で身体活動量を算出する場合には，個人の体重によって差が生じる．

例えば，40 kg の人と 80 kg の人とでは，同じ内容の身体活動を行った場合でも消費す

表 I-12　身体活動（運動も含む）の強度（メッツ）と内容

強度（メッツ）	身体活動の内容
1.0	静かに座って（あるいは寝転がって）テレビ・音楽鑑賞，車に乗る
1.3	本や新聞などを読む（座位）
1.5	座位での会話，電話，食事，運転，軽いオフィスワーク，入浴（座位）
1.8	立位での会話，電話，読書，手芸
2.0	料理や食材の準備（立位，座位），洗濯物を洗う，着替え，手洗い，ゆっくりした歩行（平地，散歩または家の中）
2.3	皿洗い（立位），アイロンがけ，服・洗濯物の片付け，立ち仕事（店員，工場など）
2.5	掃除（ごみ掃除，ごみ捨てなどの軽い作業），植物への水やり，子どもと遊ぶ（座位，軽度の動作），ピアノを弾く
2.8	子どもと遊ぶ（立位，軽度の動作）
3.0	普通歩行（平地：67 m/分），家財道具の片付け，屋内の掃除，階段を下りる，子どもの世話（立位），ボーリング*，バレーボール*
3.3	歩行（平地：81 m/分，通勤時など）
3.5	モップ，掃除機，箱詰め作業，軽い荷物運び，体操*
3.8	やや速歩（平地：94 m/分），風呂掃除
4.0	速歩（平地：95～100 m/分），自転車に乗る（16 km/時未満），レジャー，高齢者や障害者の介護，水中運動*，卓球*
4.5	苗木の植栽，庭の草むしり，バドミントン*
5.0	子どもと遊ぶ（歩く・走る，活発に），かなり速歩（平地：107 m/分），ソフトボール*，野球*
6.0	家具・家財道具の移動・運搬，ウェイトトレーニング（高強度）*
7.0	ジョギング*，サッカー*，テニス*，スケート*，スキー*
8.0	運搬（重い負荷），階段を上がる，サイクリング（約 20 km/時）*，水泳（クロール：ゆっくり）*
9.0	荷物を上の階へ運ぶ

*のついているものは運動に，その他の活動は身体活動に該当．
（厚生労働省：健康づくりのための運動指針 2006）

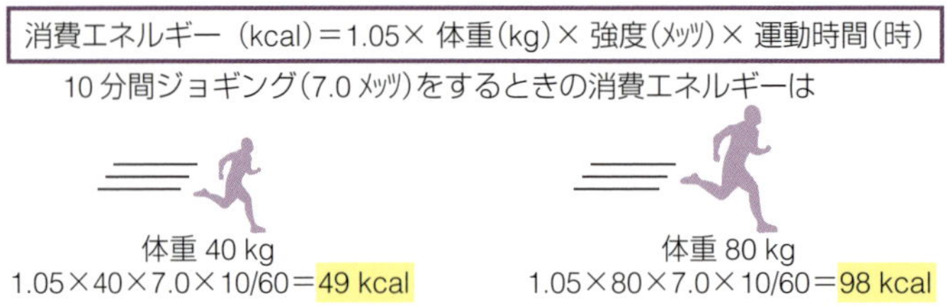

消費エネルギー（kcal）＝1.05× 体重（kg）× 強度（メッツ）× 運動時間（時）

10分間ジョギング（7.0メッツ）をするときの消費エネルギーは

体重 40 kg
1.05×40×7.0×10/60＝49 kcal

体重 80 kg
1.05×80×7.0×10/60＝98 kcal

図Ⅰ-22　エネルギー消費量の算出

るエネルギーに2倍の差が生じる（図Ⅰ-22）．

　厚生労働省は「健康づくりのための運動指針2006」の中で，生活活動および運動における身体活動量をExの単位で提示し，生活習慣病の防止のためにライフスタイルに応じた身体活動量の目標を設定している．

e. 臨床栄養管理への適用

　「日本人の食事摂取基準（2010年版）」では，エネルギー以外に各栄養素（糖質，タンパク質，脂質，ビタミン，ミネラル）についての食事摂取基準が提示されている．これらはいずれも経口摂取を基準とした標準的な栄養摂取基準である．したがって各栄養素の「推奨量」もしくは「目安量」を充足し，「上限量」を超えない範囲で成分量を設定することが望ましい．また，病態や消化・吸収の状況を十分に観察しながら栄養療法を補正していくことが重要である．

---

*カロリー（cal）：1気圧下で1gの水を1℃上げるのに必要な熱量．ラテン語で「熱」の意．1,000 cal ＝ 1 kcal．

Ⅱ 栄養と生理機能

1 栄養不良と生理機能

　栄養の摂取がない飢餓状態においては異化の状態となる．すなわち解糖系とは逆に，グルコース（ブドウ糖）を合成する糖新生経路が機能する．肝臓のグリコーゲンが優先的に分解され，グルコースとなって血中に放出される（図Ⅱ-1）．しかしグリコーゲンの貯蔵量と期間には限度がある（Ⅰ章4-b, p.11）．したがって血糖が低下したときには別経路からのグルコース供給が必要となる．飢餓状態が継続するとインスリンの分泌低下により脂肪が分解される．分解により生じた**遊離脂肪酸**は，β 酸化によりエネルギーを産生し，**グリセリン**はグルコースとなり血糖値を維持しようとする（図Ⅰ-13参照）．絶食期間が長期になると脂肪酸が余剰となりケトン体が生成するため，飢餓時には遊離脂肪酸とケトン体の上昇がみられる（表Ⅱ-1）．**ケトン体**とは，アセトン，アセト酢酸，β-ヒドロキシ酪酸を指す（図Ⅱ-2）．ケトン体は肝臓では利用されず，骨格筋，心臓，腎臓などでエネルギー源となるが，蓄積によってpHが酸性に傾くとケトアシドーシスを生じる．飢餓以外に糖尿病，高脂肪食，絶食，運動，外傷や大手術など，エネルギー補給に糖質よりも脂質が利用される際にケトアシドーシスがみられる．

　さらに飢餓状態が続くと，タンパク質，主に筋タンパク質を分解してアミノ酸を産生し，糖新生や生命維持に必要なタンパク質の合成に働く．そのため骨格筋肉量や内臓タンパク

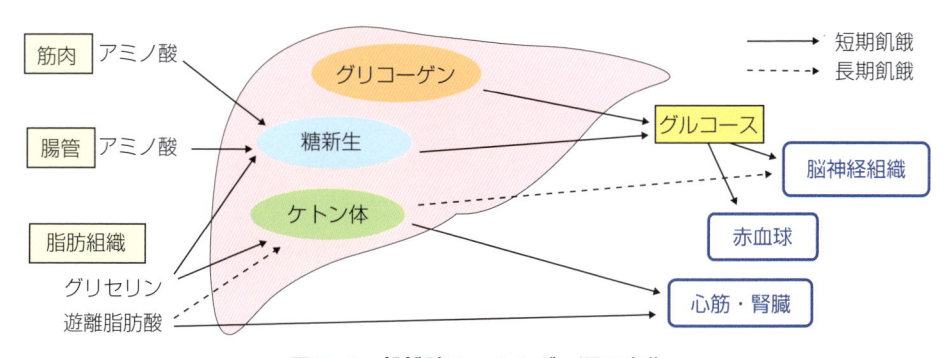

図Ⅱ-1　飢餓時のエネルギー源の変化

II章 栄養と生理機能

表II-1 飢餓と侵襲下の代謝変化

	短期飢餓（食後）	長期飢餓	侵襲下反応
糖新生	↓	↑	↑↑↑
解糖	↑	↓	↑↑↑
グルコース酸化	↑↑↑	↓	↓
グルコース代謝回転	↑	↓	↑↑↑
タンパク質分解	↓	↓	↑↑↑
タンパク質合成	↑	↓	↑↑
アミノ酸酸化	↑	↓	↑↑↑
脂肪分解（脂肪組織）	↓↓	↑↑↑	↑↑
脂質酸化	↓	↑↑↑	↑↑↑
ケトン体生成	↓↓	↑↑↑	↑
脂肪酸-トリグリセリド代謝回転	−	↓	↑↑

（日本静脈経腸栄養学会編：静脈経腸栄養ハンドブック，p.86，表1，南江堂，2011）

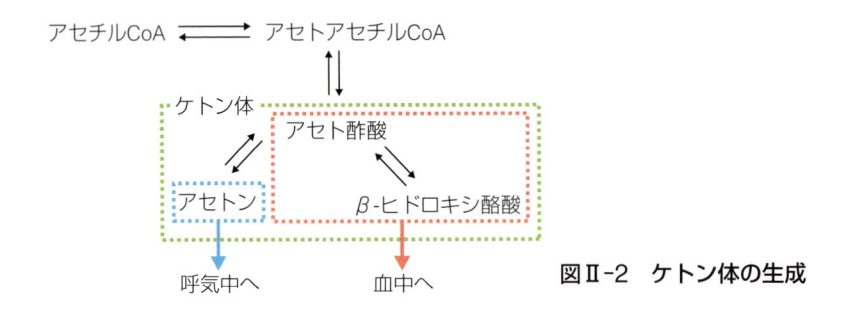

図II-2 ケトン体の生成

質（アルブミンなど）は次第に減少し，創傷治癒遅延や免疫能の低下が起こり，生体の適応障害を引き起こす．脂肪を除いた体重（除脂肪体重：lean body mass：**LBM**）が健常時の70％になると，生命を維持することが困難になり，この状態を**窒素死**（nitrogen death）という（図II-3）．

飢餓が遷延し栄養不良にある患者（とくに神経性食思不振症など，長期間栄養不良状態が続いている患者）に積極的な栄養療法を開始すると，低リン血症，低カリウム血症，低マグネシウム血症などを引き起こす．とくに**低リン血症**は重篤で，高度のアシドーシス，呼吸困難，意識障害，痙攣，循環不全などを呈し，リンの投与が遅れると短期間で心不全から死に至る．このような病態を **refeeding 症候群**と呼ぶ．

長期間の飢餓状態では，体脂肪を分解して遊離脂肪酸とケトン体をエネルギー源とする代謝経路に生体が適応している．そこに糖質が急激に投与されるとインスリン分泌が亢進し，血中のリン，カリウム，マグネシウムが細胞内に移動し，これらの電解質の血清中濃度は急速に低下する．また，解糖系はATP（アデノシン三リン酸）の生成にリンを消費するため，低リン血症が進行する．低リン血症ではヘモグロビンの酸素運搬能が低下し，

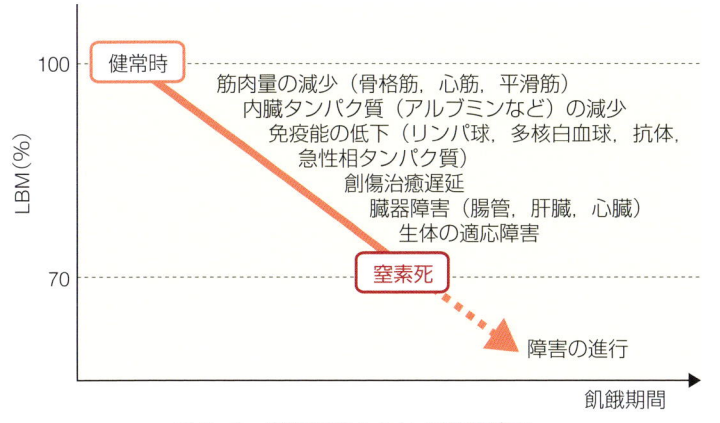

図Ⅱ-3　栄養障害と生体の機能障害

末梢組織は低酸素状態となる．このような嫌気的状態下で糖質が投与されると，ピルビン酸は乳酸に代謝され，乳酸アシドーシスを引き起こす．したがって長期間栄養不良状態にある患者に栄養療法を行う場合は，血液生化学検査値，水分・電解質の出納をモニターし，エネルギー投与量は少量から開始して段階的に増量することが重要である．

2 栄養と免疫

　　低栄養状態は免疫力の低下を引き起こし，感染に対する抵抗力を低下させる．さらに手術や化学療法，放射線療法などの侵襲が加わると術後の創傷治癒遅延，縫合不全などの合併症を招くばかりでなく，肺炎などを起こす危険性もある．手術患者は，内科系疾患患者よりも栄養障害を生じやすいという報告もある．このように，栄養と免疫の間には非常に強い関係が存在する．したがって，手術前後の患者の栄養管理は重要であり，術前の栄養評価が予後に影響することも多い．

　手術などの侵襲に対する生体反応経路として，古典的には神経系，内分泌系，免疫系の3経路による相互作用が働き，生体の恒常性を維持している．最近では，サイトカインに関連する情報伝達が明らかとなり，サイトカインと神経系，内分泌系との密接な相互作用も考えられるようになってきた（図Ⅱ-4）．

　手術により生体が侵襲を受けると，侵襲に伴い単球やマクロファージなどの免疫担当細胞を中心として反応系が働き，エネルギー代謝やタンパク質代謝は亢進する．このような侵襲時には体液性免疫による調節が優位となり，炎症性サイトカインが誘導される．腫瘍壊死因子（TNF）-α，インターロイキン（IL）-1，IL-6，IL-8，インターフェロン（INF）-γなどが炎症反応のメディエーターとして産生される．二次的にアラキドン酸由来のプロスタグランジン E_2 やトロンボキサン A_2，血小板活性化因子，ブラジキニン，ヒスタミン，セロトニンの産生，放出が増加する．侵襲時には抗炎症性サイトカインであるIL-4，IL-10，IL-13，トランスフォーミング増殖因子（TGF）-βの産生も増加し，両者はバランス

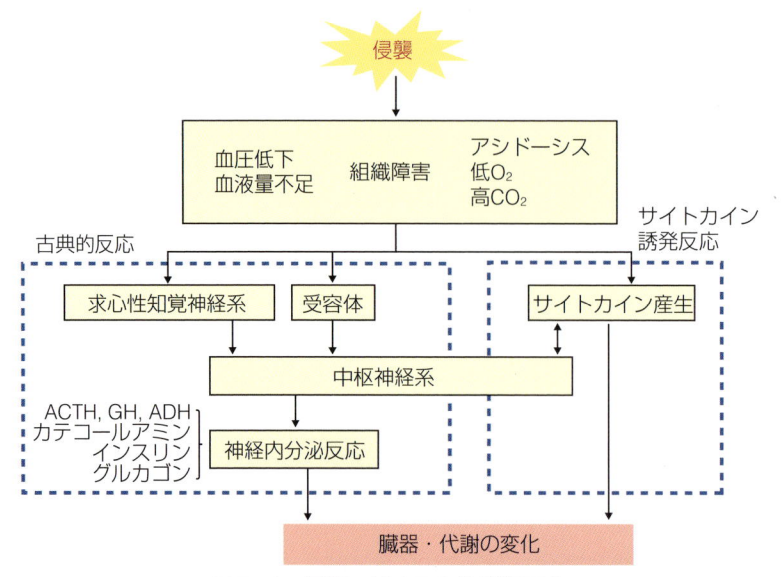

図Ⅱ-4 侵襲に対する生体防御反応
(小山諭，畠山勝義：外科侵襲と生体防御．外科 66(4)：374-380，2004 より改変)

をとって生態防御反応を調節している．

3 栄養と創傷治癒

　　創傷とは外的，内的要因によって起こる体表組織の物理的な損傷を指し，損傷の部位や大きさ，時期により，さまざまな細胞や細胞外基質，ホルモン，サイトカイン，増殖因子などが関与する．軽症の場合，生体の持つ自然治癒力によって，肉芽形成，線維化の過程を経て自然治癒する．また，手術や外傷などの侵襲時には，体内の組織破壊に加えて糖質，タンパク質，脂質を分解し，生命活動に必要なエネルギーを得る異化状態となる．したがって外科侵襲時には，エネルギー，タンパク質，脂質，ビタミン，ミネラルなどの必要量が増加するため，それらの十分な補給が必要となる．

　　侵襲下の食事摂取不能な状態では，重篤な病態ほどタンパク質の異化が亢進する．侵襲前から低栄養状態にある場合には，筋タンパク質量が少ないため，タンパク質の異化はそれほど多くなく，飢餓に伴う臓器障害の状態にさらに侵襲が加わるため，敗血症，褥瘡というような合併症が多くなり，リハビリテーションへの反応も悪く，在院期間が延長する．

4 栄養とホルモン調節

　　生体はさまざまな侵襲に対して恒常性を維持するために，細胞間の情報伝達システムを介して，自律神経系や内分泌系を中心とした調節機構を持っている．例えば，侵襲時にはさまざまな機構が作動し，視床下部－副腎皮質系が刺激されてアルドステロンやコルチ

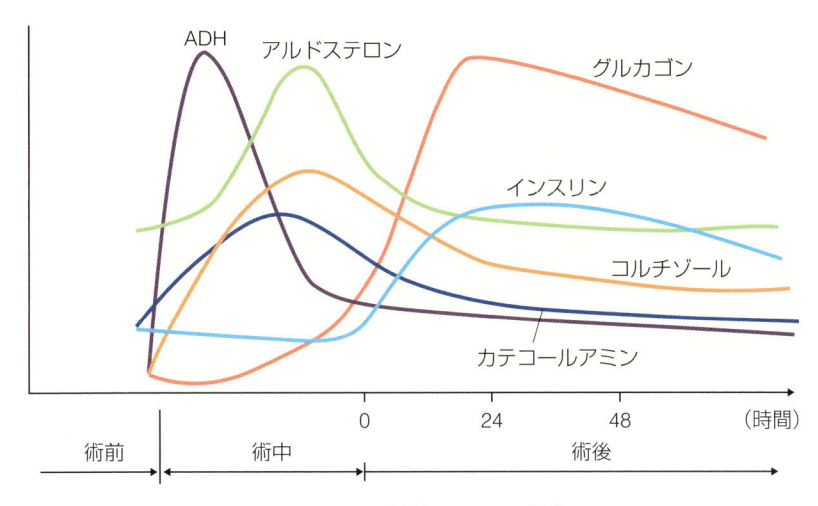

図Ⅱ-5　周術期ホルモン変動
(土師誠二：新臨床栄養学(岡田正ほか編)，p.172，図3，医学書院，2007)

ゾールの分泌が亢進するほか，交感神経系の亢進によってカテコールアミンの分泌が促進する．手術侵襲時のホルモン分泌の変化では，術中から抗利尿ホルモン(ADH)，カテコールアミン，コルチゾール，アルドステロン，グルカゴンなどの分泌が増加する．インスリンは，侵襲直後はカテコールアミンの影響によって分泌が抑制されるが，その後は回復する(図Ⅱ-5)．また，グルカゴン，アドレナリン，成長ホルモンなどは，図Ⅰ-13(p.13)で示したように全身での糖新生を亢進する．このように侵襲時には，糖全体の消費・生成速度でみると，相対的に生成量が多くなり，血糖値の上昇がみられる．このような状態を**外科的糖尿病状態**という．耐糖能が低下した状態を示し，この状態下では末梢組織での糖利用が障害されるため，グルコースなどの点滴投与で容易に高血糖が生じる．

5　摂食・嚥下障害と栄養障害

　食物の認識は摂食・嚥下のスタートであり，意識障害がある場合には食物の認識ができないため，経口摂取は難しい．また意識障害がないにもかかわらず食物をみても何の反応も示さなかったり，スプーンで食物を口に近付けても何の反応もない場合には，認識障害を疑う．摂食・嚥下障害には加齢による機能減退，多数歯の欠如，脳血管障害，腫瘍・脳性麻痺などさまざまな機能的，器質的要因が関係する．高齢者でもっとも多くみられる嚥下障害は，脳血管障害(脳卒中，脳梗塞など)によるものである．それ以外に年齢別に嚥下障害の原因疾患をみると，小児では食道異物，若年者ではアカラシア，壮年以上では癌との関連が多い．摂食・嚥下障害は，年齢，体力，頸部の姿勢保持，薬剤，環境などとも関係し，さらに障害が増強されると誤嚥性肺炎や窒息を起こす原因ともなる．また，「食べること」の行為の障害によって食事量が減少しやすいため，栄養状態の低下を引き起こしやすく，嚥下と栄養の状態を注意深く観察する必要がある．

6 高齢者と栄養

　人は一般的に加齢に伴って食事量が徐々に低下してくる．味覚機能が低下する例もみられる．また身体活動の低下や安静時基礎代謝量の低下もみられるようになる．さらには，みかけ上体重に変化がみられない場合でも脂肪組織の割合は増加し，除脂肪体重の低下がみられることもある．除脂肪体重の構成要素は筋肉，骨，結合組織などであり，除脂肪体重の低下は高齢者の筋力低下，骨の粗鬆化，骨塩量の喪失，細胞内水分量の減少を引き起こす．

　加齢に伴う筋肉量の減少と筋力の低下は，高齢者の転倒や骨折，寝たきりなどの自立障害を起こす大きな原因となる．高齢者の筋肉減少症の発症には，加齢に伴う食事摂取量の減少，低栄養，生体内のホルモンバランスの変化，炎症性サイトカインの上昇，筋肉局所における末梢神経支配の減退，活動性の低下，酸化ストレスなどが関与する．このほか，高齢者では食道，胃，小腸，大腸などの消化管においても，加齢に伴い粘膜や筋層の萎縮，胃の主細胞や腸管の壁在神経細胞の減少などがみられ，機能的な変化が観察される（表Ⅱ-2）．

　食生活に大きく影響を及ぼすものとして，咀嚼力の低下や嚥下機能の低下が挙げられ，生活の質（quality of life：QOL）に直結する問題となっている．高齢者が一度低栄養状態に陥ると，疾病の発生につながることが多く，日常生活活動（activity of daily living：ADL）の低下や，さらには死にもつながる．

表Ⅱ-2　加齢に伴う消化管の機能的な変化

	低下する機能	増加する病態
食道	嚥下反射	逆流性食道炎
胃	ペプシン産生，プロスタグランジン産生，胃酸分泌，胃内容物の排出機能，胃噴門の食物貯留機能	慢性胃炎，胃食道逆流，ヘリコバクター・ピロリ菌感染
小腸	ラクターゼ活性，脂溶性ビタミン吸収，カルシウム吸収	乳糖不耐症
大腸	腸管運動，肛門括約筋の機能	便秘，憩室

III 栄養管理の実際

A 栄養評価

　栄養管理は，栄養障害のある患者の原疾患を治療するために必須の手段である．日本では近年，個々の患者に最適な栄養ケアを効率的に行うために，専門性を生かした栄養サポートチーム（nutrition support team：NST）が組織化され，多くの施設で稼働している．

　NSTは，1970年，米国のシカゴに栄養学の専門家である医師，薬剤師，栄養士らが集まり，専門的な栄養管理チームの必要性を唱えたことがきっかけで始まった．1973年には米国のボストンシティ病院に初のNSTが誕生した．同時期にはマサチューセッツ総合病院でもNSTが構築されていた．1980年代には全米に広まり，さらに欧米諸国へと急速に広まった．日本においては1999年頃からNSTの結成が始まり，現在では医療チームの代名詞として挙げられるまでになった．NSTは，医師，薬剤師，看護師，栄養士，臨床検査技師，作業療法士，言語聴覚士，事務職員などの多職種のメンバーで構成される．

　NSTの主な役割は，
　①栄養評価を行い，栄養管理が必要かどうか判定する
　②適切な栄養管理が施行されているか否かチェックする
　③栄養管理によって生じる合併症を予防・早期発見・治療する
　④栄養管理上の疑問に答える（コンサルテーション）
　⑤資材・素材の無駄を削減する
などである．

　現在，日本でもNST活動の有用性は認識され，2004年5月には病院機能評価項目Ver 5.0の中にNSTの設立が取り上げられた．また2006年4月の診療報酬改定では栄養管理実施加算が新設され，全科型のNST活動が求められ，全国の医療施設がNSTを積極的に設立するきっかけとなった．

1 栄養アセスメント（栄養評価）

　栄養アセスメントとは，患者の栄養状態をさまざまな栄養指標を用いて客観的に評価することである．治療方針を決定する1つのステップであり，栄養療法を開始する前，あるいは治療を施行した後の，治療効果や予後を的確に評価することが目的である．
　栄養管理の手順は6つのステップからなる．
　①栄養スクリーニング：体重減少率，消化器症状，食事摂取状況の変化，血清アルブミン値などについて栄養リスク評価を行い栄養不良患者の抽出をする
　②栄養アセスメント：身体計測・食事摂取量などの指標にて栄養評価を行い栄養状態を判定する
　③栄養管理計画の立案：栄養補給量・補給方法などを検討し治療目標を設定する
　④実施：適正な栄養療法を実施する
　⑤モニタリング：検査値の分析と実施内容を検討し評価する
　⑥評価：総合的に評価し判断する
　図Ⅲ-1に示したように，栄養管理は，栄養スクリーニングから評価に至るまでの一連のステップに基づいてPDCA（Plan-Do-Check-Action）サイクルを繰り返し実施する．

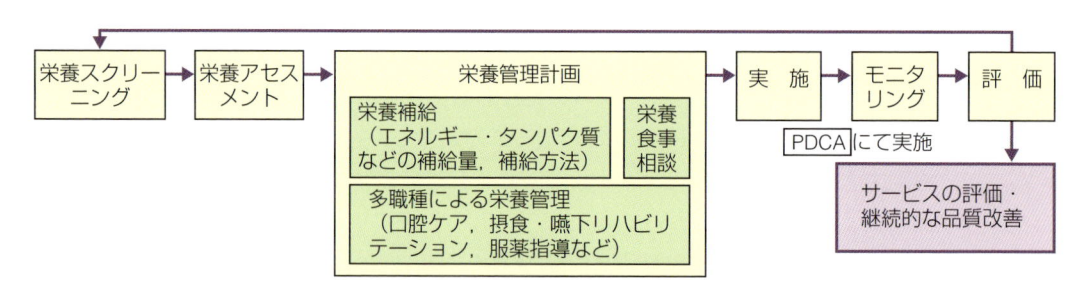

図Ⅲ-1　栄養管理手順6ステップ

2 栄養スクリーニング

　栄養スクリーニングとは，栄養状態の不良など，栄養に関連した問題を生じる可能性のある患者を入院の初期段階で的確に判定し，さらに詳細な栄養評価が必要か否かを決定することである．早期に栄養状態が不良な患者を発見することが重要となる．

a. SGA（主観的包括的栄養評価）

　スクリーニングは数分で終了するように，患者に関するごく基礎的な情報（年齢，性別，身長，体重，最近の体重変化，食物摂取量の変化，消化器症状など）を聞き取る．
　一般的にはSGA（subjective global assessment：**主観的包括的栄養評価**，図Ⅲ-2）を用い，総合的な情報を入手する．SGAは器具や検査値を使わず，患者から得た情報によ

2 栄養スクリーニング

SGA of nutritional state（栄養状態の主観的包括的評価）

日本静脈経腸栄養学会NSTプロジェクト

患者氏名：_____（F・M）___歳　評価者氏名：_____　評価年月日：___年___月___日

1：Rough Screening　⇒　明らかに栄養不良なしと判断した場合，2：Detailed Screening 以下は不要
- □ 明らかに栄養不良なし
- □ 栄養不良の可能性あり

2：Detailed Screening

a) 病歴・問診
1. 体重の変化　　通常の体重　_____ kg
　　　　　　　　現在の体重　_____ kg
　　　　　　　　増加・減少　_____ kg　いつから（　　　　　　　　　　　）
2. 食物摂取量の変化（通常との比較）
　　　　変化　□無
　　　　　　　□有　いつから（　　　　　　　）
　　　　現在食べられるもの（食べられない・水分のみ流動食・おかゆ．並食）
3. 消化器症状
　　　　症状　□無
　　　　　　　□有　□悪心　いつから（　　　　　　　　　）
　　　　　　　　　　□嘔吐　いつから（　　　　　　　　　）
　　　　　　　　　　□下痢　いつから（　　　　　　　　　）
4. 身体機能
　　　　機能障害　□無
　　　　　　　　　□有　いつから（　　　　　　　　　　　）
　　　　労　働：（せいぜい身の回りのこと・家事程度・肉体労働）
　　　　歩　行：（1人・救助：杖・歩行器・いざり歩き）
　　　　寝たきり：いつから（　　　　　　　　）
　　　　排　尿：（トイレ・オムツ）　排　便：（トイレ・オムツ）
5. 疾患と栄養必要量の関係
　　　　基礎疾患　　：_____
　　　　既往歴　　　：_____
　　　　内服・治療薬：_____
　　　　熱：_____℃　呼吸：（整・頻）　脈：（整・頻）
　　　　代謝動態：ストレス（無・軽度・中等度・重度）

b) 理学的所見
　　体型　肥満・普通・やせ（軽度・重度）
　　浮腫　□無
　　　　　□有　部位（_____）
　　褥瘡　□無
　　　　　□有　部位（_____）
　　腹水　□無
　　　　　□有

3：Judgement

A：栄養状態良好　　（栄養学的に問題ありません．）
B：軽度の栄養不良　（現在のところNST対象症例ではありません．ただし，今後摂取カロリーの減少や感染，手術などの侵襲が加わったり，臓器障害等合併する場合にはC，Dへの移行が考えられますので注意が必要です．）
C：中等度の栄養不良（NST対象症例です．経過・病態に応じて栄養療法導入が必要です．Dに移行するリスクがあり要注意です．）
D：重度の栄養不良　（NST対象症例です．直ちに栄養療法が必要で，NSTによるアセスメントが必要です．）

図Ⅲ-2　栄養状態の SGA
（日本静脈経腸栄養学会 NST プロジェクト）

りスクリーニングする方法である．SGA は栄養状態を示す多角的指標を情報源として，病歴・問診と理学的所見の二本柱で構成される．問診では患者からだけでなく，場合によっては家族からの聞き取りで情報を得る．SGA を利用することで容易に栄養評価が可能である．

・SGA 項目　（1）病歴・問診
　　　　　　　　①年齢・性別　　②体重の変化　　③食物摂取量の変化
　　　　　　　　④消化器症状　　⑤身体機能　　⑥疾患と栄養必要量の関係
　　　　　　（2）理学的所見

（1）病歴・問診

①年齢・性別

　患者の基本情報として得る．

②体重の変化

　過去6ヵ月間，過去1ヵ月～2週間の変化から栄養障害の有無を評価する．

　過去6ヵ月間の体重減少は慢性的進行性症状か食生活の変化が原因で，1ヵ月～2週間での短期間の体重減少は栄養不良の危険性が高い．

> **問診例**
> 健常時の体重はいくらですか？
> 過去6ヵ月間に体重が減少しましたか？
> どれくらい体重が減少したか知っていますか？
> 　具体的にどれくらい体重が減少したか数字で表すことができない場合，洋服のサイズ，ベルトの長さの変化，「やせたね」の言葉をかけられたか，などをチェックする．

　過去1ヵ月～2週間の体重変化についても同様に質問する．

> **問診例**
> 体重は減少し続けていますか？
> 体重減少は止まりましたか？
> 減少した体重は少しでも回復していますか？

③食物摂取量の変化

　食物摂取パターンの変化は栄養状態にも重大な影響を及ぼす．

　食物摂取習慣の変化の原因が病気の発生である場合は栄養不良の危険性が高くなる．

> **問診例**
> 食習慣が変化しましたか？
> どのような食品を食べていますか？
> 家族の皆と同じ食事をとっていますか？
> 　　固形の食品を食べていますか？　それとも液体の食品だけを食べていますか？
> 食事の量はどれくらいでしょうか？　量が変化しましたか？
> 食事をまったく食べられないことはありましたか？
> 食事の変化はどのくらい続いていますか？

④消化器症状

2週間以上にわたって消化器症状がみられる場合は栄養不良の危険性が高い．持続的な嘔吐や下痢に食欲不振や悪心が伴う場合には栄養不良の危険性が高くなる．

> **問診例**
> 嘔吐はありますか？　毎日，頻回に嘔吐がありますか？　どれくらいの期間，嘔吐が続いていますか？
> 吐き気がしますか？
> 下痢の症状がありますか？　1日に何回下痢をしますか？　どのくらいの期間続いていますか？
> 食欲不振または食欲亢進などの症状がありますか？

⑤身体機能

体力が低下し，運動する意欲が低下すると毎日の身体活動に変化をきたす．寝たきりや，車いす生活など，身体動作が制限されるような状態では，ADLも評価する．

> **問診例**
> 普段通りに仕事をしていますか？
> 仕事量が変わりましたか？
> 仕事をやめましたか？
> ベッドまたはソファーで横になる時間はどれくらいですか？
> 機能不全あり・なし
> 　　機能不全ありの場合
> 　　　　期間，制限のある労働，歩行可能，寝たきり

⑥疾患と栄養必要量の関係

重症感染症，発熱や感染を伴う肺炎，癌などでは基礎代謝が亢進する．そのため，体重減少率，食事摂取状況などを確認する．

一方，寝たきりや脳血管障害では基礎代謝が低下する．

(2) 理学的所見
①皮下脂肪の損失状態（上腕三頭筋皮下脂肪厚（triceps skinfolds：TSF））
②筋肉の損失状態（上腕筋周囲長（arm muscle circumference：AMC））
③浮腫・腹水の有無

患者に体脂肪の喪失，筋肉量の喪失，浮腫がみられる場合は栄養不良の危険性が高くなる．浮腫や腹水はほかの疾患の徴候でもあるため注意する．

> チェック例
> 体型：肥満（軽度，重度），普通，やせ（軽度，重度）
> 浮腫：あり，なし，（部位）
> 褥瘡：あり，なし，（部位）
> 腹水：あり，なし

b. 身体計測

身体計測では，身長，体重，上腕周囲長（arm circumference：AC），上腕三頭筋皮下脂肪厚，肩甲骨下皮下脂肪厚などを測定する．これらの値から体構成を分析することにより，個人の貯蔵エネルギーや身体機能を推測することができる．

(1) 身 長

体格を特定する要素の1つである．身長計で測定不能な場合は対象者を仰向けにし，頭頂からかかとまでの距離をメジャーで測定する．身長の各部分までまっすぐ計測できる部位の長さをそれぞれ測り合計する．メジャーでも身長が計測できないような場合は，膝高測定値（cm）と年齢を利用して計算式により推定することができる．

膝高とは膝と足首の部分をそれぞれ直角になるように調整し，かかとの真下の足裏から脛骨に沿って脛骨の最上部（直角に曲げた膝の真上）までの長さを計測したものを指す（図Ⅲ-3）．

・推定身長　　男性(cm) = 64.19 − [0.04×年齢（歳）] + [2.02×膝高(cm)]
　　　　　　　女性(cm) = 84.88 − [0.24×年齢（歳）] + [1.83×膝高(cm)]

(2) 体 重

体重はすべての患者に対して測定すべき指標であり，とくに栄養管理を必要とする患者

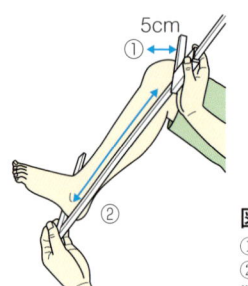

図Ⅲ-3　膝高の計測方法
①移動ブレードを測定する脚の大腿前部の膝蓋骨から約5cm上に固定する．
②膝高計のシャフトが脛骨と平行で，かつ，外くるぶし（外果）を通ることを確認し，測定する．

には経時的に測定する．体重はもっとも簡単に測定できる指標であり，栄養障害のスクリーニングにおいて重要な指標である．

体重測定時の条件が異なると大きな変動が生じやすいので，できるだけ一定の時刻で測定し，測定直前に排尿させる．体重計に乗れない患者は車椅子のまま測定できる体重計を利用する．

体重測定が困難な場合には膝高測定値（cm）と年齢に加えて上腕周囲長と上腕三頭筋皮下脂肪厚がわかれば体重が推定できる．

- 推定体重　男性（kg）＝［1.01×膝高（cm）］＋［上腕周囲長（cm）×2.03］
　　　　　　　　　　　　＋［上腕三頭筋皮下脂肪厚（mm）×0.46］＋［年齢（歳）×0.01］－49.37
　　　　　女性（kg）＝［1.24×膝高（cm）］＋［上腕周囲長（cm）×1.21］
　　　　　　　　　　　　＋［上腕三頭筋皮下脂肪厚（mm）×0.33］＋［年齢（歳）×0.07］－44.43
　　　　　誤差　男性：±5.01（kg）　女性：±5.11（kg）

① BMI

BMI（body mass index）は身長と現体重の実測値から算出される値であり，体格指数ともいう．肥満の度合いを示す指標である．BMI 22のとき，すべての有病率，死亡率がもっとも低く，標準的な体格とされている．

$$\mathrm{BMI} = 現体重(kg) \div [身長(m)]^2$$

肥満の判定基準（日本肥満学会，2000）ではBMI 22を基準とし，25以上を肥満として，肥満度を4つの段階に分けている（表Ⅲ-1）．一般に年齢の上昇に伴い除脂肪体重が減少するため，高齢者ではBMIは体脂肪の指標としては適当でない．

表Ⅲ-1　肥満の判定基準

	やせ（低体重）	普通体重	肥満（1度）	肥満（2度）	肥満（3度）	肥満（4度）
BMI	18.5未満	18.5以上 25未満	25以上 30未満	30以上 35未満	35以上 40未満	40以上

② 体重の変化

標準（理想）体重や％健常時体重，また体重減少率を算出して，栄養障害の判定の指標として用いる．

$$標準体重(kg) = [身長(m)]^2 \times 22$$

％標準体重＝現体重（kg）÷標準体重（kg）×100
％健常時体重＝現体重（kg）÷健常時体重（kg）×100

$$体重減少率 = [健常時体重(kg) - 現体重(kg)] \div 健常時体重(kg) \times 100$$

通常，栄養不良の評価には，**体重減少率**がもっとも重要となる．1週間で2％，1ヵ月で5％，3ヵ月で7.5％，6ヵ月で10％以上の体重の減少は，高度な体重減少とされる．

- 体重減少率による栄養障害リスク
　　低：変化なし，または体重増
　　中：1ヵ月に3～5％，3ヵ月に3～7.5％，6ヵ月に3～10％
　　高：1ヵ月に5％以上，3ヵ月に7.5％以上，6ヵ月に10％以上

(3) 上腕三頭筋皮下脂肪厚（TSF）

栄養障害は種々の体格の変化をもたらす．栄養失調状態を示す**クワシオルコル**では浮腫を伴うことが多く，体重だけで栄養状態を評価できない．皮下脂肪の厚さを測ることによって体脂肪量が推定できる．

・計測の方法
　①立位または座位で，利き腕でないほうの上腕の肩峰（肩先）と肘頭（肘先）の中間点に印を付ける（図Ⅲ-4-①）
　②印より約 1 cm 上方の皮膚を脂肪層と筋肉層をしっかりと区別してつまみ，印を付けたところをキャリパーで計測する（図Ⅲ-4-②）
　③計 3 回計測し，平均値をとる

・注意点
　①同一対象者には同一測定者が望ましい
　②著しい低栄養状態では測定は困難である

・TSF 基準値　　　男性　11.36 ± 5.42（mm）　　　　女性　16.07 ± 7.21（mm）
・評価対象　　％TSF（患者の TSF/基準値）
　　　　　　　栄養不良：軽度　90〜80％，中等度　80〜60％，重度　60％未満

(4) 上腕周囲長（AC）

上腕筋周囲長（AMC）を算出するために計測する．

・計測の方法
　①利き腕でないほうの上腕の肩峰（肩先）と肘頭（肘先）の中間点に印を付ける（図Ⅲ-5-①）
　②上腕三頭筋中点を通る腕の周囲の長さをメジャーで測定する（図Ⅲ-5-②）
　③皮膚を圧迫しすぎないように，計 3 回計測し，平均値をとる

・AC 基準値　　　男性　27.23 ± 2.98（cm）　　　　女性　25.28 ± 3.05（cm）

(5) 上腕筋周囲長（AMC）

骨格筋量は AMC と相関する．したがって AMC を算出すると骨格筋量が推定できる．AMC は AC と TSF から求める．

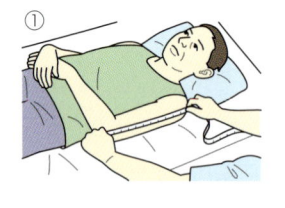

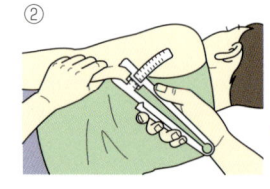

図Ⅲ-4　上腕三頭筋皮下脂肪厚（TSF）の計測

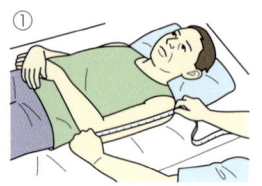

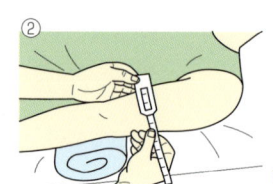

図Ⅲ-5　上腕周囲長（AC）の計測

$$\text{AMC (cm)} = \text{AC (cm)} - 3.14 \times \text{TSF (mm)} \div 10$$

- AMC 基準値　　男性　23.67 ± 2.76（cm）　　　女性　20.25 ± 2.56（cm）
- 評価指標　　％AMC（患者の AMC/ 基準値）
- 栄養不良　　軽度　90〜80％，中等度　80〜60％，重度　60％未満
- AMC と TSF の見方と注意点
  ① TSF に対して AMC の減少が大きい場合は体脂肪量が減らず筋肉量が落ちたことになる
  ② 体重が減っても％TSF 高値に加え，％AMC が低値あるいは低下した場合は体脂肪を減らさず筋肉量を減らしたことになる．つまり運動をせずに食事エネルギー量のみを減らしたことが考えられる
  ③ ％TSF が高値または変化がなくても AMC が増加した場合は，運動により筋肉を増やしたことになる

c. ODA（客観的栄養評価）

　SGA が主観的な栄養評価を行う方法であるのに対して，臨床検査値などは客観的なデータに基づく評価であり，**客観的栄養評価**（objective data assessment：**ODA**）と呼ぶ．ODA は SGA と異なり，より詳細に栄養状態を把握するための手段となる．ODA の主な指標としては血液・尿生化学検査値がある．

(1) 血清アルブミン

　アルブミンは血清中にもっとも多く含まれるタンパク質である．アルブミンは血中半減期が約 21 日と長いことから，今の栄養状態ではなく，長期の栄養状態を反映する．血清アルブミンは，副腎皮質ステロイド，インスリンなど栄養状態以外のさまざまな因子による影響を受けやすい．アルブミンは肝臓で合成されるため，肝障害がある場合，値は低くなる．また，手術や感染，炎症などの侵襲下でもタンパク質の異化亢進が原因で血清アルブミンは低値となる（表Ⅲ-2）．

(2) RTP

　RTP（rapid turnover protein）は血清アルブミンに比べて血中半減期が短いため栄養状態の「今」を知ることができる．体内に代謝亢進，炎症がある場合は低値を示すため，栄養不良かタンパク質異化か鑑別が必要である．

①血清トランスフェリン

　主に肝臓で合成される分子量約 8 万の糖タンパク質である．血液中では鉄イオンの運搬に関与しているため，鉄欠乏状態で増加するなど鉄の代謝の影響が大きい．炎症や感染症，肝疾患の影響を受けるため，ほかのデータや臨床症状に注意する必要がある．

　半減期は 8〜9 日であり，血清濃度 190 mg/dL 以下は栄養不良のリスクがある（表Ⅲ-2）．

②レチノール結合タンパク質（RBP）

　RBP は肝臓で合成される分子量 2.2 万の糖タンパク質である．RBP は血中でレチノールと結合し，運搬する機能を持つ．栄養状態の変動を感度よく表すため，入院期間中，手

表Ⅲ-2　血清アルブミン，RTP による栄養評価

	基準値	軽度栄養不良	中等度栄養不良	重度栄養不良
血清アルブミン（mg/dL）	3.5〜4.9	3.1〜3.4	2.5〜3.0	2.4 以下
TTR（mg/dL）	男 23〜42 女 22〜34	11〜21	6〜10	5 以下
血清トランスフェリン（mg/dL）	男 190〜300 女 200〜340	151〜190	101〜150	100 以下
RBP（mg/dL）	男 3.6〜7.2 女 2.2〜5.3	1.6〜2.1	1.1〜1.5	1.0 以下

	血清アルブミン	TTR	血清トランスフェリン	RBP
半減期	約 21 日	約 2 日	8〜9 日	12〜16 時間
低値を示す疾患	栄養障害 肝障害 ネフローゼ症候群 感染症 悪性腫瘍　　など	栄養障害 肝障害 感染症　　　など	栄養障害 肝障害 ネフローゼ症候群 感染症 膠原病　　　など	栄養障害 肝障害 感染症 ビタミン A 欠乏症 甲状腺機能亢進症　など
高値を示す疾患	−	ネフローゼ症候群 甲状腺機能亢進症 妊娠　　　など	鉄欠乏性貧血 妊娠　　　など	腎不全 脂肪肝　　　など

術前後など短期の栄養状態の指標として優れている．しかし RBP は，肝疾患で減少し，腎疾患では増加するため，注意が必要である．

　半減期は 12〜16 時間であり，血清濃度 2.1 mg/dL 以下は栄養不良のリスクがある（表Ⅲ-2）．

③トランスサイレチン（TTR）

　TTR は肝臓で合成される分子量 5.5 万の 4 量体タンパク質である．血中では甲状腺ホルモン（サイロキシン）の一部と結合して，これを運搬する重要な役割を果たす．また TTR は，RBP と複合体を形成し，この複合体にレチノールが結合している．TTR の血清濃度はタンパク質の摂取状況を鋭敏に反映する．しかし，急性炎症（熱傷）や感染症で減少する．また，TTR は肝臓で合成されるため，肝障害時には速やかに低下する．また腎疾患の影響も受けるため注意を要する．

　半減期は約 2 日であり，血清濃度 21 mg/dL 以下は栄養不良のリスクがある（表Ⅲ-2）．

(3) 総タンパク質（TP）

　静的指標として用いられる．総タンパク質（total protein：TP）はアルブミン，グロブリンの両方を含む．とくにグロブリンは感染症，肝障害，腎障害，自己免疫疾患などの病態で変動するため，TP のみで栄養状態を把握することは難しい．

・基準値　　6.5〜8.0 g/dL

(4) 窒素平衡

　窒素平衡（N-balance）は投与された窒素量と尿中窒素排泄量との差で表現され，体内の異化・同化の状態を比較的正確に反映する．通常の栄養摂取の場合には平衡関係が成り

立ちほぼ±0となるが，これが負の値のときは異化が優位であり，正の値であれば同化が優位に起こっていると判断される．

- 経口摂取の場合　タンパク質摂取量(g)÷6.25−(尿中尿素窒素＋4)(g)
- 静脈栄養の場合　アミノ酸投与量(g)÷6.25−(尿中尿素窒素×1.25)(g)

　※窒素摂取量は，タンパク質摂取量から推定される．タンパク質には窒素（N）が平均16％含まれている．したがってアミノ酸の換算係数として6.25を用いる．

- 栄養状態　窒素平衡
  - 健常時：±0
  - 負の場合：異化優位（不適切なタンパク質およびエネルギーの摂取，外傷，熱傷，敗血症，感染）
  - 正の場合：同化優位

(5) 総リンパ球数 (TLC)

免疫能を末梢血で簡単に測定評価できる指標であり，総リンパ球数（total lymphocyte count：TLC）の減少は易感染状態を示す．

- TLC($/mm^3$) ＝ 白血球数×リンパ球分画(％)÷100
- 栄養状態　TLC($/mm^3$)
  - 1,500以上　　　　　　　　正常
  - 1,000以上1,500未満　　軽度栄養障害
  - 800以上1,000未満　　　中等度栄養障害
  - 800未満　　　　　　　　　重度栄養障害

d. 栄養必要量

(1) 水分必要量

人の身体の約60％は水分で構成されているため，水分は身体を維持する重要な成分である．体内から出ていく水分量と，補給される水分量をみながら，随時両者のバランスを調整することが必要である．

1日あたりの水分必要量の算出の考え方を示す．

① 30〜35 mL/kg（体重）/日

1日に必要な水分量は，排泄される水分の総量（尿量＋不感蒸泄＋糞便）から代謝水を差し引いたものである．一般に，尿量は1,000〜1,500 mL/日，不感蒸泄は900 mL/日（皮膚から600 mL，呼気からの喪失が300 mL），糞便は100 mL/日とされ，また代謝水は300 mLであることから，1日に必要な水分量は，1,500〜2,000 mL程度と計算される．したがって，目安として **30〜35 mL/kg（体重）** と考えることができる．肥満の場合は理想体重を使用する．

② 年齢を加味した算出

体重から1日水分必要量を算出する場合，年齢を加味して考える．小児では70〜80％を水分が占め，加齢とともに減少する（表Ⅲ-3）．

(2) エネルギー必要量

エネルギー必要量とは，QOLの視点から，人が日常生活を充実した状態で営むために必要な1日のエネルギー摂取量の標準値である．臨床ではさまざまな病態によって，患

表Ⅲ-3 水分必要量

成人

年齢	水分必要量(mL/kg/日)
25～55歳	35
55～65歳	30
65歳以上	25

小児

年齢	水分必要量(mL/kg/日)
1歳（9 kg）	120～135
2歳（12 kg）	115～125
3歳（16 kg）	100～110
4歳（20 kg）	90～100

表Ⅲ-4 活動係数，ストレス係数

活動係数	
ベッド上安静	1.2
ベッド外活動	1.3
寝たきり（意識低下状態）	1.0
寝たきり（覚醒状態）	1.1
車椅子	1.1
歩行可	1.2
労働	1.4～1.8

ストレス係数		
手術	小手術	1.1
	大手術	1.2
外傷	筋肉	1.35
	頭部	1.6
	骨折	1.3
	ステロイド剤使用	1.6
感染	軽症	1.2
	中等症	1.5
	重症	1.8
熱傷(体表面積)	0～20%	1.0～1.5
	20～40%	1.5～1.85
	40%以上	1.85～2.05

者個別にエネルギー必要量を把握して栄養管理を行うことが必要である．

　生体が生命を維持するために必要な安静臥床，絶食時の基礎代謝で消費されるエネルギーを**基礎エネルギー消費量**（basal energy expenditure：**BEE**）という．BEEをもとに活動やストレスによる影響を考慮して求めたエネルギー量が**総エネルギー消費量**（total energy expenditure：**TEE**）である．

① Harris-Benedictの式

　BEEの算出には，**Harris-Benedict**（ハリス・ベネディクト）の式が用いられ，患者の性別，体重（W：kg），身長（H：cm），年齢（A：歳）から求める．

　　男性　BEE(kcal/日) ＝ 66.47 ＋ 13.75W ＋ 5.00H － 6.76A
　　女性　BEE(kcal/日) ＝ 655.10 ＋ 9.56W ＋ 1.85H － 4.68A

　　適用条件　体重：25.0～124.9(kg)，身長：151.0～200.0(cm)，年齢：21～70(歳)
　TEEは，活動係数およびストレス係数（表Ⅲ-4）を用いて次の式で算出される．

　　TEE(kcal/日) ＝ BEE × 活動係数 × ストレス係数

② 簡易計算法

　総エネルギー必要量を即座に計算しなければならない場合は次の式を用いる．

　　　　総エネルギー必要量(kcal) ＝ 現体重(kg) × [25～30(kcal/kg)]

　ただし，患者の栄養学的目標レベルが達成されているかどうかを確認するため，モニタ

表Ⅲ-5　タンパク質必要量

消耗状態	タンパク質必要量(g/kg/日)	病態	NPC/N 比
正常	0.8〜1.0	飢餓	400〜600
軽度	1.0〜1.2	腎不全	300〜500
中等度	1.2〜1.5	外傷	150〜200
重度	1.5〜2.0	敗血症	100〜150
		熱傷	75〜150

リングの実施が不可欠となる．

(3) タンパク質必要量

健康な成人のタンパク質必要量は 0.8〜1.0 g/kg/日である．ただし，疾病などのストレスや消耗の程度によってタンパク質必要量は増大する．

タンパク質必要量(g) ＝ 体重(kg) × タンパク質必要量(g/kg) × ストレス係数

タンパク質必要量は疾病によって異なる（例：腎不全時はタンパク質制限，熱傷時はタンパク質必要量増大）．その指標として NPC/N 比（p.84）が用いられる（表Ⅲ-5）．

(4) 糖質必要量

総投与エネルギーの約 60％は糖質で補う．糖質の最低必要量は 100〜150 g/日である．COPD の場合は CO_2 産生を抑えるため糖質は控える．糖尿病の場合，単糖類・二糖類は控える．

糖質必要量(g)
＝ ［1 日に必要なエネルギー量(kcal) − 4(kcal) × タンパク質(g) − 9 kcal × 脂質(g)］
　÷ 4(kcal)

(5) 脂質必要量

脂質は効率のよいエネルギー源である．健常成人では総投与エネルギー量の 20〜30％を目安とする．しかし，疾病により脂質必要量は異なる．

例1　急性膵炎　→脂質を制限する
例2　COPD　　→脂質量を多くする
例3　短腸症候群→中鎖脂肪酸が好ましい

脂質必要量(g) ＝ 1 日に必要なエネルギー量(kcal) × (0.2〜0.3) ÷ 9(kcal)

3　栄養管理の実践

栄養管理では，図Ⅲ-1（p.34）に示したステップに沿って，まず栄養スクリーニングを実施し，続いて栄養状態の把握（栄養アセスメント）を行う．次に，栄養療法の適応の決定と投与経路（経腸・経静脈）の選択を行う．その際，栄養素の組成（三大栄養素，エネルギー，電解質，微量元素，水分量）の決定を行い，栄養療法を開始する．栄養療法の実施にあたっては，検査などによるモニタリングと治療効果の判定のための再度の栄養評価を行う．

ここでは，栄養管理を進めていく上でポイントとなる判定基準について，栄養療法の開

始時，効果判定時，および中止時の一般的な手順・方法を示す．

a. 栄養療法開始の判定基準

栄養学的にリスクの高い状態に陥らせたり，栄養に関連した問題を引き起こしたりする可能性がある危険因子を簡単，迅速，安価に，そして患者に苦痛を与えることなく抽出する方法として，栄養スクリーニングを実施し，以下の項目に示すような栄養障害あるいはそのリスクを有する患者を特定する．

①過去6ヵ月以内に通常体重の10％以上の減少あるいは増加がある場合
②過去1ヵ月以内に通常体重の5％以上の減少あるいは増加がある場合
③過去1週間以内に通常体重の3％以上の減少あるいは増加がある場合
④理想体重の20％以上の不足あるいは超過がある場合
⑤とくに慢性疾患あるいは代謝亢進状態を伴っている場合（肺炎を起こしている糖尿病患者，重篤な腹膜炎の患者など）
⑥食物を十分に消化・吸収する機能が損なわれているため，栄養摂取が不十分な状態にある場合（15日以上の嘔吐，下痢，食欲不振などの消化器症状がみられる患者など）
⑦血清アルブミン値3.5 g/dL以下の場合

栄養スクリーニングの方法として，日本静脈経腸栄養学会NSTプロジェクトのSGA（図Ⅲ-2参照）を実施し，栄養不良と判定された患者をNST対象症例として栄養療法を開始する方法が一般的である．

判定
A 栄養状態良好：栄養学的に問題なし．
B 軽度の栄養不良：現在のところNST対象症例ではありません．ただし，侵襲時にはC,Dへ移行する可能性があるので注意が必要です．
C 中等度の栄養不良：NST対象症例です．経過・病態に応じて栄養療法導入が必要です．
D 重度の栄養不良：NST対象症例です．直ちに栄養療法が必要で，NSTによるアセスメントが必要です．

宮崎江南病院の例▶リスク患者を特定する方法として，褥瘡対策未実施減算制度下において入院患者全員に褥瘡のリスク評価を行う必要があり，褥瘡リスク項目の1つである栄養状態の欄に栄養の指標である血清アルブミン値（Alb）を加えるという方法で（図Ⅲ-6），栄養スクリーニングの一次評価を全入院患者を対象に実施している．その場合，リスクを有すると評価された患者に対しては主治医と相談の上，二次評価としてSGAを実施するとともにNST対象症例として栄養療法を開始する．

b. 栄養療法効果の判定基準

栄養スクリーニングで栄養不良と判定された患者については，以下の項目について栄養

褥瘡・NSTリスク評価（NO.　　　）

| 入院日 | 年 | 月 | 日 |

入院時の褥瘡状況　　　　　　　　注：該当する欄に○印をつける
褥瘡　　　　　有　　　無
ブレーデンスケール

	1点	2点	3点	4点	入院時	状態変化時	
得点					／	／	／
知覚の認知 圧迫による不快感に対する反応性	まったく知覚なし	重い障害あり	軽い障害あり	障害なし			
皮膚の湿潤	常に湿潤	たいてい湿潤	ときどき湿潤	めったに湿潤していない			
活動性 ベットから離れた行動範囲	寝たきり	座位可能	ときどき歩行	歩行可能			
可動性 体位変換能力 運動能力と動機	体動なし	ときどき四肢を動かす	頻回に四肢・体幹を動かす	自由に体動			
栄養状態 食事摂取状況	不良：食事1/3未満．絶食，水分摂取が不足．末梢点滴を5日以上続けている	やや不良：食事1/2のみ．流動食や経管栄養を受けているが必要摂取量以下	良好：食事1/2以上．必要摂取量をある程度満たした経管栄養や高カロリー輸液を受けている	非常に良好 食事全量．補食する必要がない	Alb値 ____	Alb値 ____	Alb値 ____
摩擦とずれ	問題あり	潜在的に問題あり	問題なし				
総合点							
リスク					有　無	有　無	有　無
再評価 （リスク有の場合評価日を記入）					有　無 ／	有　無 ／	有　無 ／
実施者サイン							
栄養状態2点以下とAlb3.5以下はNST対象患者とし，主治医にNST介入が必要かどうか判断を相談					必要 不要	必要 不要	必要 不要

記入方法
1 採点の仕方：危険点は14点以下
2 状態変化時：可動性，活動性が2点以下になったとき
3 採点頻度：状態に変化があれば随時
4 採点者：同一看護師が望ましい
5 注意点：皮膚の観察は毎日行うこと
6 病的骨突出患者は摩擦とずれを潜在的に問題とする
7 栄養状態2点以下とAlb3.5以下の患者はNST検討対象症例とする（コンサルテーション用紙にて依頼する）

図Ⅲ-6　宮崎江南病院のNSTリスク評価の例（様式）

アセスメントを実施し栄養状態を総合的に判断する.
　①基礎疾患と臨床所見（血圧，脈，体温，呼吸数）
　②身体計測（身長，体重，上腕筋周囲長，上腕三頭筋皮下脂肪厚，握力）
　③栄養摂取状況（エネルギー，タンパク質，微量元素など）
　④検査（血清アルブミン，ヘモグロビン，総リンパ球数，コリンエステラーゼ，電解質，心電図など）
　⑤症状（誤嚥，下痢，浮腫，褥瘡，脱水など）．
　患者のケア提供者が利用できるよう栄養アセスメントシートを作成する（図Ⅲ-7）．栄養アセスメントシートには上記の項目と栄養管理計画の項目を加える.

(1) 栄養管理計画項目

栄養アセスメントの結果をもとに，その症例に対して適切なプランを立案する.
　①必要栄養量の設定（必要エネルギー，タンパク質，微量元素，水分量など）
　②栄養投与方法の決定（経口栄養，経腸栄養，静脈栄養）
　③栄養療法の実際（嚥下評価，適正な栄養補助食品の選択）

(2) モニタリング項目

栄養管理計画をもとに適正な栄養管理がなされているかをチェックする.
　①電解質，血糖値，尿素窒素，血清クレアチニン
　②血清アルブミン，トランスサイレチン，肝臓酵素
　③総コレステロール，中性脂肪
　④24時間尿中尿素窒素
　⑤体重，上腕筋周囲長，上腕三頭筋皮下脂肪厚
　⑥栄養摂取量
　⑦水分摂取量と排泄量
　⑧臨床症状の観察，バイタルサイン
　栄養療法の効果判定基準として上記の項目を評価して判定する．また目標を設定する際には患者および介護者の希望とともに臨床的な情報も利用し，場合によっては（緩和ケア目的など）積極的な栄養補給は行わないこともある．栄養状態は変動するものであり，目標値や目標達成までの期間も一定ではないため定期的な効果判定が必要である.

▍宮崎江南病院の例▶週に1度のミーティングにおいて各部署からNST担当の専門スタッフが集まり判定を行っている．また判定結果については主治医に報告する.

c. 栄養療法中止の判定基準

栄養療法を中止する場合の多くは，栄養アセスメントに基づき，適正な栄養量，栄養補給方法を計画し実施した結果，ほぼ目標が達成され改善が認められた場合である．栄養療法を実施しても病態に変化がみられなかったり，重篤な病態に陥った場合などにも，状況によっては栄養療法を中止する．下記の項目に基づいて判定する.
　①目標体重が確保できた場合
　②目標栄養量が確保できた場合

栄養アセスメント・栄養管理計画シート

病棟（　　　）NSTNO.（　　　）氏名（　　　　　）年齢（　　歳）性別（男・女）

身長　cm	体重　kg	標準体重　kg	標準体重　%

【摂取状況・問題点】

□食欲不振 □摂食・嚥下 □悪心・嘔吐 □下痢 □便秘 □浮腫 □脱水 □発熱 □感染
（具体的問題点）

項目 ／ 実施日		月　日	月　日	月　日	月　日	月　日	月　日
食事	食種						
	主・副食形態						
	主食（%）	朝 昼 夕	朝 昼 夕	朝 昼 夕	朝 昼 夕	朝 昼 夕	朝 昼 夕
	副食（%）	朝 昼 夕	朝 昼 夕	朝 昼 夕	朝 昼 夕	朝 昼 夕	朝 昼 夕
	摂取エネルギー	kcal	kcal	kcal	kcal	kcal	kcal
	摂取タンパク質	g	g	g	g	g	g
	摂取水分	mL	mL	mL	mL	mL	mL
補助食品	種類と量						
	摂取エネルギー	kcal	kcal	kcal	kcal	kcal	kcal
	摂取タンパク質	g	g	g	g	g	g
輸液	種類と量						
	摂取エネルギー	kcal	kcal	kcal	kcal	kcal	kcal
	摂取タンパク質	g	g	g	g	g	g
合計	摂取エネルギー	kcal	kcal	kcal	kcal	kcal	kcal
	摂取タンパク質	g	g	g	g	g	g
	摂取水分	mL	mL	mL	mL	mL	mL

【身体計測】

日付	AC	TSF	%TSF	AMC	%AMC	握力	体重
介入時の栄養評価：							
終了日：　年　月　日（改善・不変・悪化）							

【栄養管理計画】

栄養投与経路（TPN・PPN・EN・PEG・経口）
投与内容：
必要エネルギー　kcal，タンパク質　g，水分　mL
嚥下評価：
治療目標：
栄養補助食品（有・無）
補給目的

図Ⅲ-7　宮崎江南病院の栄養アセスメントシートの例（様式）

③安定した栄養投与方法が確保できた場合

④目標検査値が確保できた場合

⑤設定した目標までは達成してないが，安定した栄養状態が続いている場合

⑥数週間にわたり栄養療法を実施したが，変化がみられない場合

⑦重篤な病態に陥った場合

B 栄養療法

　食事，すなわち通常の経口摂取で栄養素の必要量を満たすことのできない場合に，経口・経腸的に，あるいは経静脈的に栄養素を治療目的に投与することが**栄養療法**である．

　栄養療法はその投与経路により**経腸栄養法**（enteral nutrition：**EN**）と**静脈栄養法**（parenteral nutrition：**PN**）に大別される．さらに，経腸栄養法は経口栄養法と経管栄養法（tube feeding）に分けられ，静脈栄養法は末梢静脈栄養法（peripheral parenteral nutrition：PPN）と中心静脈栄養法（total parenteral nutrition：TPN）に分けられる（図Ⅲ-8）．

　栄養療法はすべての疾病治療の基礎となるものであり，単に患者の栄養不良状態を改善するだけではなく，栄養不良をもたらした原疾患の治療効果そのものを高めることが明らかとなっている．各種病態に応じた適切な栄養療法は極めて重要であり，治療の要として位置付けられる．

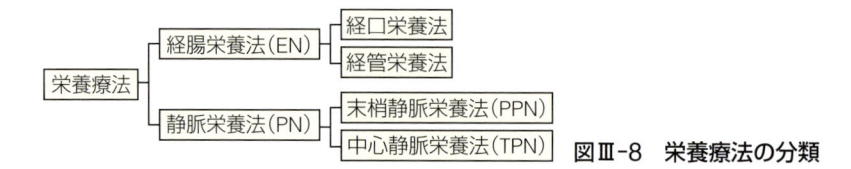

図Ⅲ-8　栄養療法の分類

1 栄養療法の選択基準

　栄養療法の適応は，すでに栄養障害に陥っている場合や，食事摂取で良好な栄養状態の維持が不可能な場合，あるいは栄養障害に陥るリスクが高い場合である．患者の栄養状態を把握し病態を理解するだけではなく，適切な栄養評価を行い，また適切な栄養療法を実施することが重要である．

　近年，消化管の生理・生化学的あるいは免疫学的役割とその重要性が認識され，経腸栄養法と静脈栄養法の2つの栄養療法のうち，経腸栄養法が注目されている．栄養効果において両者に差はないが，消化管が機能し，栄養素の吸収が可能でその使用が患者の病態に悪影響を及ぼす恐れがない場合には，経腸栄養法を優先して選択すべきであるとの考えである．

　すなわち，栄養療法が必要な場合，消化管が機能しているならば経腸栄養法を選択することが第1の選択肢である．栄養療法選択の大原則は「**腸が使えるなら腸を使う**」である．経腸栄養法や経口摂取で期待する効果が得られない場合には静脈栄養法を併用することもある．静脈栄養法を施行中でも常に経腸栄養法の併用，または経腸栄養法への移行を考慮する．栄養療法の選択は，図Ⅲ-9に示す手順に沿って行われる．

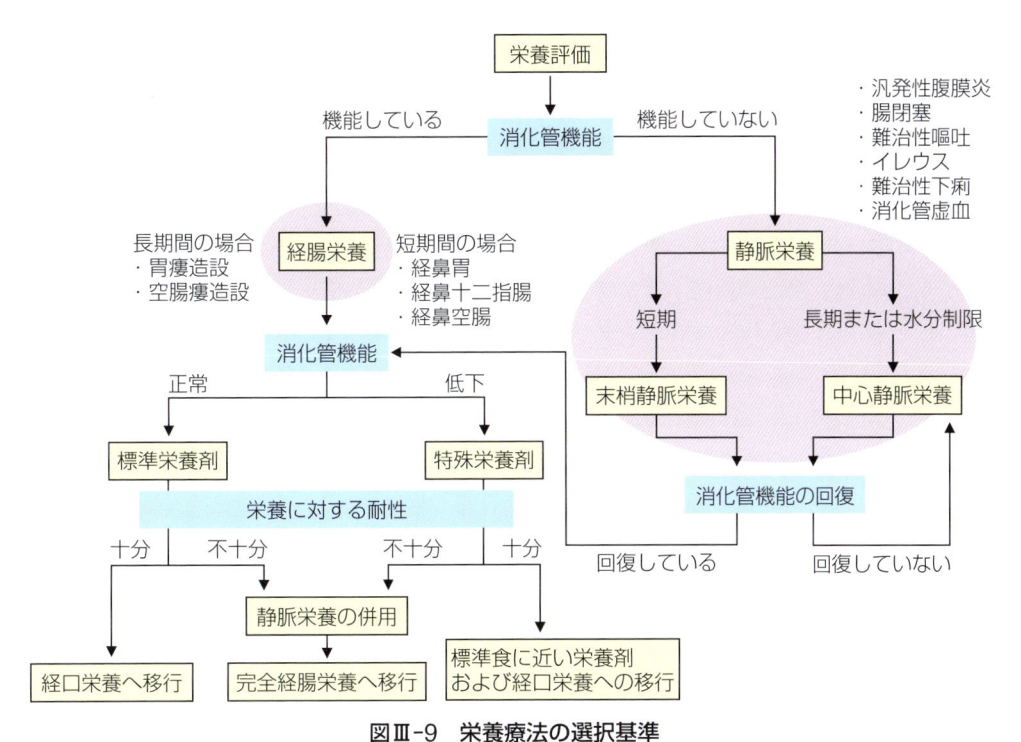

図Ⅲ-9 栄養療法の選択基準
(ASPEN : Clinical Pathways and Algorithms for Delivery of Parenteral and Enteral Nutritional Support in Adults, 1998)

2 経口摂取（経口栄養法）

a. 経口摂取の特徴

　　食物の中には生命の源となる栄養素が豊富に含まれている．食物を経口的に摂取することは，自発的に口から栄養を摂取することであり，特別な器具を必要としない．このように経口からの食物摂取はもっとも生理的な栄養摂取方法である．何らかの原因で食道や胃通過障害がみられる場合や，固形物が食べにくい場合は粥状などの流動食を用いる．また腸管の消化機能が衰えている場合には半消化態栄養剤や消化態栄養剤を飲用する．消化器外科術後などに食事摂取量が不十分な場合の補食として経腸栄養剤を飲用することもある．いずれの場合も，咀嚼，嚥下などの機能が保たれ，食欲もある場合には，経口栄養法が選択される．経口栄養法を施行中に経口摂取が不十分になった場合には，嗜好・介助法などを工夫して量的・質的に十分量の栄養を摂取するように努力しなければならない．しかし，それでも経口摂取が不可能な場合には速やかに経管栄養補助，もしくは経管栄養法に切り替える．経管栄養法は，食欲や摂食機能，意識レベルに関係なく，中心静脈栄養法に匹敵する高エネルギーを強制的に投与することが可能である．

b. 治療食（経口食）の種類

　　治療食とは，疾患の治療・回復，健康の維持・増進を目的とした食事であり，患者の病態に適した栄養成分からなる経口食である．治療食は2種類に大別される．1つは食事の軟硬や投与方法の形態に特徴を有するものである．常食，軟食，流動食，ミキサー食などが該当する．摂食・嚥下機能が不十分な場合に食塊形成や飲み込みを容易にするため，弾力性，密度，粘度，可塑性などの形態を調整した摂食・嚥下障害食もある．もう1つは食事に含まれるエネルギーや栄養素を調整した成分に特徴を有するものである．栄養素を調整したものには，1日に摂取する総エネルギー量を調整したエネルギーコントロール食があり，塩分制限を付加することにより高血圧や心疾患の患者へも適応できる．また，1日のタンパク質摂取量を調整したタンパク質コントロール食や，1日あたりの脂質摂取量と脂肪酸組成を調整した脂質コントロール食がある．

3　経腸栄養法

a. 経腸栄養法の分類

　　経腸栄養法とは，通常の食事形態で患者に必要十分な栄養成分を投与することが困難な場合，残存している消化・吸収機能を活用して栄養管理を行うものである．一般に，経腸栄養法は**経口栄養法**と**経管栄養法**に大別される．さらに経管栄養法には**経鼻栄養法**と**胃瘻栄養法・空腸瘻栄養法**とがある（図Ⅲ-10）．経鼻栄養法は，鼻腔から胃・十二指腸，空腸などの消化管内に栄養チューブを挿入，留置して栄養剤を投与する方法である．胃瘻栄養法・空腸瘻栄養法は手術的あるいは内視鏡的に胃または空腸上部に栄養チューブを挿入し，他端を腹壁から出して固定し，胃瘻または空腸瘻を作り，その瘻孔を介して栄養剤を注入する方法で，経皮内視鏡的胃瘻造設術（percutaneous endoscopic gastrostomy：PEG），経皮内視鏡的空腸瘻造設術（percutaneous endoscopic jejunostomy：PEJ），経皮経食道胃管挿入術（percutaneous trans-esophageal gastrotubing：PTEG）などがある．

b. 経腸栄養法の特徴

　　経腸栄養法は静脈栄養法と比較して，生理的な経口摂取，すなわち食事に近い状態で栄養を摂取でき，消化管ホルモンの分泌動態をより自然な状態に維持することができる．合併症が少なく，消化管機能の完全な状態の維持，感染症の減少，入院日数の短縮など，さまざまな利点が挙げられる．腸管粘膜は強力な生体防御機能を形成し，細菌や有害物質の

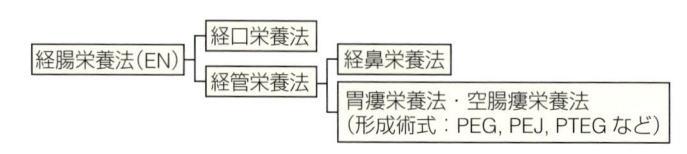

図Ⅲ-10　経腸栄養法の分類

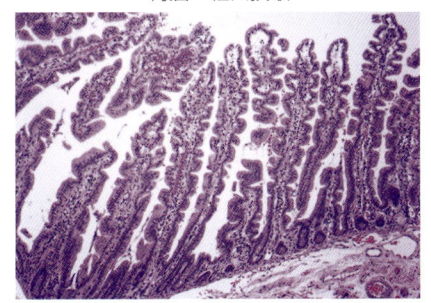

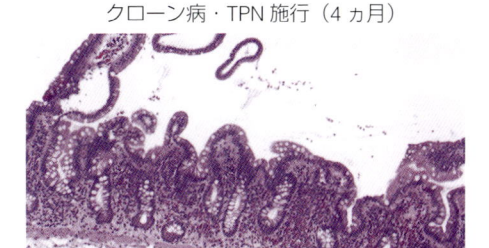

胃癌・経口摂取　　　　　　　　　　クローン病・TPN 施行（4 ヵ月）

図Ⅲ-11　小腸粘膜の萎縮
（宮崎江南病院より提供）

侵入に対する機械的，免疫学的バリア機構が働いているが，絶食や長期間の静脈栄養などにより腸管を使用しない状態が続くと，腸管粘膜の廃用性萎縮が起こる．図Ⅲ-11では長期間の中心静脈栄養法によって小腸粘膜に顕著な萎縮がみられる．バリア機構が破綻すると，腸管内に常在する細菌や菌体内毒素（エンドトキシン）などが腸管の粘膜細胞から漏出して，腸間膜リンパ節，肝臓，脾臓，腹腔内，肺，あるいは血中など，体内に侵入する．これを**バクテリアルトランスロケーション**（bacterial translocation）という．バクテリアルトランスロケーションが発生すると，感染源の特定できない感染症や敗血症，多臓器不全の原因になると考えられている．経腸栄養法はバクテリアルトランスロケーションを防御するのに有用であることが動物実験で証明されている．

　経管栄養法を実施する場合，栄養チューブの挿入や留置の手技は静脈栄養法に比較すると容易であり，使用する器材も簡便で，静脈栄養法に比べて安全性や経済性において優れている．在宅での強制栄養が必要な場合の栄養管理法としても適した方法である．

　一方，問題点としては，必要なエネルギーと栄養素を吸収できるだけの腸管面積が必要であるため，腸管の広範囲の切除や腸管粘膜の病変，下痢症など，消化・吸収機能が不十分な場合には，経腸栄養法を単独で行うことは難しい．このような場合には静脈栄養法の補助が必要となる．

c. 経腸栄養法の主な適応と禁忌

　経腸栄養法の主な適応は，通常の食事だけでは十分な栄養の摂取ができない場合のすべてである．適応となる主な病態は，食道狭窄，食道癌，胃癌などによる上部消化管の通過障害，意識障害などによる摂食不良，外傷，小腸大量切除後の短腸症候群，消化器の癌化学療法施行時，炎症性腸疾患，熱傷など，表Ⅲ-6に示した通りである．

　経腸栄養法の禁忌は消化管が完全に閉塞している場合，または病態上，消化管の安静が必要な場合である（表Ⅲ-7）．

d. 経腸栄養剤の種類と特徴

　経腸栄養剤は，窒素源の消化状態により分類すると，**天然濃厚流動食**と**人工濃厚流動食**の2つに大別される（表Ⅲ-8）．さらに，人工濃厚流動食は，半消化態栄養剤，消化態栄

表Ⅲ-6　経腸栄養法の適応

1　経口摂取が不可能・不十分な場合
　　①上部消化管通過障害（食道癌，胃癌）
　　②外科手術前後の栄養管理（消化器）
　　③意識障害（脳血管障害）
　　④癌化学療法，放射線療法施行時
　　⑤神経性食思不振症
2　消化管の安静が必要な場合
　　①上部消化管術後
　　②上部消化管縫合不全
　　③消化管瘻
　　④急性膵炎（軽症～中等症）
3　炎症性腸疾患
　　クローン病，潰瘍性大腸炎
4　吸収不良症候群
　　短腸症候群，慢性膵炎
5　代謝亢進状態
　　重症外傷，熱傷
6　肝障害，腎障害
　　病態別栄養治療
7　大腸術前，検査前
　　消化管の管理

表Ⅲ-7　経腸栄養法の禁忌

1　消化管の完全閉塞
2　病態上，消化管の安静が必要な場合
　　①閉塞性イレウス　　②消化管出血　　③膵炎急性期
　　④炎症性腸疾患急性増悪期　　⑤コントロール不良な下痢

養剤，成分栄養剤の3つに分けられる．表Ⅲ-9には各種経腸栄養剤の特徴を示した．また，図Ⅲ-12には経腸栄養剤別の主な適応疾患・病態を示した．

(1) 天然濃厚流動食

　天然の食品を素材にした流動食である．天然濃厚流動食は食品扱いであり，薬価収載されているものはない．窒素源がタンパク質であり，通常の食事を摂取した場合と同等の消化機能が必要となる．比較的長期にわたり使用されるため，各栄養素を十分に補給できるように，必要なすべての栄養成分をバランスよく含んでいる．栄養価が高く，経済性にも優れている．

　粘度が高く，繊維成分が多いことから流動性が悪く，投与時に栄養チューブを使用する際は閉塞が起こりやすい．このため内径の大きな栄養チューブを用いる必要がある．しかし患者にとって内径の大きなチューブによる経鼻栄養は苦痛を伴うことが多いため，あらかじめ胃瘻を造設し，胃瘻チューブから投与する方法が勧められる．浸透圧がやや高いため，腸管投与を行う場合には下痢を起こしやすい．適応は，咀嚼・嚥下障害，意識障害，上部消化管の通過障害などで経腸栄養による長期の栄養管理を必要とする場合である．さらに，胃・小腸での消化・吸収機能が正常に保たれ，消化管の安静が必要でない場合である．

(2) 半消化態栄養剤

　天然の食品素材を人工的に加工した高エネルギー，高タンパク質の栄養剤である．半消化態栄養剤には医薬品扱いのものと食品扱いのものがあるが，含有成分は両者間で差異はない．栄養成分が半消化態で配合されているため浸透圧は比較的低く，味は一般によく，摂取しやすい．

　窒素源としては大豆タンパク質や乳タンパク質，カゼインを組み合わせてタンパク質の

表Ⅲ-8 経腸栄養剤の分類

1. 天然濃厚流動食
2. 人工濃厚流動食
    - 半消化態栄養剤
    - 消化態栄養剤
    - 成分栄養剤

表Ⅲ-9 経腸栄養剤の種類と特徴

		天然濃厚流動食	人工濃厚流動食		
			半消化態栄養剤	消化態栄養剤	成分栄養剤
栄養成分	窒素源	タンパク質	タンパク質 ポリペプチド	アミノ酸 ジペプチド トリペプチド	アミノ酸
	糖質	でんぷん	デキストリンなど	デキストリン	
	脂質含有量	多い	やや多い	少ない	極めて少ない
	その他	十分		不十分	
性状	消化	必要	少し必要	不要	
	繊維成分・残渣	多い	少ない	極めて少ない	
	味・香り	良好	やや良好	不良	
	浸透圧	やや高い	やや低い	高い	
	溶解性	不良	やや良好	良好	
	粘度	高い	やや高い	低い	
	剤型	液状	液状，粉末	粉末	
栄養チューブ直径		3〜4 mm以上	2〜3 mm（8 Fr）	1〜1.5 mm（5 Fr）	

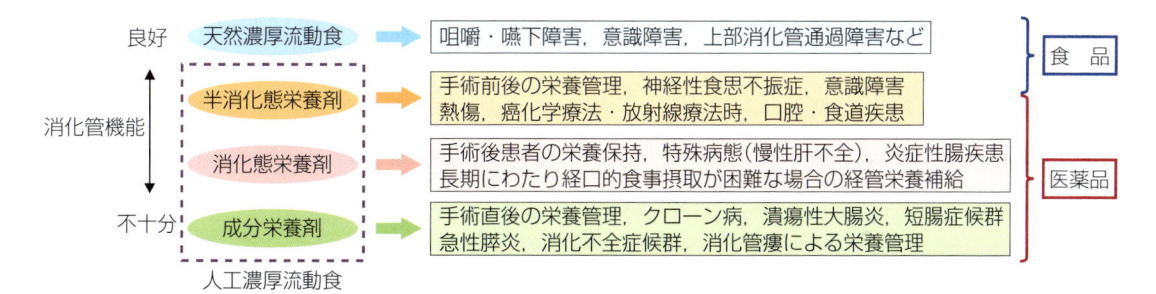

図Ⅲ-12 経腸栄養剤別の主な適応疾患・病態

- 天然濃厚流動食 → 咀嚼・嚥下障害，意識障害，上部消化管通過障害など（食品）
- 半消化態栄養剤 → 手術前後の栄養管理，神経性食思不振症，意識障害，熱傷，癌化学療法・放射線療法時，口腔・食道疾患
- 消化態栄養剤 → 手術後患者の栄養保持，特殊病態（慢性肝不全），炎症性腸疾患，長期にわたり経口的食事摂取が困難な場合の経管栄養補給
- 成分栄養剤 → 手術直後の栄養管理，クローン病，潰瘍性大腸炎，短腸症候群，急性膵炎，消化不全症候群，消化管瘻による栄養管理

（半消化態栄養剤・消化態栄養剤・成分栄養剤：医薬品／人工濃厚流動食）
消化管機能：良好 ⇔ 不十分

形で配合しているが，アミノ酸，ペプチドを添加したものもある．糖質には，デンプンを加水分解したデキストリンを主体に，二糖類（ショ糖，乳糖）などを添加したものも使用される．多糖類は単糖類に比べて浸透圧が低いため，下痢の誘発を抑えることができる．また多糖類を配合することによってある程度のエネルギーを得ることができる．脂質には，長鎖脂肪酸であるダイズ油，コーン油やサフラワー油を中心に，中鎖脂肪酸を配合したものも使用されている．脂質は中性脂肪の形で含まれ，脂質含有量が多いことから，必須脂肪酸欠乏症を起こしにくい．

半消化態栄養剤の中には食物繊維を添加したものも多く，水溶性のものではペクチンや難消化性デキストリンなどが，また不溶性のものではセルロースやリグニンが配合されているものもある．食物繊維には，消化管機能の促進，消化管粘膜萎縮の予防，腸内細菌叢の是正などの効果があるといわれ，食後の急激な血糖の上昇やコレステロールの吸収を抑制することが報告されている．

半消化態であるため，栄養成分の吸収にはある程度の消化機能が必要であり，消化管の

表Ⅲ-10 半消化態栄養剤 エンシュア・リキッド® の組成

配合組成	1 缶 250 mL (250 kcal) 中	1 バッグ 500 mL (500 kcal) 中	栄養成分組成	1 缶 250 mL (250 kcal) 中	1 バッグ 500 mL (500 kcal) 中
カゼインナトリウム	5.9 g	11.8 g	タンパク質	8.8 g	17.6 g
カゼインナトリウムカルシウム	2.7 g	5.4 g	脂 質	8.8 g	17.6 g
分離大豆タンパク質	1.3 g	2.6 g	糖 質	34.3 g	68.6 g
トウモロコシ油	8.3 g	16.6 g	ビタミン A	625 IU	1,250 IU
大豆レシチン	0.4 g	0.8 g	ビタミン D	50 IU	100 IU
デキストリン	24.5 g	49.0 g	ビタミン E	7.5 mg	15 mg
精製白糖	9.8 g	19.6 g	ビタミン K	17.5 μg	35 μg
レチノールパルミチン酸エステル	344 μg (625 IU)	688 μg (1,250 IU)	ビタミン C	38 mg	76 mg
コレカルシフェロール	1.25 μg (50 IU)	2.5 μg (100 IU)	ビタミン B_1	0.38 mg	0.76 mg
トコフェロール酢酸エステル	8.23 mg	16.46 mg	ビタミン B_2	0.43 mg	0.86 mg
フィトナジオン	17.5 μg	35 μg	ビタミン B_6	0.50 mg	1.0 mg
アスコルビン酸	38 mg	76 mg	ビタミン B_{12}	1.5 μg	3 μg
チアミン塩化物塩酸塩	0.43 mg	0.86 mg	コリン	0.13 g	0.26 g
リボフラビン	0.43 mg	0.86 mg	葉 酸	50 μg	100 μg
ピリドキシン塩酸塩	0.61 mg	1.22 mg	ナイアシン	5.0 mg	10 mg
シアノコバラミン	1.5 μg	3 μg	パントテン酸	1.25 mg	2.50 mg
塩化コリン	0.15 g	0.3 g	ビオチン	38 μg	76 μg
葉 酸	50 μg	100 μg	ナトリウム	0.20 g	0.40 g
ニコチン酸アミド	5.0 mg	10 mg	カリウム	0.37 g	0.74 g
パントテン酸カルシウム	1.36 mg	2.72 mg	塩 素	0.34 g	0.68 g
ビオチン	38 μg	76 μg	カルシウム	0.13 g	0.26 g
炭酸水素ナトリウム	76.5 μg	153 μg	リ ン	0.13 g	0.26 g
塩化マグネシウム	0.41 g	0.82 g	マグネシウム	50 mg	100 mg
クエン酸三カリウム	0.46 g	0.92 g	マンガン	0.50 mg	1.0 mg
第三リン酸カルシウム	0.30 g	0.60 g	銅	0.25 mg	0.50 mg
塩化カリウム	0.30 g	0.60 g	亜 鉛	3.75 mg	7.5 mg
クエン酸ナトリウム水和物	0.39 g	0.78 g	鉄	2.25 mg	4.5 mg
硫酸亜鉛水和物	16.49 mg	32.98 mg			
硫酸鉄水和物	11.20 mg	22.40 mg			
塩化マンガン	1.80 mg	3.60 mg			
硫酸銅	0.98 mg	1.96 mg			

(アボットジャパン株式会社:エンシュア・リキッド® 添付文書より)

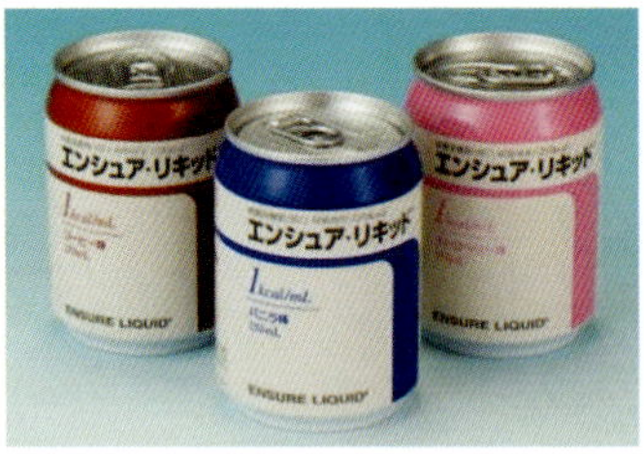

図Ⅲ-13 エンシュア・リキッド®
(アボットジャパン株式会社)

機能が高度に障害されている場合や,消化管の安静を要する場合には適応とならない.長期栄養管理には,ビタミンやミネラルの欠乏症の発生に気をつける必要がある.表Ⅲ-10には半消化態栄養剤の例としてエンシュア・リキッド®の組成を示す(図Ⅲ-13).

(3) 消化態栄養剤

すべての構成成分が消化された状態で含まれているため,消化機能が低下して消化液の

3 経腸栄養法

表Ⅲ-11 消化態栄養剤 ツインライン®配合経腸用液の組成

配合成分	等量混合液 400 mL 中	栄養成分	等量混合液 400 mL 中
乳タンパク質加水分解物	17.342 g	タンパク質	16.20 g*
L-メチオニン	0.307 g	脂 質	11.12 g
L-トリプトファン	0.072 g	糖 質	58.72 g
マルトデキストリン	60.231 g	ナトリウム	276 mg（12.0 mEq）
トリカプリリン	7.872 g	カリウム	470 mg（12.0 mEq）
サフラワー油	1.819 g	カルシウム	176 mg（8.8 mEq）
クエン酸ナトリウム水和物	0.134 g	マグネシウム	56 mg（4.6 mEq）
塩化カリウム	0.508 g	塩 素	426 mg（12.0 mEq）
グルコン酸カルシウム水和物	0.797 g	鉄	2.52 mg
塩化カルシウム水和物	0.381 g	亜 鉛	3.78 mg
硫酸マグネシウム水和物	0.564 g	マンガン	640 μg
グルコン酸第一鉄	21.71 mg	銅	92 μg
硫酸亜鉛水和物	13.06 mg	レチノールパルミチン酸エステル	828 IU
硫酸マンガン	2.64 mg	コレカルシフェロール	54 IU
硫酸銅	0.365 mg	トコフェロール酢酸エステル	2.68 mg
ビタミンA油（1 g 中 20 万 IU 含有）	4.134 mg	フィトナジオン	252 μg
コレカルシフェロール	1.36 μg	チアミン	806 μg
トコフェロール酢酸エステル	2.676 mg	リボフラビン	898 μg
フィトナジオン	0.252 mg	ピリドキシン	992 μg
チアミン塩化物塩酸塩	1.023 mg	シアノコバラミン	1.26 μg
リボフラビンリン酸エステルナトリウム	1.14 mg	アスコルビン酸	89.8 mg
ピリドキシン塩酸塩	1.204 mg	ニコチン酸アミド	9.91 mg
シアノコバラミン	1.26 μg	パントテン酸	3.76 mg
アスコルビン酸	89.80 mg	葉 酸	100 μg
ニコチン酸アミド	9.91 mg	ビオチン	15.4 μg
パントテン酸カルシウム	4.09 mg	内含量	
葉 酸	0.10 mg	トリカプリリン	7.87 g
ビオチン	15.40 μg	リノール酸	1.78 g

*窒素量からの換算値．
（イーエヌ大塚製薬株式会社：ツインライン®配合経腸用液添付文書より）

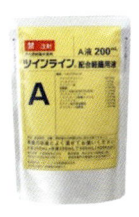

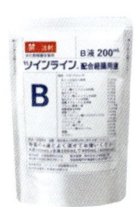

図Ⅲ-14 ツインライン®配合経腸用液
（イーエヌ大塚製薬株式会社）

分泌が少ない状態でも小腸からの栄養成分の吸収は容易である．消化管における消化を必要としないため，小腸粘膜の萎縮に注意を要する．含有成分に糖質成分が多いことから浸透圧が高く，腸管投与を行う場合，下痢，腹部膨満感，腹痛などの腹部症状が起こりやすい．含有成分のタンパク質は消化態であるため，味と香りがあまりよくない．そのため経口摂取時にはフレーバーを用いるほうが飲みやすい．

窒素源としては結晶アミノ酸やジペプチド，トリペプチドなどのオリゴペプチドを含む．アミノ酸とオリゴペプチドを同時に投与すると，単独で投与するよりも吸収が速やかである．糖質としてはデキストリンを含み，小腸粘膜でブドウ糖にまで分解されて，速やかに

表Ⅲ-12　成分栄養剤 エレンタール®配合内用剤の組成

成分名	100 g中 (375 kcal)	1袋または1本 (80 g)中(300 kcal)	成分名	100 g中 (375 kcal)	1袋または1本 (80 g)中(300 kcal)
L-イソロイシン	803 mg	642 mg	グリセロリン酸カルシウム	1,031 mg	825 mg
L-ロイシン	1,124 mg	899 mg	グルコン酸第一鉄二水和物	19.4 mg	15.5 mg
L-リジン塩酸塩	1,110 mg	888 mg	硫酸亜鉛水和物	9.85 mg	7.88 mg
L-メチオニン	810 mg	648 mg	硫酸マンガン五水和物	1.63 mg	1.30 mg
L-フェニルアラニン	1,089 mg	871 mg	硫酸銅	1.03 mg	0.82 mg
L-トレオニン	654 mg	523 mg	ヨウ化カリウム	24.5 μg	19.6 μg
L-トリプトファン	189 mg	151 mg	チアミン塩化物塩酸塩	242 μg	194 μg
L-バリン	876 mg	701 mg	リボフラビンリン酸エステル ナトリウム	320 μg	256 μg
L-ヒスチジン塩酸塩	626 mg	501 mg			
L-アルギニン塩酸塩	1,406 mg	1,125 mg	ピリドキシン塩酸塩	334 μg	267 μg
L-アラニン	1,124 mg	899 mg	シアノコバラミン	0.9 μg	0.7 μg
L-アスパラギン酸 マグネシウム・カリウム	1,295 mg	1,036 mg	パントテン酸カルシウム	1.49 mg	1.19 mg
			ニコチン酸アミド	2.75 mg	2.20 mg
L-アスパラギン酸 ナトリウム一水和物	1,084 mg	867 mg	葉酸	55 μg	44 μg
			ビオチン	49 μg	39 μg
L-グルタミン	2,415 mg	1,932 mg	コリン重酒石酸塩	22.41 mg	17.93 mg
グリシン	631 mg	505 mg	アスコルビン酸	9.75 mg	7.80 mg
L-プロリン	788 mg	630 mg	レチノール酢酸エステル	810 IU	648 IU
L-セリン	1,449 mg	1,159 mg	トコフェロール酢酸エステル	4.13 mg	3.30 mg
L-チロシン	138 mg	110 mg	エルゴカルシフェロール	1.6 μg	1.3 μg
デキストリン	79.26 g	63.41 g	フィトナジオン	11 μg	9 μg
クエン酸ナトリウム水和物	770 mg	616 mg	ダイズ油	636 mg	509 mg
塩化カリウム	188 mg	150 mg			

(味の素製薬株式会社：エレンタール®配合内用剤添付文書より)

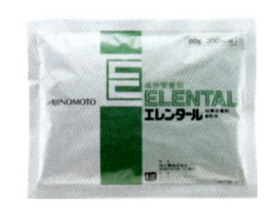

図Ⅲ-15　エレンタール®配合内用剤
(味の素製薬株式会社)

吸収される．脂質には，ダイズ油やコーン油など長鎖脂肪酸を主体とするものや中鎖脂肪酸を配合したものも使用されている．全エネルギーに占める脂質成分の割合は少なく，単独で長期間使用する場合には，必須脂肪酸の欠乏に注意が必要である．

消化態栄養剤は低残渣であるため，消化機能が低下している場合や，消化管の安静を必要とする場合などが適応となる．表Ⅲ-11には消化態栄養剤の例としてツインライン®配合経腸用液の組成を示す（図Ⅲ-14）．

(4) 成分栄養剤

化学的に明確な組成から構成された栄養剤である．窒素源は結晶アミノ酸，糖質にはデキストリンが用いられる．脂質は必要最小限しか配合されておらず，腸を安静に保つことができる．これらの成分にビタミン，ミネラルが適量配合されている．成分栄養剤は水によく溶け，流動性に優れているため，細い栄養チューブでの投与も容易である．

エネルギー源を脂質ではなく大半を糖質に依存しているため，浸透圧が非常に高く，腸

管投与を行うと下痢を起こしやすい．また味と香りがあまりよくないため，経口摂取する場合にはフレーバーなどを用いるほうが飲みやすい．

　成分栄養剤は，含有される栄養成分が上部消化管からほぼすべて容易に吸収され，タンパク質の消化を必要としない．そのため残渣はほとんどなく，糞便量は非常に少ない．経腸栄養剤の中では消化管に与える負担がもっとも少なく，適応範囲は広い．窒素源のアミノ酸には抗原性のない結晶アミノ酸を用いているため，クローン病や食物アレルギーを有する患者に適している．表Ⅲ-12には，成分栄養剤の例としてエレンタール®配合内用剤の組成を示す（図Ⅲ-15）．

4　経腸栄養剤と栄養補助食品

　経腸栄養剤や栄養補助食品は，消化管を使って栄養補給できるにもかかわらず食事が食べられない，もしくは食べられる量が少なく，必要な栄養量が確保できない場合に，経口的または経鼻的に摂取するものであり，次のような場合に適応となる．
　①食事摂取量が少なく，栄養が十分に摂取できない場合
　②下痢や嘔吐，発熱や食欲不振などによる脱水の場合
　③基礎疾患により栄養状態が悪化した場合
　④手術前後の栄養管理が必要な場合
　⑤摂食・嚥下に障害がある場合

a. 食事摂取量が少なく，栄養が十分に摂取できない場合

　日本人の食事摂取基準に見合った三大栄養素のバランスがとれ，ビタミン，ミネラル，食物繊維が過不足なく摂取できるものが望ましい．経鼻栄養法では1 kcal/mLの流動食（図Ⅲ-16-①：糖質60％，タンパク質18％，脂質22％）を使用する場合が多く，経口摂取が可能な場合は少量で高エネルギー，高タンパク質が摂取できる1.5 kcal/mLのもの（図Ⅲ-16-②，③：糖質55％，タンパク質20％，脂質25％）やタンパク質含有のゼリーなど（図Ⅲ-16-④：エネルギー80 kcal，タンパク質6.2 g）を補助食品として使用する場合が多い．

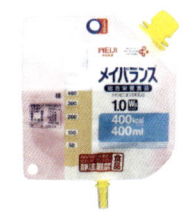

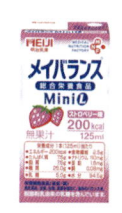

①メイバランス®　　②メイバランス® Mini　　③リソース®・ペムパル　　④ブロッカ® Zn

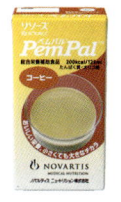

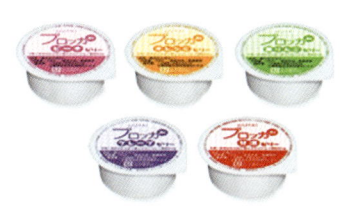

図Ⅲ-16　食事摂取量不十分な場合の栄養補助食品（例）
（①②：明治乳業株式会社，③：ネスレ日本株式会社 ネスレニュートリションカンパニー，④：ニュートリー株式会社）

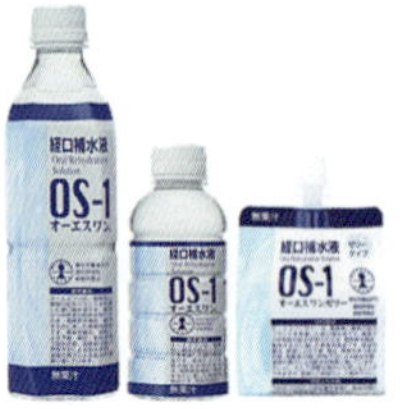

図Ⅲ-17 経口補水液 OS-1®
左から500 mL, 200 mL, ゼリー200 mL.
（株式会社大塚製薬工場）

表Ⅲ-13　OS-1® 電解質組成の特徴

種　類	Na (mEq/L)	K (mEq/L)	Cl (mEq/L)	糖 (g/dL)
経口補水液（OS-1®）	50	20	50	2.5
内服用電解質（医薬品A）	60	20	50	3.3
内服用電解質（医薬品B）	35	20	30	3.3
スポーツ飲料	9～23	3～5	5～18	6～10
母　乳	5.5～14.7	11.9～18.9	11.5～19.3	5.1～10.25

b. 下痢や嘔吐，発熱や食欲不振などによる脱水の場合

脱水症が重度で輸液療法が必要な場合を除き，軽度から中等度の脱水症に対しては経口補水液を使用する（図Ⅲ-17）．**経口補水療法**には点滴と同等の水・電解質を補給し，維持するという治療効果がある上に，コストは低く，時間や場所を問わずに治療を行うことができる．また，輸液投与の際の血管への穿刺による痛みを避けることができ，在院日数が短くてすむという患者にとってのメリットがある．表Ⅲ-13にオーエスワン（OS-1）®とほかの医薬品，飲料との電解質組成の比較を示す．

OS-1® 1日あたりの目安量

- 学童～成人（高齢者を含む）：500～1,000 mL（g：ゼリー）/日
- 幼児：300～600 mL（g）/日
- 乳児：30～50 mL（g）/kg体重/日

c. 基礎疾患により栄養状態が悪化した場合

(1) 急性期（周術期など）：血糖コントロール不良時

糖質の割合が低く脂質の割合が高いもの，また血糖値の急激な上昇を抑えるために，消化・吸収が緩やかな糖質組成であり，食物繊維の多いものが望ましい．経鼻栄養法では1 kcal/mLの糖質調整流動食（図Ⅲ-18-①，②：糖質50％，タンパク質20％，脂質30％）を使用する場合が多く，経口摂取が可能な場合は160 kcal/1本（125 mL）のリソース®・グルコパル（図Ⅲ-18-③：糖質50％，タンパク質20％，脂質30％）を補助食品として使用する場合が多い．

(2) COPD

呼吸不全により動脈血CO_2分圧が高いときは，血中CO_2の増加を抑えるために，低糖質にし，より呼吸商の小さい脂質（呼吸商＝0.7）の割合を高くしたプルモケア®（図Ⅲ-19：糖質28％，タンパク質17％，脂質55％）を使用する．分岐鎖アミノ酸（BCAA）の割合を高めた栄養剤やn-3系脂肪酸強化型栄養剤も有用である．

(3) 肝障害・肝硬変

著しい肝障害をきたすと，血漿中の分岐鎖アミノ酸が減少し，芳香族アミノ酸が増加する．このようにフィッシャー比が低下したり，肝性脳症を伴う栄養状態の悪化が生じた場

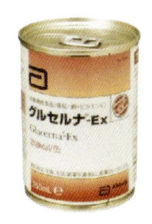

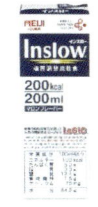

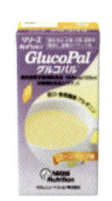

①グルセルナ®-Ex　②インスロー®　③リソース®・グルコパル

図Ⅲ-18　血糖コントロール不良時の栄養補助食品（例）
（①：アボット ジャパン株式会社，②：明治乳業株式会社，③：ネスレ日本株式会社 ネスレニュートリションカンパニー）

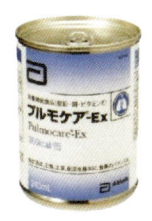

プルモケア®-Ex

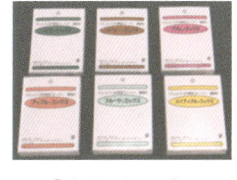

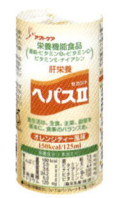

図Ⅲ-19　COPD 時の栄養補助食品（例）
（アボット ジャパン株式会社）

①アミノレバン®EN 配合散　②専用フレーバー　③ヘパス®Ⅱ

図Ⅲ-20　肝障害・肝硬変時の栄養剤および栄養補助食品（例）
（①②：大塚製薬株式会社，③：株式会社クリニコ）

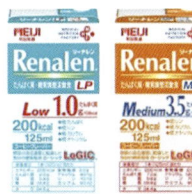

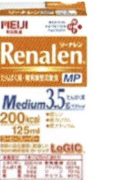

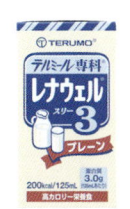

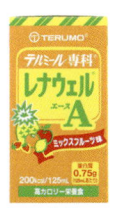

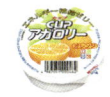

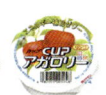

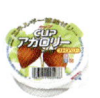

①リーナレン®LP, リーナレン®MP　②レナウェル®3, レナウェル®A　③ cup アガロリー®

図Ⅲ-21　腎障害時の栄養補助食品（例）
（①：明治乳業株式会社，②：テルモ株式会社，③：キッセイ薬品工業株式会社）

合，分岐鎖アミノ酸の多いものが望ましい．経鼻栄養法では医薬品であるアミノレバン®EN 配合散（図Ⅲ-20-①：糖質60％，タンパク質25％，脂質15％）を使用する場合が多く，経口摂取が可能な場合はアミノレバン®EN を飲みやすくするために嗜好に合わせた専用のフレーバー（図Ⅲ-20-②）を混ぜて飲用する．また食品であるヘパス®Ⅱ（図Ⅲ-20-③：糖質65％，タンパク質13％，脂質22％）を補助食品として使用する場合もある．

（4）腎障害

タンパク質の割合が少なく，リン，カリウム，ナトリウム量を低めに設定したものが望まれる．水分制限がある場合，少量で高エネルギーが摂取できるものがよい．患者の腎障害の程度により，タンパク質投与量を 0.6〜1.2 g/kg に調節する必要がある．経腸栄養剤

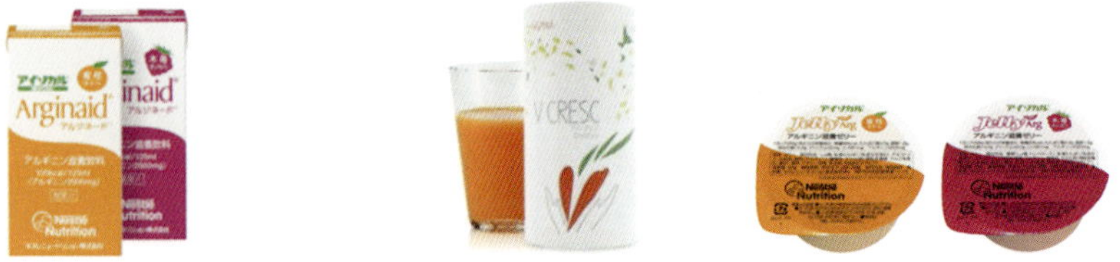

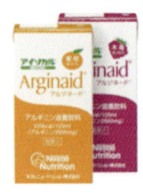

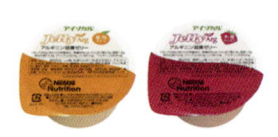

①アイソカル®・アルジネード®　　②ブイ・クレス®　　③アイソカル®・ジェリー Arg

図Ⅲ-22　褥瘡時の栄養補助食品（例）
（①③：ネスレ日本株式会社 ネスレニュートリションカンパニー，②：ニュートリー株式会社）

として，図Ⅲ-21-①のリーナレン®LP は 200 kcal/1 本（125 mL）でタンパク質 2.0 g/ 本を含む．リーナレン®MP は 200 kcal/1 本（125 mL）で，タンパク質 7.0 g/ 本である．また，図Ⅲ-21-②のレナウェル®3 は 200 kcal/1 本（125 mL）でタンパク質 3.0 g/ 本を，レナウェル®A は 200 kcal/1 本（125 mL）でタンパク質 0.75 g/ 本をそれぞれ含む．経口からの補助食品としては高エネルギーの cup アガロリー®（ゼリー，150 kcal/ 個，図Ⅲ-21-③）などがある．

(5) 褥　瘡

褥瘡の予防・治療には必要エネルギー量の確保とタンパク質，鉄，亜鉛，カルシウム，ビタミン A・C が必要であり，下痢を起こしにくいことも重要である．経腸栄養法では標準的な栄養剤に補助食品（図Ⅲ-22-①：アルギニン 2,500 mg/ 本，図Ⅲ-22-②：ビタミン，鉄，亜鉛，セレンを強化）を組み合わせて投与することも 1 つの方法である．経口摂取可能な場合はゼリータイプ（図Ⅲ-22-③：アルギニン 2,500 mg/ 個）を使用することも多い．

d. 手術前後の栄養管理が必要な場合

栄養不良などによる免疫力の低下時や侵襲が大きい手術前後で免疫向上を図りたいときに n-3 系脂肪酸，アルギニン，グルタミン，亜鉛，セレン，核酸などが添加されているもの（図Ⅲ-23-①，②，③）を使用する．また，経管栄養が開始できない重症患者の場合は，絶食中の消化管粘膜萎縮を予防する目的で GFO®（図Ⅲ-23-④）を使用することもある．GFO® は，グルタミン，食物繊維，オリゴ糖を含む．

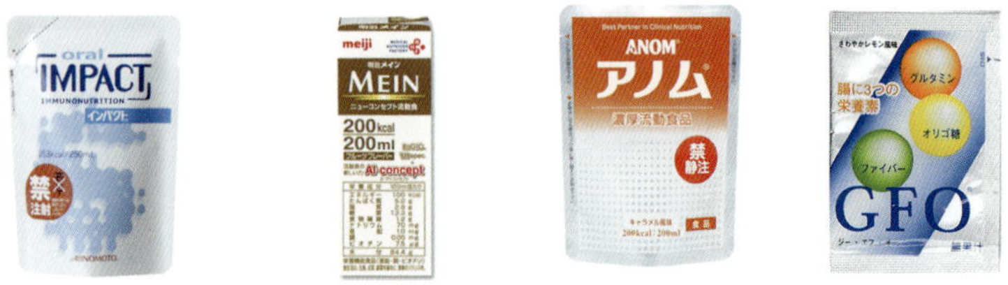

①インパクト®　　②メイン®　　③アノム®　　④ GFO®

図Ⅲ-23　手術前後の栄養管理時の栄養補助食品（例）
（①：味の素製薬株式会社，②：明治乳業株式会社，③④：株式会社大塚製薬工場）

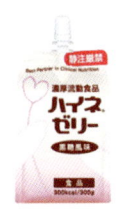

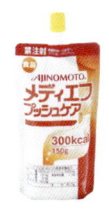

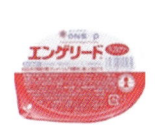

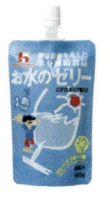

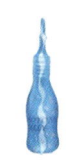

①ハイネ®ゼリー　②メディエフ®プッシュケア　③エンゲリード®　④お水のゼリー　⑤アイソトニックゼリー®

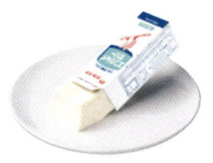

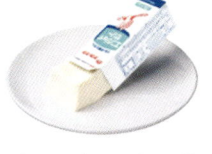

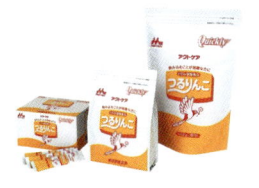

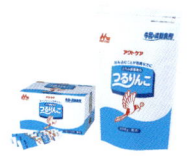

⑥エンジョイゼリー®　⑦つるりんこ®Quickly（食品用），牛乳/流動食用

図Ⅲ-24　摂食・嚥下に障害がある場合の栄養補助食品（例）
（①③：株式会社大塚製薬工場，②：味の素製薬株式会社，④：ハウスウェルネスフーズ株式会社，⑤：ニュートリー株式会社，⑥⑦：株式会社クリニコ）

e. 摂食・嚥下に障害がある場合

　重症例や誤嚥の危険が高い場合は静脈栄養や経腸栄養（PEGにより固形化栄養を投与する，図Ⅲ-24-①，②）などで確実な栄養投与ルートを確保し代替栄養を行う．その後は図Ⅲ-24-③のエンゲリード®などで嚥下訓練を実施し，必要な検査にて嚥下評価を行いながら，経口摂取量を段階的に調整していく．脱水予防にお茶ゼリーや水分をゼリー状にした図Ⅲ-24-④，⑤のお水のゼリーやアイソトニックゼリー®を補助食品として使用して水分確保を図る．またエネルギー摂取量が少量不足しているときには図Ⅲ-24-⑥のエンジョイゼリー®などの高エネルギーゼリーを訓練食に追加することで代替栄養を中止することもできる．唾液分泌減少や舌機能の低下した患者には，図Ⅲ-24-⑦のつるりんこ®などの増粘剤で食事にとろみをつけたり，固めたりすることで誤嚥の予防を図る．

5　経皮内視鏡的胃瘻造設術（PEG）

　胃瘻は，外科的に皮膚を切開し腹壁と胃に瘻孔を作成する方法で一般的に全身麻酔下に行う．**経皮内視鏡的胃瘻造設術**（**PEG**：percutaneous endoscopic gastrotomy）は，胃内視鏡を用いることで，腹部を局所麻酔にて切開し短時間で胃瘻を作成できる手術侵襲の少ない手技であり，合併症を持つ高齢者にも広く行われている．PEGは1970年代後半に小児外科医のGaudererと内視鏡医のPonskyの協力により，嚥下不可能な生後6ヵ月の小児に第1例目が施行された．脳障害のために摂食・嚥下ができない小児に，いかに安全に長期にわたり栄養管理ができるかを考えたのがPEG開発の始まりである．

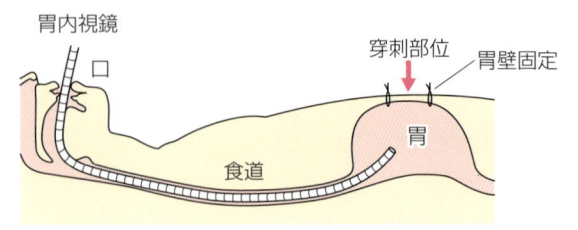

図Ⅲ-25 胃内視鏡による穿刺部位の確認

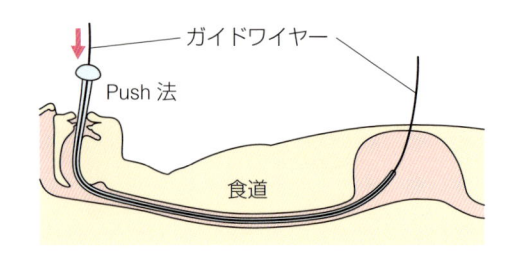

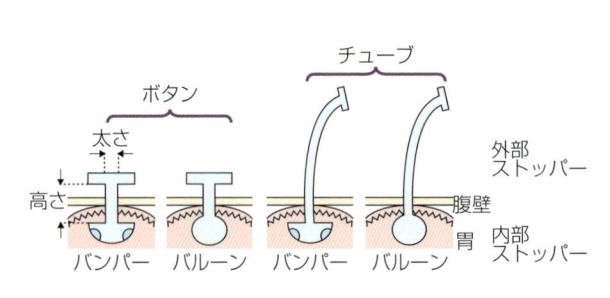

図Ⅲ-27 胃瘻の型

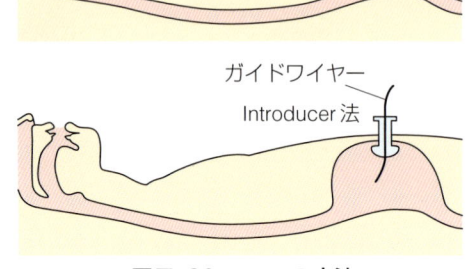

図Ⅲ-26 PEGの方法

a. PEGの特徴

　　PEGの方法には，Push法，Pull法，Introducer法がある．胃と腹壁に瘻孔を作成することが目標で，口腔内を通るか，胃内視鏡を何回挿入するかなどの違いがある．胃内視鏡を口から挿入して，胃に空気を挿入し腹部の穿刺部位を確認する（図Ⅲ-25）．腹部から針を刺して腹壁と胃を固定する．胃まで針を挿入してガイドワイヤーを挿入する．Push法は，口腔内にガイドワイヤーを引き出し，胃瘻チューブを押し出す．Pull法は口腔外でガイドワイヤーと胃瘻チューブを接続して腹部から引き出す．Introducer法は，胃内視鏡は挿入したままで，穿刺部位を拡張して腹部から胃瘻チューブをガイドワイヤーを通して挿入する．各造設方法と特徴を図Ⅲ-26に示す．Push法，Pull法では，PEG造設時に胃瘻チューブが口腔内を通過し，胃内視鏡を2回挿入する．Introducer法では，胃瘻チューブは口腔内を通過せず，胃内視鏡は1回で済む．PEGのチューブは，内部ストッパーにより**バンパー**，**バルーン**（空気を入れる）型に，また，外部ストッパーにより**ボタン**，**チューブ**型に分類される（図Ⅲ-27）．

b. PEGの適応と禁忌

　　胃瘻はどのような患者に必要だろうか．経口的に食事が摂取できない患者の栄養療法を次に述べる．経口摂取が可能ならば経口から栄養剤を投与する．経口摂取が困難あるいは摂取量が不足している場合は，胃の中に栄養剤を投与するために経鼻的に胃管を胃内へ挿入し栄養剤を注入する**経鼻胃管栄養**を行う．経鼻胃管栄養も長期管理には不向きである．

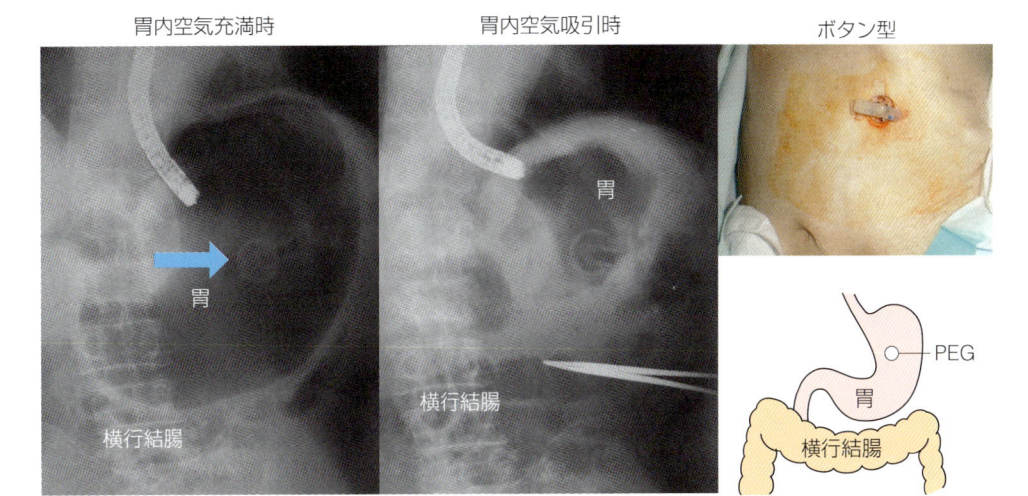

図Ⅲ-28 胃のX線透視下でのPEGの部位確認

鼻に管を通すことで食事中の嚥下に支障をきたす．また，口腔内の清潔を保つことが難しくなる．口腔内の細菌が管を通して気管内へ流入し肺炎を発症する危険性もある．一般的に **4週間以上の経鼻胃管栄養** が必要な場合にPEGの適応とされるが，4週間経過してから判断するのではなく長期の栄養管理が必要な症例には，早期にPEGを造設する．摂食・嚥下リハビリテーションを積極的に行ってPEGが不要になる症例もみられる．栄養はすべてPEGからと考えるのではなく，経口摂取はできないかを評価しながら栄養管理を行う．

　胃内視鏡 が可能で，**胃と腹壁との固定** ができないと胃瘻造設はできない．食道癌などのため内視鏡ができない，胃癌や胃潰瘍など胃に病変がある，腹水があり胃と腹壁が固定できない，胃切除後である，出血傾向がある，などの場合には，いずれも造設できない．胃瘻造設前に胃内視鏡にて，食道や胃病変がないかを確認する．内視鏡下胃内に空気を充満して，胃への穿刺が可能かどうかを判断する（図Ⅲ-25）．胃と腹壁との固定ができないと腹腔内への胃瘻チューブ誤挿入を起こしたり，横行結腸や肝臓などを穿刺する可能性がある．X線透視下にて胃内空気充満時と胃内空気吸引時のPEGの位置および横行結腸の位置を示す（図Ⅲ-28）．透視下に横行結腸の位置を確認することは重要である．**横行結腸穿刺** の危険性があり，**腹腔鏡下** でPEGを造設した症例の腹壁固定の様子を図Ⅲ-29に示す．PEGができない場合は，**開腹** にて胃瘻や空腸瘻を造設して栄養管理を行う（図Ⅲ-30）．

c. PEGの管理と注意点

　PEG造設後は，瘻孔ができるまでは，**瘻孔周囲** の感染に注意する．瘻孔が完成すると入浴も可能である．瘻孔周囲からの胃液や栄養剤の漏れ，不良肉芽がないかチェックする．栄養剤の注入量は，朝昼夕に分けて投与する．水分の不足分は栄養剤注入の間に微温湯を投与する．投与前に200 mL以上の逆流があり，胃内に栄養剤が残っている場合には注入

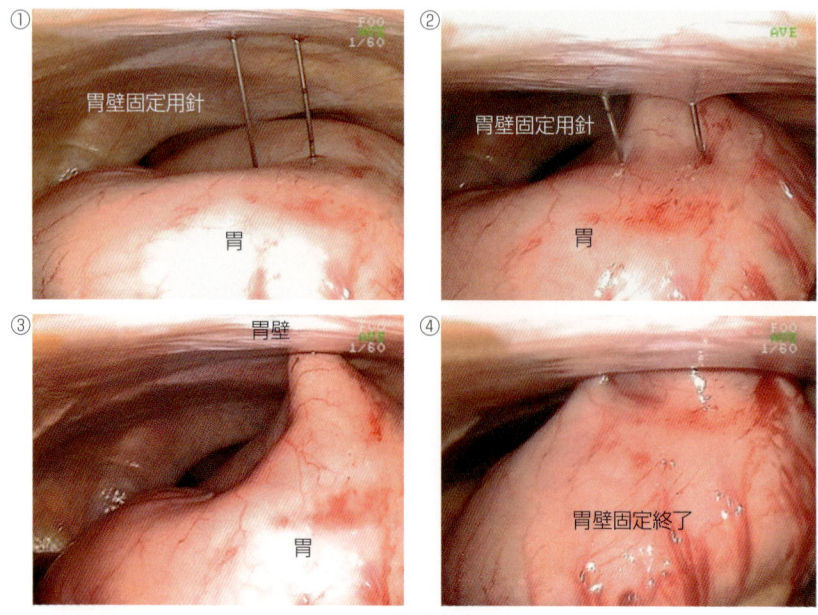

① 胃壁固定用針 胃
② 胃壁固定用針 胃
③ 胃壁 胃
④ 胃壁固定終了

図Ⅲ-29　腹腔鏡下 PEG

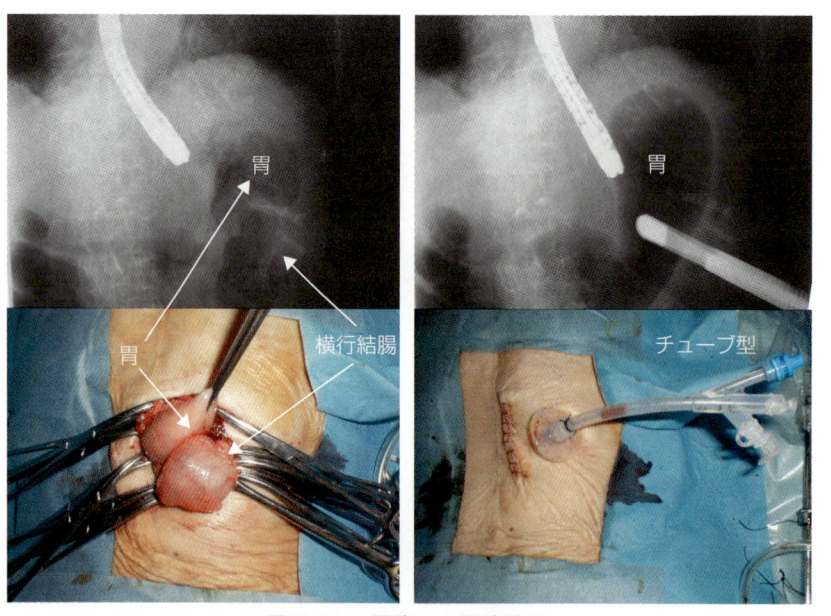

胃　横行結腸　胃　チューブ型

図Ⅲ-30　開腹での胃瘻造設

を避ける．そのまま注入すると食道への逆流や嘔吐，誤嚥の可能性がある．栄養剤注入時は，胃内からの栄養剤の逆流を防止するために，**ベッドの頭部を約30度高くして半座位**とする．半座位により褥瘡が発生しないように，また，ベッドと坐骨部の摩擦が起こらないように注意する．下痢が出現した場合には，**栄養剤の半固形化**を行って注入する．

PEGによる栄養管理を施行中に，胃内へ注入した栄養剤が食道に逆流する胃食道逆流を起こし，その栄養剤を誤嚥することで誤嚥性肺炎となる場合がある．胃幽門より後部にチューブを入れて栄養剤を注入すると胃への逆流がなくなる．また，胃瘻部より幽門後部にチューブを誘導する**経胃空腸瘻**（**PEG-J**：PEG with jejunal extension）という方法がある（図Ⅲ-31）．PEG-J カテーテルを用いると胃内を減圧しながら，幽門後部のチューブから栄養剤を注入できる．胃液の逆流や胃疾患で通過障害がある症例に施行できる．空腸内へ直接栄養剤を注入する場合には，小腸の消化機能に限界があるため，**経腸栄養専用ポンプ**を用いて時間あたり 20 〜 40 mL 程度より開始する．1 日ごとに投与量を増量して下痢や腹部膨満感の有無を観察する．

　PEG の交換には，**専用の交換キット**が必要になる．PEG の種類により交換キットは異なるため，造設時に確認しておくことが大切である．**PEG のチューブの太さとストッパーの高さ**も交換時のために記録しておく（図Ⅲ-27参照）．バルーン型の交換は容易であるが，バルーンが損傷しやすく短期間での交換が必要となることが多い．ボタン型の交換は交換キットが必要など，やや技術を要するが，長期間の使用が可能である．

　在宅経腸栄養法には，在宅成分栄養経管栄養法指導管理料，在宅成分栄養経管栄養法用栄養管セット加算，注入ポンプ加算が算定できる．在宅成分栄養経管栄養法指導管理料（C105：2,500 点）は，在宅成分栄養経管栄養法を行っている入院中以外の患者に対して，在宅成分栄養経管栄養法に関する指導管理を行った場合に算定する．在宅成分栄養経管栄養法指導管理料の対象となるのは，栄養素の成分の明らかなもの（アミノ酸，ジペプチドまたはトリペプチドを主なタンパク質源とし，未消化態タンパク質を含まないもの）を用

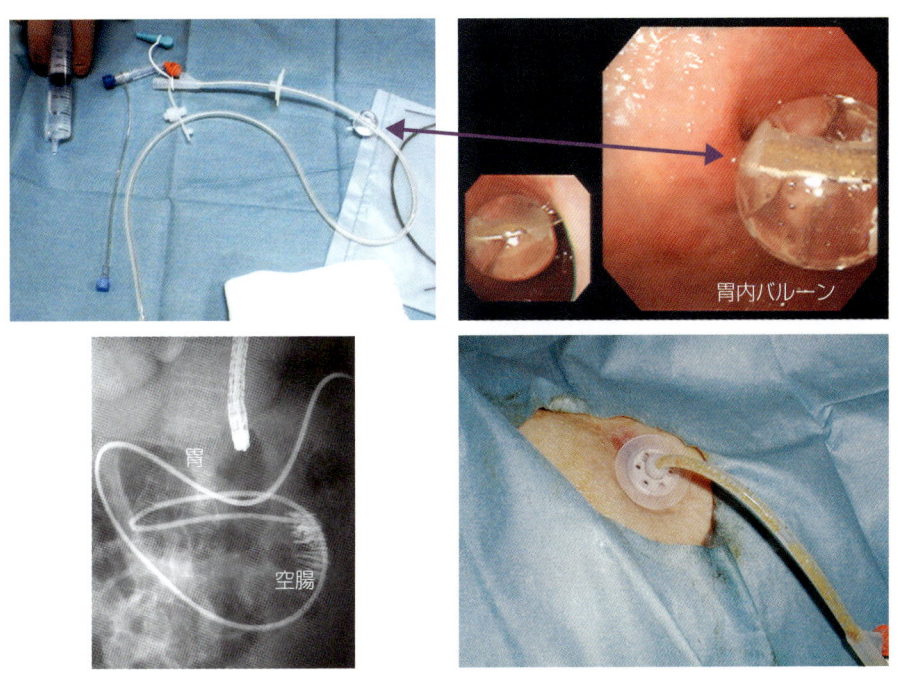

図Ⅲ-31　PEG-J

いた場合のみであり，単なる流動食について経鼻胃管栄養を行ったものなどは該当しない．2010年4月現在，該当する人工栄養剤（商品名）は，エレンタール®配合内用剤，エレンタール®P乳幼児用配合内用剤，ツインライン®配合経腸用液のみである．在宅成分栄養経管栄養法用栄養管セット加算（C162：2,000点）は，在宅成分栄養管理法を行っている入院中以外の患者に対して，栄養管セットを使用した場合に加算できる．注入ポンプ加算（C161：1,250点）は，在宅成分栄養管理法を行っている患者に対して注入ポンプを使用した場合に算定できる．

胃瘻カテーテル交換法（J043-4：200点）は，胃瘻カテーテル交換後の確認を画像診断または内視鏡などを用いて行った場合に限り算定できる．なお，その際行われる画像診断および内視鏡などの費用は，当該点数の算定日に限り，1回に限り算定するとされている．診療報酬算定上，在宅での胃瘻交換でも画像診断が必要とされているので注意が必要である．

PEGは第2の口と考えて，経口摂取の楽しみは残しながら，栄養療法はPEGから行うことが可能である．PEGを行うことにより長期間にわたって胃瘻チューブによる栄養管理が実施できる．また，口腔内が清潔に保てることや経鼻栄養チューブなどによる違和感から開放されることにより，QOLを向上させることができる．

一方，日本では，PEGの症例が多すぎるという反省もなされている．患者の希望が第1であるが，患者，家族とPEGの利点や欠点を十分話し合った上でPEGをうまく利用することが望まれる．

6 静脈栄養法

a. 輸液の定義

輸液とは，一般的には経静脈的すなわち血管内へ注射液を点滴注入すること，あるいはその注射液のことである．**輸液剤**は，通常，100 mL以上の容量の薬液を輸液セットなどを用いて静脈内に投与する注射剤である（表Ⅲ-14）．輸液の方法としては，上肢などの末梢血管から投与する末梢静脈栄養法（PPN）と，鎖骨下静脈や内頸静脈などの太い血管にカテーテルを挿入して投与する中心静脈栄養法（TPN）がある．

表Ⅲ-14 注射剤と輸液剤

薬液の容量で呼び方を区別
- 注射剤 < 100 mL
- 輸液剤 ≧ 100 mL

b. 輸液の目的と適応

輸液の主な目的は，(1) 体液管理，(2) 栄養管理，(3) 血管の確保などである（表Ⅲ-15）．静脈栄養法による栄養管理の適応には絶対的適応と相対的適応の2つがある（表Ⅲ-16）．絶対的適応は，経口および経腸栄養法の施行が不適切な場合であり，消化器疾患の急性期が該当する．相対的適応には，手術前後の栄養管理や，中心静脈栄養または経腸栄養の導入期などが該当する．

静脈栄養法における末梢静脈栄養法と中心静脈栄養法の選択は，前述したように図Ⅲ-9（p.51）に示した基準に沿って選択されるが，消化管の使用が困難な状態で，比較的長期にわたり栄養療法が必要な場合は，中心静脈栄養法が選択される．両者の特徴の概略を表Ⅲ-17に示す．一方，輸液の施行が禁忌となる場合は，経口・経腸的に栄養剤や薬剤の投与が可能でかつ十分な効果が得られる場合や，患者が不穏状態で輸液の使用自体が危険な場合である．

表Ⅲ-15 輸液の目的

体液管理	水分や電解質の補給・補正 失われた循環血漿量の補給 酸・塩基平衡異常の是正
栄養管理	エネルギーの補給 ビタミンや微量元素の補給
血管の確保	救急搬送時，手術時など，薬剤や輸液の投与に備えてあらかじめ血管を確保しておく
その他	薬剤を希釈して投与する必要があるとき 注射により薬効の発現を調節する必要があるとき

表Ⅲ-16 静脈栄養法の適応

絶対的適応	相対的適応
1 十分な経口・経腸栄養が施行できない場合 　①消化管閉塞 　②消化管穿孔や縫合不全による腹膜炎 　③短腸症候群 　④口腔・頸部疾患 　⑤嚥下障害 　⑥消化管出血 2 経口・経腸栄養施行が治療上好ましくない場合 　①消化管周術期 　②消化管縫合不全，消化管瘻，膵液瘻 　③炎症性腸疾患 　④急性膵炎 　⑤乳児（難治性）下痢症	①術前低栄養症例 ②術後栄養状態の回復遅延 ③重症熱傷 ④悪性腫瘍に対する放射線・化学療法 ⑤臓器障害 ⑥吸収不良症候群 ⑦タンパク質漏出性胃腸症 ⑧神経性食思不振症 ⑨中心静脈栄養または経腸栄養の導入期

表Ⅲ-17　静脈栄養法の比較

	末梢静脈栄養法（PPN）	中心静脈栄養法（TPN）
主な適応・目的	栄養状態は比較的良好 経口による栄養・エネルギーの摂取が不十分な場合 水・電解質輸液の点滴 血管確保	栄養状態はやや不良 経口摂取が不可能な場合 タンパク質異化亢進状態 末梢静脈ルートの確保が困難な場合 血管炎を生じやすい薬剤投与ルートの確保
投与方法	末梢静脈から	中心静脈から
投与期間	2週間未満の短期間	2週間以上
投与エネルギー量	〜1,500 kcal/日	1,500〜3,000 kcal/日
必要な栄養素（輸液）	水・電解質輸液 5〜10％ブドウ糖輸液 電解質補正液 アミノ酸輸液 10〜20％脂肪乳剤 ビタミン剤	水・電解質輸液 20〜50％ブドウ糖輸液 微量元素 高濃度アミノ酸輸液 10〜20％脂肪乳剤 ビタミン剤

表Ⅲ-18　静脈栄養法の合併症

	合併症
機械的	気胸，血胸，血管損傷，皮下血腫，神経損傷，胸管損傷，空気塞栓，血管外輸液，カテーテル塞栓，不整脈
代謝性	高血糖，低血糖，肝機能異常，電解質異常，必須脂肪酸欠乏症，微量元素不足，ビタミン欠乏症，胆汁うっ滞，胆石症，肺水腫，心不全，全身浮腫，乳酸アシドーシス
機能性	腸管粘膜萎縮，腸管由来免疫機能低下，消化機能低下
感染性	敗血症，血栓性静脈炎，心内膜炎

c. 輸液施行時の注意点

　　輸液が必要か否かは，病歴，身体所見，検査所見などから適切に評価する．漫然とした輸液は医原性の病態を作り出すこともあるため，必要最小限にとどめる．とくに5％ブドウ糖液や維持液などを投与しつづけることにより，しばしば低ナトリウム血症などがみられる．静脈栄養の実施にあたっては，静脈内にカテーテルを挿入し，留置する必要があることから，さまざまな合併症がある（表Ⅲ-18）．とくに穿刺時の気胸や血胸などが代表的であり，輸液ルートに関するものではカテーテル関連血流感染症が致命的となり得る重要な合併症である．また中心静脈栄養法では高エネルギーを投与する目的で高濃度の糖質輸液が使用されるため，しばしば高血糖がみられる．

d. 輸液（注射剤）の基礎知識

　　輸液を取り扱う際に必要となる基本的な単位についてまとめた．

(1) パーセント（％）濃度

　　溶液100 mLに溶けている物質の質量（g）を表す．

> Q1. 生理食塩液のパーセント濃度は？

　生理食塩液の組成の定義は，「100 mL 中に塩化ナトリウム（NaCl）0.9 g を含有」していることである．したがって，生理食塩液は 0.9％の NaCl 溶液である．

> Q2. 50％ブドウ糖液（200 mL ソフトバッグ）に含まれるブドウ糖の量（g）は？

　ブドウ糖濃度が 50％の注射液であるから，100 mL 中にブドウ糖を 50 g 含む．
　したがって，ソフトバッグに入った注射液 200 mL 中にはブドウ糖が 100 g 含まれる．

（2）モル濃度（mol/L）

　水溶液 1 L 中に溶解している溶質のモル数を表す．

> Q3. 生理食塩液のモル濃度は？

　1 モルの質量は，その物質の原子量または分子量のグラム数を表す．
　Na 1 モルの質量は，Na の原子量が 23.0 であることから，23.0 g となる．同様に Cl 1 モルの質量は 35.5 g となる．
　生理食塩液は，1 L に 9.0 g の NaCl が溶解しているので，そのモル濃度は，
　　9.0（g）÷ 58.5（NaCl 分子量）＝ 0.154 mol/L と求められる．

（3）電解質濃度（ミリ当量：mEq/L）メック・パー・リットル

　電解質を主薬とする輸液では，電解質の量または濃度を表す単位として mEq または mEq/L を用いる．mEq/L は溶液 1 L に溶けている物質の当量数である．

> Q4. 生理食塩液の電解質濃度（mEq/L）は？

　生理食塩液の NaCl のモル濃度は「（2）モル濃度」で求めたように，154 mmol/L である．
　水溶液中では，　NaCl → Na^+ ＋ Cl^-　と，1 価の陽イオン（Na^+）と 1 価の陰イオン（Cl^-）に電離する．
　　Na^+：154 × 1（1 価）＝ 154 mEq/L
　　Cl^- ：154 × 1（1 価）＝ 154 mEq/L
　Na^+ と Cl^- は同じ当量数で存在する．したがって，電解質量は 2 つを合わせた 308 mEq/L となる．
　これを g/L で示すと，Na^+ は 3.54 g/L，Cl^- は 5.46 g/L に相当し，陽イオンと陰イオンのバランスがとれているかどうかわからない．そのため電解質の濃度は，通常 mEq/L で表示する．
　　mEq/L ＝ mmol/L ×価数（または Eq/L ＝ mol/L ×価数）で表される．

> Q5. 1アンプル20 mL中に塩化カルシウム水和物（$CaCl_2 \cdot 2H_2O$）1.47 g* が溶解した注射液がある．この注射液の電解質組成の当量数（mEq）は？

［原子量または分子量 Ca：40.0，Cl：35.5，H_2O：18.0］（* $CaCl_2$ として1.11 gが溶解している）

$CaCl_2$ 溶液20 mL中に存在する $CaCl_2$ のモル数は，

 1.11（g）÷ 111（$CaCl_2$ の分子量）= 0.01 mol（= 10 mmol）である．

溶液中では $CaCl_2$ → Ca^{2+} + 2 Cl^- となり

      10 mmol 10 mmol 20 mmol

したがって，

 Ca^{2+}：10 mmol × 2（2価）= 20 mEq
 Cl^- ：20 mmol × 1（1価）= 20 mEq

（4）浸透圧モル濃度（mOsm/L）ミリオスモル・パー・リットル

mOsmは浸透圧を表す単位で，溶液1Lに溶けている粒子の数を示す．浸透圧は，水溶液中の各イオン粒子のモル数の総和で求められる．

> Q6. 生理食塩液の浸透圧モル濃度は？

生理食塩液のNaClのモル濃度は「(2) モル濃度」で求めたように，154 mmol/Lである．溶液中で完全に電離しているとすると，NaCl → Na^+ + Cl^-　で示すようにイオン化し，Na^+（= 154 mmol/L）と Cl^-（= 154 mmol/L）を合わせた308 mmol/Lが溶液中に存在することになる．

このとき溶液の浸透圧は308 mOsm/Lとして表される．

溶液中では，イオン化の度合い（電離度）によってイオンのモル濃度が変化する．すなわち，浸透圧は電離度とも関係する．一方，イオン化しない物質（ブドウ糖など）の浸透圧は，そのモル濃度に等しい．

（5）浸透圧の概念

半透膜で隔てた濃度の異なる2液があり，半透膜は細胞膜とみなす（図Ⅲ-32）．時間

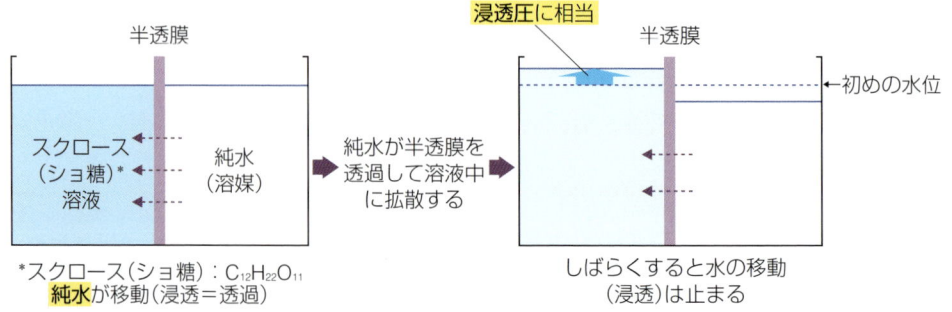

*スクロース（ショ糖）：$C_{12}H_{22}O_{11}$
純水が移動（浸透＝透過）

図Ⅲ-32 浸透圧の概念

の経過とともに純水（＝溶媒）は溶液（スクロース溶液）側へ浸透する．2液間に存在する濃度差を最小にして，できる限り同じ濃度に近付こうと，水が半透膜を透過するためである．濃度が近付いた時点で水の移動は止まる．このときに生じる水の圧力のことを浸透圧という．**人の血液（血漿）の浸透圧を数字で表すと，285 ± 5 mOsm/L（ミリオスモル/L）**である．

(6) pH（水素イオン指数）

溶液の酸性，中性，アルカリ性を示す共通の尺度として用いられる．

$$pH = \log \frac{1}{[H^+]} = -\log [H^+]$$

で求められる．$[H^+]$ は溶液中の水素イオン濃度を示す．

生体は，血液の pH が常に 7.4（正常範囲：7.35 〜 7.45）になるよう調節する仕組みを持っており，主に「炭酸緩衝系および肺の CO_2 排出」および「リン酸緩衝系および腎臓の酸排泄」の2つの調節機構が働いている．

体内ではとくに呼吸を代表とする酸化反応によって大量の CO_2（炭酸ガス）が発生する．CO_2 は血液に溶解して炭酸となるが，このままでは酸性を示すため，体内には次式で表される酸とアルカリのバランスを調節する緩衝系が存在する．

$$CO_2 + H_2O \rightleftarrows H_2CO_3 \rightleftarrows HCO_3^- + H^+$$

また呼気から排出される CO_2 以外にも，少量ながら硫酸，リン酸などの酸が体内では産出される．これらは炭酸と違い，ガス化して肺から排出できないため，リン酸塩による緩衝作用，および腎臓からの排出によって調節される．

血液中には，リン酸二水素イオンとリン酸水素イオンが約 1:4 の比で存在し，これも緩衝液としての機能を果たす．過剰な酸は主にリン酸二水素イオンの形で尿中に排出される．

血液の pH 変化は酵素反応，電解質の分布，膜透過性などに影響を及ぼす．何らかの異常によって血液の pH が正常域から酸性側に傾く病態をアシドーシス，アルカリ性側に傾く病態をアルカローシスという（図Ⅲ-33）．

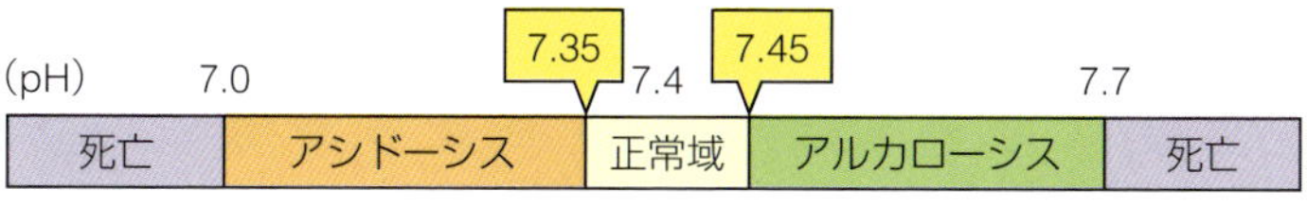

図Ⅲ-33 血液の pH

e．末梢静脈栄養法（PPN）

末梢静脈栄養法は末梢静脈より水分，電解質，糖，アミノ酸，脂肪などを投与する栄養法である．末梢静脈栄養法には主に前腕の橈側皮静脈，尺側皮静脈を用いるが，それ以外に正中皮静脈，手背静脈，頸部の外頸静脈などを使用することもある．下肢では大小伏在静脈，足背静脈などを用いるが，血栓形成を防止するためできるだけ下肢の静脈を用いることは避ける．図Ⅲ-34 と図Ⅲ-35 に，末梢静脈栄養法における投与部位・例を示して

a. 右肘部 — 橈側皮静脈／尺側皮静脈／正中皮静脈／前腕正中皮静脈

b. 右手背 — 尺側皮静脈／橈側皮静脈

c. 頸部 — 外頸静脈

d. 右足背 — 大伏在静脈／足背静脈網／足背静脈弓

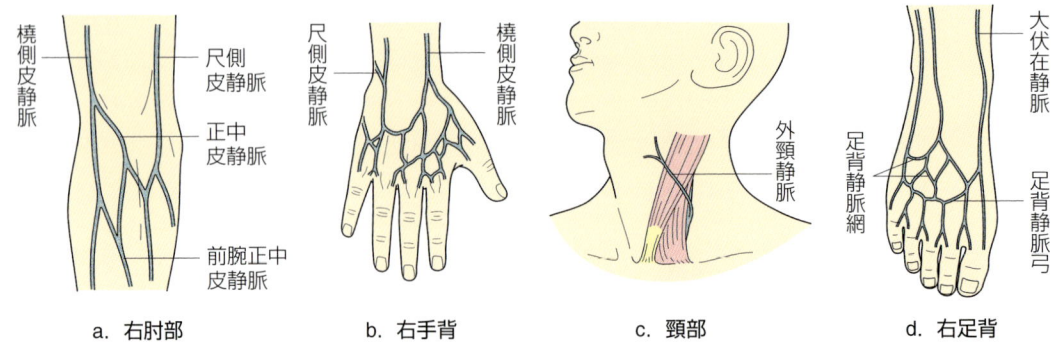

図Ⅲ-34 末梢静脈栄養法における投与部位
(東口髙志編：わかる・できる注射・輸液・採血, p.32, 図5, 南江堂, 2006より改変)

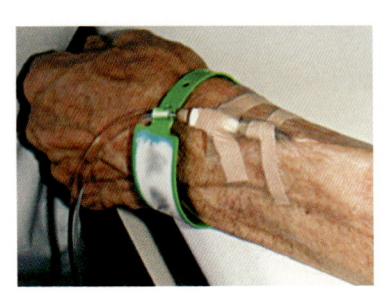

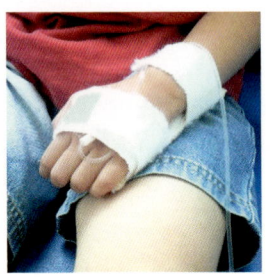

図Ⅲ-35 末梢静脈栄養法(例)

いる.

　末梢静脈栄養法は手技や管理が比較的容易で,合併症も少なく,短期間の栄養管理として用いられる.高濃度の輸液を用いると血管痛や静脈炎を引き起こすため,通常は血液に近い浸透圧になるように調製された輸液を用いる.通常,末梢静脈からの栄養輸液剤として投与可能なエネルギーは,脂肪乳剤を上手に併用することにより1日あたり1,200〜1,500 kcal程度である.また,末梢血管から投与できる糖濃度の上限は7.5〜12.5％である.十分な栄養を長期間にわたり投与することは困難であり,総エネルギー消費量(total energy expenditure：TEE)を満たすことができない場合や,静脈栄養法が2週間以上に及ぶ場合には,中心静脈栄養法(p.81)を選択する.

f. 輸液の種類

　輸液剤には,電解質輸液剤,水分輸液剤,栄養輸液剤,血漿増量剤の4種類がある(表Ⅲ-19).各輸液の種類と特徴について述べる.なお,栄養輸液剤については中心静脈栄養法の項で触れる.

(1) 電解質輸液剤

　電解質輸液剤には,等張電解質輸液(細胞外液補充液),低張電解質輸液(維持液類),補正用電解質液(高張電解質輸液)の3種類がある.血漿と主な電解質輸液の組成を表に示す(表Ⅲ-20).

6 静脈栄養法

表Ⅲ-19 輸液の分類

分類		輸液の種類
電解質輸液剤	等張電解質輸液 （細胞外液補充液）	生理食塩液，リンゲル液，乳酸リンゲル液，酢酸リンゲル液，重炭酸リンゲル液
	低張電解質輸液 （維持液類）	1号液（開始液），2号液（脱水補給液），3号液（維持液），4号液（術後回復液）
	補正用電解質液 （高張電解質輸液）	塩化ナトリウム液，塩化カリウム液，塩化カルシウム液，硫酸マグネシウム液，リン酸二カリウム液，乳酸ナトリウム液，塩化アンモニウム液
水分輸液剤		5%ブドウ糖液
栄養輸液剤		糖質輸液：ブドウ糖液ほか，脂肪乳剤，アミノ酸輸液，ビタミン剤，微量元素
血漿増量剤		低分子デキストラン，ヒドロキシエチルデンプン（HES）

表Ⅲ-20 血漿と主な電解質輸液の組成

輸液		電解質（mEq/L）						ブドウ糖 （g/L）	浸透圧 （mOsm/L）
		Na^+	K^+	Ca^{2+}	Mg^{2+}	Cl^-	lactate		
血漿（細胞外液）		142	4	5	3	103			285±5
5%ブドウ糖液		−	−	−	−	−		50	278
等張電解質輸液	生理食塩液	154	−	−	−	154	−	−	308
	リンゲル液	147	4	4.5	−	156	−	−	312
	乳酸リンゲル液	130	4	3	−	109	28	−	274
低張電解質輸液	1号液	77	−	−	−	77	−	25	≒生理食塩液
	2号液	60	25	−	2	49	25	23.5	≒生理食塩液
	3号液	50	20	−	−	50	20	27	≒生理食塩液
	4号液	30	−	−	−	20	10	40	≒生理食塩液

①等張電解質輸液

等張電解質輸液は総電解質濃度，浸透圧が細胞外液，血漿とほぼ等しい．出血や電解質欠乏性脱水，外傷など，状態が重度で，血圧低下や頻脈などの症状がある場合に，細胞外液を急速に補充する目的で使用する．輸液が血管内に投与されると，水分と電解質は毛細血管壁を介して組織間液へも移動することができる（図Ⅲ-36）．組織間液は，各細胞に酸素と栄養を与え，排出物を運び去る働きを持つ．

生理食塩液は0.9% NaCl溶液であり輸液療法の基本となる．血漿中のNa^+濃度は142 mEq/L，Cl^-濃度は103 mEq/Lである．生理食塩液は，Na^+が154 mEq(154 mOsm)/L，Cl^-が154 mEq(154 mOsm)/Lであり，その分子数の和から浸透圧は約308 mOsm/Lと計算できる．細胞外液とまったく同じ値ではないが，細胞外液と浸透圧が近似している．静脈血液に点滴投与された生理食塩液は，細胞外液中にのみ分布する（図Ⅲ-37）．イオン化されたNa^+，Cl^-は細胞膜を通過せず，血漿と組織間液に分布する．細胞外液の浸透

血管とその周囲の細胞

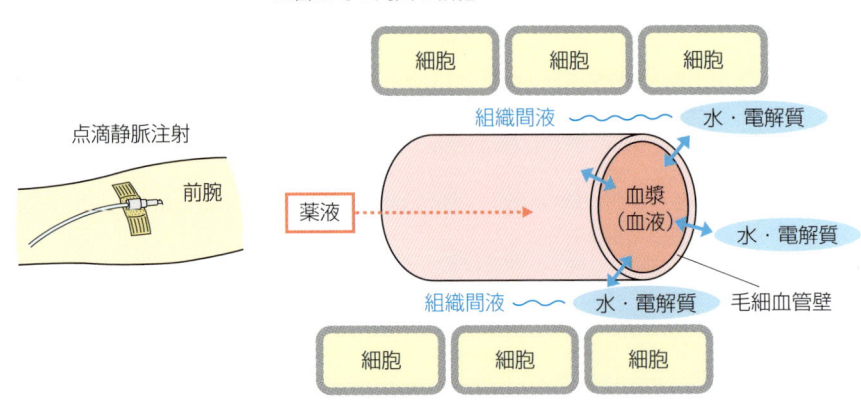

図Ⅲ-36 等張電解質輸液の静脈注射

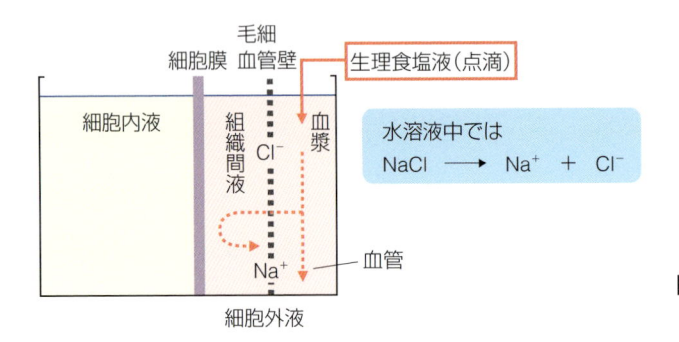

図Ⅲ-37 血管に投与された生理食塩液

圧は変化しないため細胞内への水の移動は生じない．すなわち血管内に投与される液量は細胞外液への補充となる．

リンゲル液は，生理食塩液に K^+ と Ca^{2+} を加え，陽イオンの組成を血漿に近付けたものである．アシドーシスを防ぐためにアルカリ化剤である乳酸や酢酸を加えたものもある．**乳酸リンゲル液**は**ハルトマン液**とも呼ばれ，リンゲル液に乳酸ナトリウムを加えることによって Cl^- をより細胞外液濃度に近付けた製剤である．乳酸リンゲル液は血漿の電解質組成に近く，臨床でもっとも汎用される．乳酸は主に肝臓で代謝されて HCO_3^- に変換されるため，代謝性アシドーシスの是正にも使用される．したがって，肝障害がある場合には乳酸の増加によるアシドーシスの誘発にもつながる．これに対して**酢酸リンゲル液**は，酢酸が全身の骨格筋で代謝されてアルカリ化作用を示すため，肝障害がある場合にもアシドーシスの是正効果を示す．

②低張電解質輸液

低張電解質輸液は，Na^+ 濃度が生理食塩液や細胞外液補充液，すなわち血漿に比べて低い．ブドウ糖が含まれているため，浸透圧は等張に近い．配合されている電解質組成と特徴により，1号液は開始液，2号液は脱水補給液，3号液は維持液，4号液は術後回復液と呼ばれる（表Ⅲ-21）．Na^+ 濃度に着目すると，各社製剤によって異なるが，生理食塩

6 静脈栄養法

表Ⅲ-21 低張電解質輸液の主な適応と特徴

輸液	適応	特徴
1号液（開始液）	脱水症および病態不明時の水・電解質の初期補給 手術前後の水・電解質の補給	K^+を含有しない（腎機能や心機能が不明時にも使用可能）
2号液（脱水補給液）	脱水症および手術前後の水・電解質の補給・補正	細胞内に多い電解質を含む
3号液（維持液）	経口摂取不能または不十分な場合の水・電解質の補給・維持	1日に必要な水・電解質を補給するもっともよく使用される
4号液（術後回復液）	術後早期および乳幼児手術に関連しての水・電解質の補給 カリウム貯留の可能性のある場合の水・電解質の補給	電解質濃度が低く，細胞内への水補給効果が大きい

	主な使用目的	浸透圧(mOsm/L)
生理食塩液	電解質の補給	308
5%ブドウ糖液	細胞内への水の補給	278

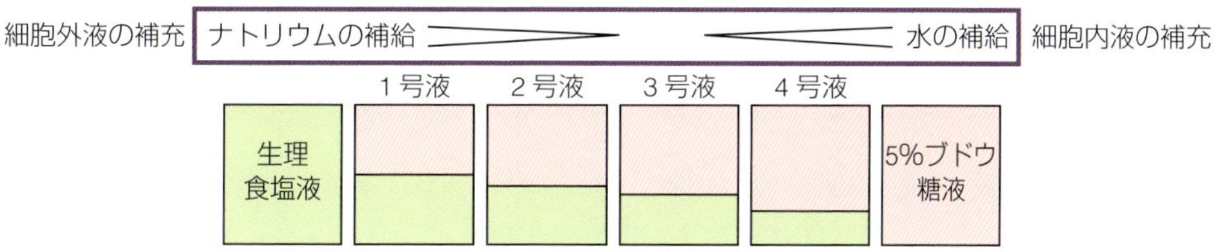

細胞外液の補充　ナトリウムの補給　←―――――→　水の補給　細胞内液の補充

		生理食塩液	低張性電解質輸液				5%ブドウ糖液
			1号液	2号液	3号液	4号液	
混合比	生理食塩液	1	1	2	1	1	―
	5%ブドウ糖液	―	1	3	2	4	1

図Ⅲ-38　低張電解質輸液の組み立て

液と5%ブドウ糖液との混合割合は，大まかに，1号液は1/2生理食塩液，2号液は2/5生理食塩液，3号液は1/3生理食塩液，4号液は1/5生理食塩液という関係がある．1号液はNa^+の補給効果が大きく，5%ブドウ糖液の配合割合が多くなるにつれて細胞内への水（自由水）の補給効果が大きくなる（図Ⅲ-38）．**自由水**とは，細胞内液と細胞外液の間を自由に移動できる水分，すなわち全身を潤す水のことである．

1号液は，中等度の循環血漿量減少によって起こる低血圧，頻脈，起立性低血圧などの症状に対し，比較的緩徐に補正を開始する際に用いられる．脱水による乏尿時にも安全に使用できるようにK^+を含有していない．2号液は，明らかにK^+欠乏がみられる場合，あるいは1号液の補給により尿量が回復した低張性脱水に用いられる．3号液は，Na^+，K^+，ブドウ糖を補給できる輸液で，通常，末梢静脈から1時間あたり300〜500 mLの速度で，1回に500〜1,000 mLを点滴投与する．4号液は，3号液のK^+含量を減じたものであり，K^+貯留傾向のある患者に用いられる．分類上の名称と異なり，術後回復期に限定して適用される輸液ではない．

③補正用電解質液

　補正用電解質液は高濃度の電解質液であり，通常，ほかの輸液剤に混合・希釈して電解質補液の補正に用いる．副作用発現防止のため，投与速度に制限が設けられているものが多い．

　例えば **KCl 補正液**（KCL 補正液®，1 mEq/mL，20 mL/アンプル）は，20 mL 中に KCl を 1.491 g（1 mol/L）含有している．高濃度もしくは大量急速投与による血管痛や高カリウム血症（致死性の心室細動）を避けるため，**K^+濃度として 40 mEq/L 以下に必ず希釈**をし，十分に混和した後に投与する．KCL 補正液®には着色を目的としてリボフラビンリン酸エステルナトリウムが添加されているため，着色を目安に均一になるように希釈・混合し，**K^+として 20 mEq/ 時を超えない速度**で投与する．

　炭酸水素ナトリウム注射液は，メイロン®静注 7％（Na^+：833 mEq/L）とメイロン®静注 8.4％（Na^+：1,000 mEq/L）の 2 種類があり，アシドーシスに対して用いられる．$NaHCO_3$ 1 g は Na 12 mEq に相当し，メイロン®静注 7％の 100 mL 中には NaCl 4.9 g に相当する Na が含まれる．

（2）水分輸液剤

　静脈に点滴投与された **5％ブドウ糖液**は細胞外液と細胞内液の両方に分布する（図Ⅲ-39）．5％ブドウ糖液は血漿と浸透圧がほぼ同じであるが，細胞内に取り込まれたブドウ糖は代謝されて水（**代謝水**）と CO_2 になり，ブドウ糖 1 g につき 0.60 mL の代謝水が生成する．この水は**自由水**として働く．自由水には浸透圧物質が含まれないため，細胞外液と細胞内液の間には浸透圧濃度勾配が起こらない．5％ブドウ糖液は，水の補給に効果的である．

　臨床で使用可能な糖の種類は，ブドウ糖，マルトース（ブドウ糖が 2 分子），フルクトース，キシリトール，ソルビトールなどがある．しかし神経や筋肉など多くの組織で使用されるのはブドウ糖であるため，ブドウ糖がもっとも多く用いられる．ブドウ糖 1 g は 4 kcal のエネルギーを発生するが，5％ブドウ糖液は 1 L で 200 kcal にしかならないため，5％ブドウ糖液はエネルギーの補給目的には使用されない．

（3）血漿増量剤

　血漿増量剤は循環血漿量を増加させる目的で使用される輸液である．急性出血などで血漿タンパク質が失われた場合，循環血漿量を増加させるにはアルブミン製剤などにより血漿成分を補給することがもっとも効果的である．しかしアルブミン製剤は高価であることや保険適用上の制限などの問題があることから，デキストランやヒドロキシエチルデンプン（HES）の血漿増量剤が代用される．出血，外傷，熱傷，骨折および重症ショック時の末梢血行改善，心臓手術などに対して，体外循環灌流液として用いられる．

　デキストランは，ブドウ糖が α-1,6 結合した多糖類であり，輸液には平均分子量が 4 万のデキストラン 40（低分子デキストラン）が使用されている．血中半減期は 4～5 時間で，血漿増量効果のほかに末梢循環血流改善効果や血栓予防効果も有している．デキストラン製剤は，大量に長期間使用すると腎障害を起こす恐れがあるため，連用する場合には 5 日以内となっている．

6 静脈栄養法

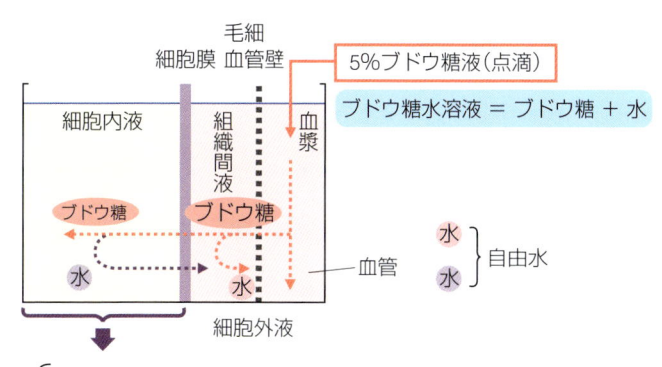

図中:
- 細胞膜
- 毛細血管壁
- 5%ブドウ糖液（点滴）
- 細胞内液
- 組織間液
- 血漿
- ブドウ糖水溶液 ＝ ブドウ糖 ＋ 水
- ブドウ糖
- 水
- 血管
- 自由水
- 細胞外液

①ブドウ糖1gにつき0.60mLの代謝水が生成
②ブドウ糖1gにつき4kcalのエネルギーを発生

図Ⅲ-39　血管に投与された5%ブドウ糖液

　ヒドロキシエチルデンプン（HES）は，デンプン（ブドウ糖が主にα-1,4結合したもの）がα-アミラーゼにより分解されないように，ブドウ糖の6位の水酸基をヒドロキシエチル化した多糖類であり，平均分子量が約7万である．

g. 末梢静脈栄養法施行時の注意

　末梢静脈栄養法について，上述した注意点以外に，施行前に把握しておくべき主な注意事項を挙げる．

(1) 等張電解質輸液

　細胞外液が減少していない場合に等張電解質輸液（細胞外液補充液）を用いると，血漿への水分負荷過多による心不全や肺水腫を起こすことがある．等張電解質輸液は自由水を含んでいないため，長時間用いると，腎障害時には高ナトリウム血症を生じることがある．

(2) 生理食塩液

　生理食塩液を細胞外液の補充目的で大量に使用すると，アルカリ化剤を含有していないため，高クロール血症性アシドーシスを誘発することがある．また，生理食塩液を1L投与すると9gの食塩を摂取したことになり，塩分制限をしている場合には塩分過剰になる可能性がある．

(3) 投与速度

　体内でブドウ糖が代謝（酸化）される速度は限られている．代謝を上回る速度で点滴投与されると高血糖による浸透圧利尿が生じるため，ブドウ糖が尿中に排泄される．代謝に伴う合併症や副作用を予防するために，0.18〜0.24 g/kg/時が適切といわれる．ほかの糖質，アミノ酸および脂質（脂肪乳剤）の代謝速度にも限度がある．表Ⅲ-22には末梢静脈へ各輸液を投与する際の許容点滴速度を示した．

表Ⅲ-22　末梢静脈投与における許容点滴速度

ブドウ糖　：0.5 g/kg/時	マルトース　：0.1 g/kg/時	アミノ酸　：0.2 g/kg/時
フルクトース：0.2 g/kg/時	キシリトール：0.1 g/kg/時	脂肪乳剤　：0.5 g/kg/時
ソルビトール：0.2 g/kg/時		

h. 輸液の組み立て方 ●●●●●●●●●●●●●●●●●●●●●●

(1) 維持量（投与水分量）の決め方

維持量とは，下記の式で表される．

維持量（mL/日）＝尿量（mL）＋不感蒸泄（900 mL）＋便（100 mL）－代謝水（300 mL）

体内に入ってくる水分は，食事（固形食物，液体食物，飲水）など経口的に摂取されるものと輸液などがある．通常の食事では約 1,000 mL/日の水分が摂取される．固形食物による水分は米・穀類，野菜などに含まれる水分であり，さらに液体食物（味噌汁，スープ）などである．

体内で産生される水分は，エネルギー代謝の過程で産生される代謝水が主である．代謝水の産生量は，約 5 mL/kg/日，約 300 mL/日であるが，これはそれぞれの栄養素が体内でエネルギーに変換される際に発生する．ブドウ糖は 1 g につき 0.60 mL，タンパク質は 1 g につき 0.41 mL，脂質は 1 g につき 1.07 mL の代謝水を産生する．

体内からの水分の喪失には，尿，便，不感蒸泄，ドレーンからの排出などがある．**不感蒸泄**とは，健常人における安静時の呼気および皮膚からの水分喪失（呼気：約 300 mL，皮膚：約 600 mL）であり，一般的には 15 mL/kg，900 mL/日程度といわれる．これは季節や体温の変化により異なる．体温 1℃の上昇により 15％程度増加するとされるため，発熱によっても変化する．そのほか発汗，下痢，嘔吐などによっても変化する．

(2) 電解質組成の決め方

電解質の組成の決定には，血清電解質をもとに補正すべきか現状維持かを検討し，尿中排泄量を測定して排泄量を見極めてから決定することが重要である．ここでは Na^+ と K^+ について触れる．

Na^+ は，経口摂取または輸液投与によってのみ得られ，体内で産生されることはない．Na^+ は身体構成の約 20％に相当する細胞外液に分布し，細胞内 Na^+ 濃度は血漿 Na^+ 濃度の約 1/10 程度である．細胞内から細胞外への Na^+ の移動は通常は生じない．体内に摂取または投与された Na^+ の 90％は尿中に排泄され，糞便中に 10 mEq/日，汗に 10 mEq/日程度が排泄される（表Ⅲ-23）．Na^+ 摂取量が 0 になっても数日間は Na^+ が尿中に喪失し続ける．

一方 K^+ は経口的に 40〜300 mEq/日が摂取され，摂取された K^+ は上部消化管から容易に吸収される（吸収率 100％）．吸収された K^+ は肝臓などに貯蔵されるため，食事による血漿 K^+ 値の大きな変動は通常は起こらない．このような調節機構を**腎外性カリウム調節系**という．腎外性カリウム調節系には，細胞膜の Na^+-K^+ ATPase 活性，インスリン，ブドウ糖，カテコールアミン，酸・塩基平衡などが関与しており，これらの代謝異常によっても血漿 K^+ 値が変動するため，注意が必要である．また，細胞内には血漿中の 20 倍以上の K^+ が存在する．腎機能が正常な場合には，吸収された K^+ の 90〜95％が尿中に排泄され，糞便中，汗中に 5〜10％が排泄される（表Ⅲ-24）．血漿 K^+ 濃度の異常は，これらの腎外性，腎性カリウム調節機構の破綻によって発生する．K^+ の摂取がない場合でも常時 K^+ は尿中に排泄される．尿中 K^+ 排泄量が 20 mEq/日以下になることはまれである．したがって血漿 K^+ 濃度が正常であっても，最低でも尿中 K^+ 排泄量と糞便中，汗中

表Ⅲ-23 Na^+の摂取・排泄

摂取（mEq）		排泄（mEq）	
食事（塩分 10 g）	170	尿	150
		糞便	10
		汗	10
合計	170	合計	170

表Ⅲ-24 K^+の摂取・排泄

摂取（mEq）		排泄（mEq）	
食事（塩分 10 g）	60	尿	50
		糞便	5
		汗	5
合計	60	合計	60

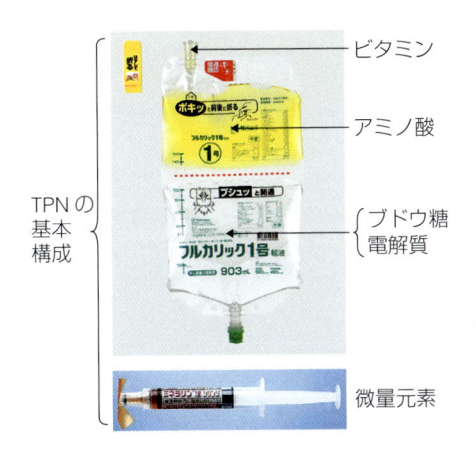

図Ⅲ-40 中心静脈栄養法用キット製品の基本構成（例）
（フルカリック®1号輸液 903 mL：田辺三菱製薬株式会社，ミネラリン®注シリンジ：日本製薬株式会社）

に出る 10 mEq/日を合わせた 30 mEq/日が必要となる．

i. 中心静脈栄養法（TPN）

　中心静脈栄養法は，中心静脈カテーテル（central venous catheter：CVC）の先端部を中心静脈（上大静脈）に留置して，カテーテルを介して高濃度，高浸透圧の輸液剤を投与する方法である．高カロリー輸液ともいう．中心静脈栄養法の基本組成は，エネルギー源となる糖質と脂質，タンパク質合成の素材となるアミノ酸，そのほか，電解質，ビタミン，微量元素，水である．最近は，調製時の微生物汚染や異物混入の防止，調製操作の簡便化を目的として，中心静脈栄養法に用いる組成を1バッグに充填したキット製剤が多数市販されている（図Ⅲ-40）．キット化された製剤には，糖質・電解質液を組み合わせたもの（トリパレン®輸液，ハイカリック®輸液，リハビックス®輸液），糖質・アミノ酸・電解質液を組み合わせたもの（ピーエヌツイン®輸液，アミノトリパ®輸液，ユニカリック®輸液），糖質・アミノ酸・脂質・電解質液を組み合わせたもの（ミキシッド®輸液），糖質・アミノ酸・電解質液・総合ビタミン剤を組み合わせたもの（フルカリック®輸液，図Ⅲ-40）など，さまざまである．

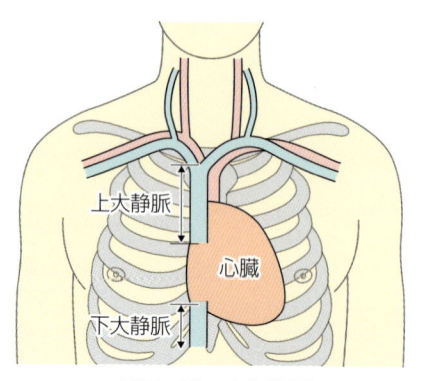

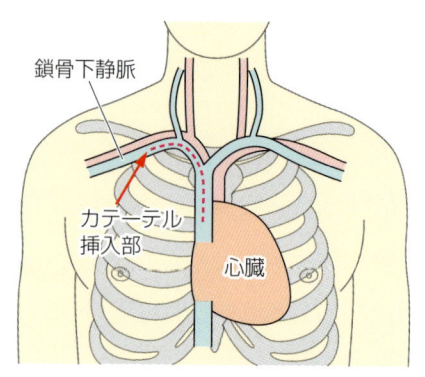

図Ⅲ-41　中心静脈

図Ⅲ-42　鎖骨下穿刺

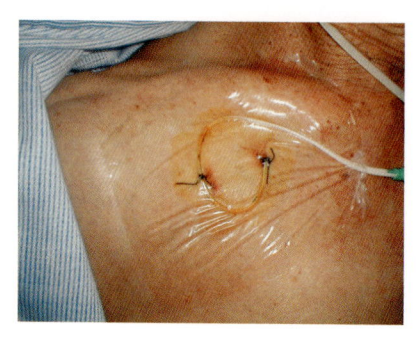

図Ⅲ-43　鎖骨下穿刺中心静脈栄養法
右鎖骨下静脈にCVCを挿入，フィルムドレッシングを使用．

　カテーテル挿入の経路は複数あり，CVCの穿刺部位には鎖骨下静脈，内頸静脈，上肢（上腕）の末梢静脈，大腿静脈がある．鎖骨下静脈からのカテーテル挿入では，カテーテルの先端部を上大静脈に留置する（図Ⅲ-41，図Ⅲ-42）．図Ⅲ-43には，右鎖骨下静脈にCVCを挿入した例を示している．上大静脈は心臓に近い太い血管で，血流量が多く血流速度も速いため，高濃度の糖質輸液も投与することができる．したがって中心静脈栄養法は，生体に必要とされるほぼすべての栄養素を投与することができ，十分なエネルギーを補給できる栄養法であるといえる．また鎖骨下静脈は血管が比較的太く，カテーテルの血管内走行距離も短いため，血栓の形成も少ない．

　投与の際，原則として1日に必要とされる糖質，電解質，アミノ酸，ビタミン，微量元素，脂質などを同時に，24時間で投与する．ただし，生理的日内変動やQOLを考慮して，間歇的静脈栄養法として日中のみあるいは夜間のみに輸液を行うこともある．病態に応じた輸液組成で，合併症に注意をして施行すれば，長期間にわたり静脈からの投与だけで十分な栄養管理が可能である．ただし，中心静脈栄養法の施行，すなわち消化管を使用しない状態が長期間になると，小腸粘膜の萎縮が起こり，このバリア機能が破綻し，バクテリアルトランスロケーションが起こる可能性もあるため注意を要する．

j．中心静脈栄養法施行時の基本的注意

　中心静脈栄養法を施行する前に把握しておくべき主な注意事項を挙げる．

(1) 糖の投与と高血糖

　中心静脈栄養法では高エネルギーを投与する目的で高濃度の糖質輸液を使用する．さらに術後の早期にはインスリンが分泌しているにもかかわらず，カテコールアミン，コルチゾールなどのインスリン拮抗ホルモンの分泌が増加し，高血糖を起こしやすい（Ⅱ章4，p.30）．このようなことから術後の中心静脈栄養法ではしばしば高血糖がみられる．高血糖の防止策としては，中心静脈栄養法を開始する前に患者の耐糖能を評価し，開始時のブドウ糖濃度を10％程度の低濃度から開始し，徐々に上昇させていく．必要に応じて血糖測定を行い，血糖値が100〜200 mg/dLとなるように管理する．高血糖（血糖値200 mg/dL以上）が持続する場合には，輸液中に速効型インスリンを混合して用いる．ブドウ糖10 gにつきインスリン1単位を目安に投与する．

　侵襲時には，ブドウ糖，フルクトース，キシリトールを4：2：1の比で投与すると糖質の利用効率が高まり，有効であるとされる（トリパレン®輸液）．しかし，フルクトースやキシリトールなどの五単糖類を大量に，また急速に投与すると乳酸アシドーシスや中枢神経障害を引き起こすことがあるため，注意が必要である．

(2) アミノ酸の投与

　アミノ酸は，体タンパク質や臓器タンパク質，酵素，ホルモンなどの合成にかかわるため，中心静脈栄養法では十分なアミノ酸が投与される必要がある．中心静脈栄養法に必要なアミノ酸量は，一般患者では約1.0 g/kg/日，術後患者では約2.0 g/kg/日である．

　静注用アミノ酸製剤は，総合アミノ酸製剤，肝不全用，腎不全用の3種類に大別され，病態に応じたアミノ酸を選択する．肝不全時には，フィッシャー比の高いアミノ酸注射剤（アミノレバン®点滴静注）を用いる．また腎不全時には，高窒素血症と尿毒症の改善を目的に，必須アミノ酸を主体としたアミノ酸注射液（キドミン®輸液，ネオアミユー®輸液）を用いる．これらの腎不全用アミノ酸製剤は，必須アミノ酸/非必須アミノ酸比（**E/N比**）が2.6〜3.2程度である．なお，ここで挙げた肝不全用および腎不全用輸液は，中心静脈栄養法，末梢静脈栄養法のいずれにも保険適用がある．末梢静脈へ投与する場合は，0.1〜0.2 g/kg/時の速度で点滴静注する．

(3) 中心静脈栄養法に使用する輸液

　中心静脈栄養法に使用する輸液を調製する際に用いられる，主として糖質および電解質を含有している注射液を，**基本液**という．p.81（i．中心静脈栄養法）で述べたように，近年，多種の中心静脈栄養法用のキット製品がソフトバッグ形態で市販されている．各社から市販されている基本液には，糖質としてはブドウ糖が使用されているものが多い．含有する糖質濃度（エネルギー）の違いにより，1号液，2号液，または3号液の呼称がある（例：トリパレン®1号輸液，トリパレン®2号輸液）．中心静脈栄養法の開始時には1号液を用いる．また，耐糖能が不明の場合や病態により耐糖能が低下している場合の開始液としても用いる．糖尿病，侵襲により耐糖能が低下し，投与エネルギーを制限する必要がある場合の維持液としても1号液を使用する．2号液または3号液は，通常の必要エネルギーの患者，または必要エネルギーの高い患者の維持液として使用する．これらの基本液には，Na^+，Cl^-などを含まないものもあるため，組成を確認して，必要に応じて補正

$$\mathrm{NPC/N} = \frac{\text{非タンパクカロリー (kcal)}}{\text{窒素 (g)}} = \frac{\text{糖質＋脂質のエネルギー (kcal)}}{\text{タンパク質 (g)} \div 6.25^{*}}$$

$$= 150 \sim 200 \text{ kcal/g}$$

図Ⅲ-44　NPC/N 比
*タンパク質中の窒素含量は約 16％である．

用電解質液で電解質量の補正を行う必要がある．製剤によっては，使用目的および含有するエネルギーの違いによって，LとN（例：ユニカリック®L輸液，ユニカリック®N輸液），またはLとH（例：ミキシッド®L輸液，ミキシッド®H輸液）などの呼称で区別したものもある．

　これらの製品は，各成分の輸液が隔壁を介して2室，あるいは3室に充填されている（図Ⅲ-40参照）．使用時には必ず隔壁が開通していることを確認することが重要である．中心静脈栄養法では，通常24時間かけて中心静脈内に輸液を持続点滴注入する．キット製品を使用する際は，単に混合して患者に投与するのではなく，患者の症状・病態を考慮しながら投与量や各成分を調整する必要がある．

（4）非タンパクカロリー／窒素（NPC/N）比

　NPC/N（non-protein calorie/nitrogen：非タンパクカロリー／窒素）比は，投与されたアミノ酸が効率よくタンパク質の合成に利用されるため，窒素1gあたりに必要なタンパク質以外の栄養素のエネルギーを示した指標である（図Ⅲ-44）．アミノ酸を投与する場合には，糖質や脂質などのエネルギー源を同時に投与してエネルギーを補う必要がある．投与するエネルギー量を一定にしてアミノ酸投与量を多くしていくと，タンパク質の合成は増加するが一定量以上になると合成量は増加しなくなる．また，投与するアミノ酸量を一定にしてエネルギー投与量を多くしていくと，同様にタンパク質の合成量は増加するが，一定量以上になると増加しなくなる（図Ⅲ-45）．

　NPC/N比は疾患や病態によって異なるが，通常，150〜200程度とするとタンパク質合成の効率が高いといわれる．重症感染症など侵襲の大きい場合には，体タンパク質異化が亢進し，アミノ酸の投与量を多くする必要があるためNPC/N比は100程度と低くなる．腎不全時にはアミノ酸投与量が制限される一方，体タンパク質異化が亢進するため，多くのエネルギーが必要となり，NPC/N比は300〜500と高く設定される．

（5）脂肪乳剤（脂質）の投与

　静脈栄養法における脂質投与の目的は，エネルギー補給と必須脂肪酸の供給である．現在市販されている脂肪乳剤は，ダイズ油を卵黄レシチンで乳化し，濃グリセリンで等張化したものであり，原則として末梢静脈へ点滴投与する．リノール酸，リノレン酸などの必須脂肪酸を豊富に含み，脂肪粒子の直径は230 nm程度である．エネルギー補給を目的に使用する場合，総投与エネルギーの20〜30％を目安とし，投与量は一般的に2.0 g/kg/日以下とする．必須脂肪酸供給の目的では，総投与エネルギーの5％程度を目安に考え，投与量は0.4 g/kg/日程度である．

　脂肪乳剤の粒子が血中へ入ると，脂肪粒子は高比重リポタンパク質（HDL）から脂肪

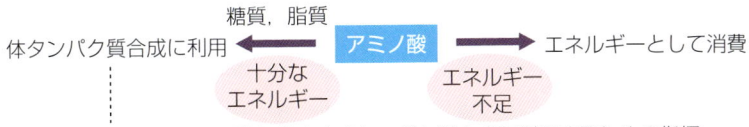

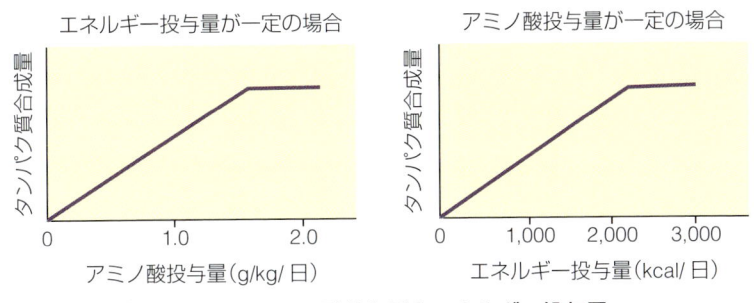

図Ⅲ-45 アミノ酸投与量とエネルギー投与量

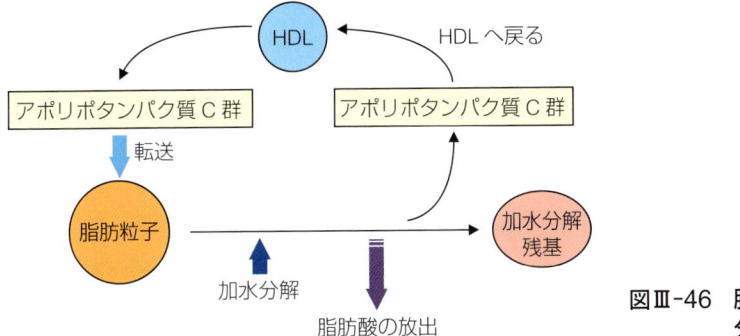

図Ⅲ-46 脂肪乳剤の粒子の加水分解

の加水分解を調節するアポリポタンパク質C群（C-Ⅱ, C-Ⅲなど）を受け取り, 脂肪酸とグリセリンに加水分解される. その後, 脂肪酸の種類によって異なった代謝過程に入る. 脂肪粒子が加水分解したら, 結合していたアポリポタンパク質C群はHDLへ戻り, 次の脂肪粒子に転送される. このように血中では, HDLと脂肪粒子の量的バランスが保たれている（図Ⅲ-46）. そのため, 脂肪乳剤の投与速度が速いとアポリポタンパク質の供給が追い付かなくなり, 脂肪粒子が血中に停滞してしまう. したがって脂肪乳剤をエネルギー源として利用するためには, 脂肪が加水分解される必要があり, 脂肪乳剤の投与速度の目安は 0.1 〜 0.15 g/kg/ 時とし, 急速投与は避ける.

(6) ビタミン B_1 併用の確認

長期間の絶食症例が対象となる中心静脈栄養法（高カロリー輸液療法）においてはビタミンの補給も重要となる. とくに, ビタミン B_1 の投与については, 中心静脈栄養法に用いる各製品の添付文書にも記載されているように重要であり, ビタミン B_1 が不足すると重篤な**アシドーシス**を招く恐れがある（図Ⅲ-47）.

アシドーシスの発現は図Ⅲ-48に示すような機序で説明できる. 糖代謝の過程で, ブド

ウ糖（グルコース）はピルビン酸を経てアセチル CoA に変換され，クエン酸回路に入る．クエン酸回路では有酸素による代謝が行われ多くの ATP が産生される．**ビタミン B_1** は，ピルビン酸からアセチル CoA への代謝に必要なピルビン酸脱水素酵素の補酵素である**チアミンピロリン酸（TPP）の前駆物質**である．したがって，ビタミン B_1 欠乏下では，アセチル CoA への代謝が抑制され，クエン酸回路の代謝回転が不十分となり，ATP の産生量が低下する．そのため，不足した ATP を補うために嫌気的解糖が亢進し，ピルビン酸が多量に産生される．このピルビン酸から乳酸が大量に産生されて蓄積し，乳酸アシドーシスが起こり，呼吸障害や意識障害などの重篤な症状が現れる．チアミンピロリン酸はメチオニン，ロイシン，イソロイシン，バリンなどのアミノ酸代謝にも影響を及ぼすことが知られている．通常，中心静脈栄養法の施行時には **1 日 3 mg 以上**のビタミン B_1 の併用が推奨されている．

(7) 乳酸アシドーシスの対処

乳酸アシドーシスの対処法として，症状が発症した場合には直ちにビタミン B_1 の投与の有無を確認する．投与されていない場合には**ビタミン B_1 製剤の急速静脈内投与**を行う．投与量は **100 ～ 400 mg/ 回**とし，1 時間ごとに症状が回復するまで投与を繰り返す．ビタミン B_1 の急速静脈内投与でも症状が改善しない場合には，炭酸水素ナトリウム注射液（メイロン®静注 7%，8.4%）のアルカリ化剤の投与を行い，アシドーシスの改善を図る．

(8) 微量元素欠乏症の回避

中心静脈栄養法施行時の微量元素欠乏症の予防には鉄（Fe），マンガン（Mn），亜鉛（Zn），銅（Cu），ヨウ素（I）を含有した微量元素製剤（エレメンミック®，ミネラリン®）が有効である．製剤中に含まれる各元素の量を表Ⅲ-25 に示した．微量元素欠乏症が生じるとさまざまな症状がみられるが（Ⅰ章 4-f．微量元素, p.20），実際に臨床症状から欠乏症を把握することは難しい．また最近では中心静脈栄養法を開始後，数週間でセレンの血漿中濃度が低下する例が報告されており，市販の微量元素製剤にセレンを含む製剤はなく，院内製剤としてセレノメチオニン，セレン酸，亜セレン酸の 3 種類が使用されることがある．

(9) メイラード反応

中心静脈栄養法では輸液調製後にメイラード反応が問題となる．キットやワンバッグ製剤の着色がみられたり，糖質・電解質液とアミノ酸液との混合調製後に液の褐色変化がみられる．この着色反応はブドウ糖とアミノ酸の含有量が多いほど，また温度が高いほど速く出現する．ブドウ糖などの還元糖が持つカルボニル基（$>C=O$）とアミノ酸のアミノ基（$-NH_2$）が反応して，シッフ塩基の形成を介して褐色物質メラノイジンを形成することによる．

(10) 中心静脈栄養法における投与速度

中心静脈栄養法の導入時には，1 号液もしくは L 液を用いる．開始時には，通常成人に 1,000 ～ 1,500 kcal/ 日の輸液を 24 時間かけて中心静脈内に持続点滴注入する．3 ～ 4 日で目標の投与エネルギーに到達させる．

【警告】
ビタミン B_1 を併用せずに高カロリー輸液療法を施行すると重篤なアシドーシスが発現することがあるので，必ずビタミン B_1 を併用すること．(「用法及び用量に関連する使用上の注意」の項参照)
ビタミン B_1 欠乏症と思われる重篤なアシドーシスが発現した場合には，直ちに 100〜400 mg のビタミン B_1 製剤を急速静脈内投与すること．
また，高カロリー輸液療法を施行中の患者では，基礎疾患及び合併症に起因するアシドーシスが発現することがあるので，症状があらわれた場合には高カロリー輸液療法を中断し，アルカリ化剤の投与等の処置を行うこと．

図Ⅲ-47 アシドーシス発現の警告
(テルモ株式会社：ハイカリック®1号液添付文書より)

図Ⅲ-48 アシドーシスの発現

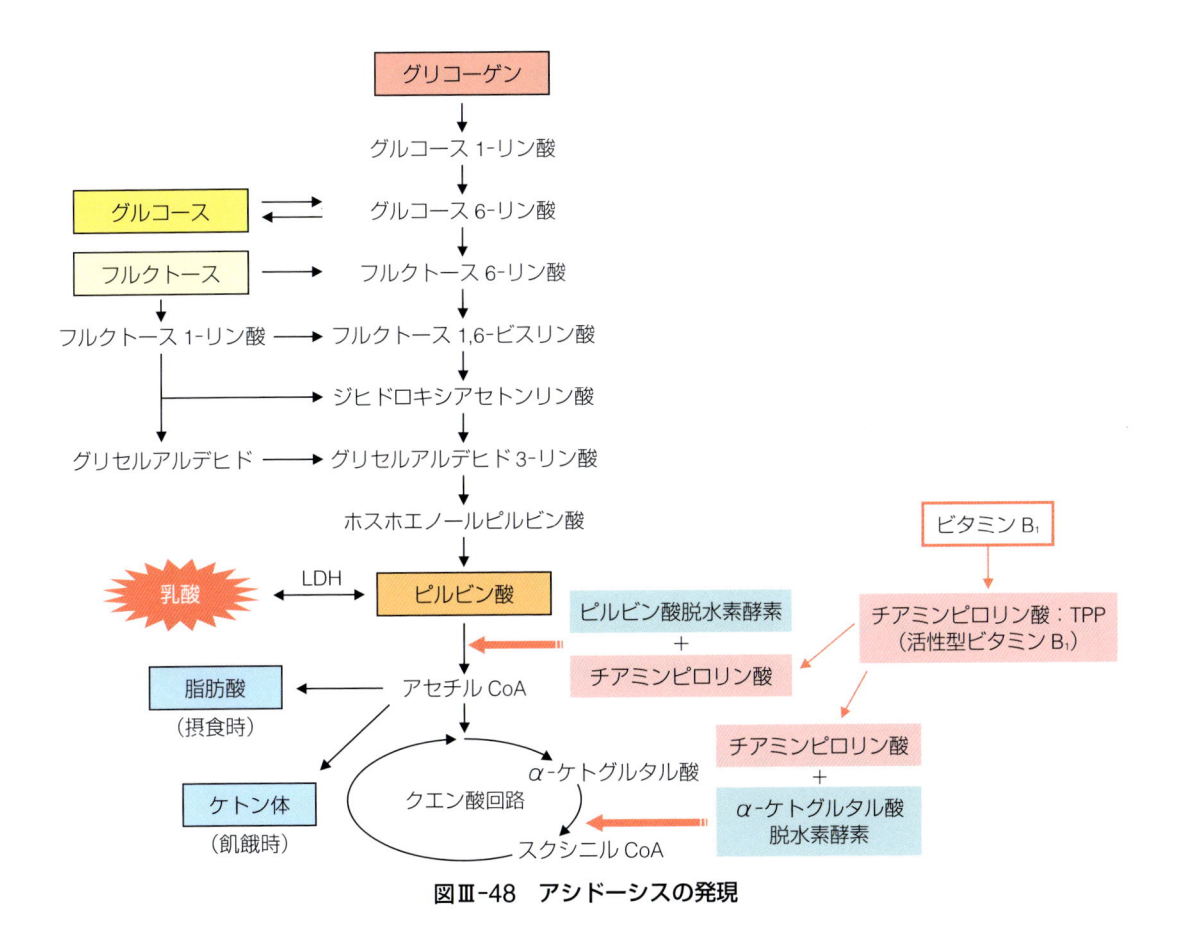

表Ⅲ-25 市販されている中心静脈栄養法用微量元素製剤の成分

元素	Fe	Mn	Zn	Cu	I
元素量（μmol/2 mL 中）	35	1	60	5	1

(11) カテーテル留置に伴う合併症

もっとも重要なものの1つに**カテーテル関連血流感染症**（catheter-related blood stream infection：**CRBSI**）がある．中心静脈栄養法を施行中に，ほかに明らかな感染症がなく，突然に悪寒を伴う発熱が出現することがあり，CVCを抜去すると解熱する点がCRBSIの特徴である．多くの場合，輸液の調製時や輸液セットの接続部，CVC皮膚挿入部からの細菌の侵入が原因で起こる．防止策としては，細菌繁殖の温床となる三方活栓の使用を原則として避ける．また，CVC皮膚挿入部や輸液ラインとCVC接続部の消毒を確実に行うことが重要であり，輸液の混合・調製はクリーンルームなどの清浄な環境のもとで行う．

7 在宅栄養療法

医療施設で施行されていた栄養管理を，居宅で行えるよう体制が整備されつつある．在宅で（中心）静脈栄養を使用する方法を**在宅（中心）静脈栄養法**（home parenteral nutrition：**HPN**），また，在宅で経腸栄養剤を使用する方法を**在宅経腸栄養法**（home enteral nutrition：**HEN**）と呼ぶ．ここでは，それぞれの療法の特徴の概略を述べる．

a. 在宅（中心）静脈栄養法（HPN）

（1）HPNの対象

HPNの対象疾患は，医療保険上は原因疾患にかかわらず，中心静脈栄養法以外に栄養の維持が困難で，医師が当該療法の必要性を認めたものである．HPNで実際にみられる疾患例として，悪性腫瘍，クローン病，腸の大量切除などにより消化管機能不全に陥った症例がある．脳血管障害に起因する摂食障害の慢性期で，消化・吸収機能に障害がない場合は，一般に経腸栄養を優先する．

基本的には，病態が安定していて入院治療を行う必要がない患者が対象となり，HPNによってQOLが向上することが期待される．また，患者自身がHPNを希望していることが前提である．患者は中心静脈にカテーテルを留置した状態のまま，自宅で輸液の調製や交換などを行うことになる．そのため，患者やその家族は静脈栄養法やHPNについての知識を持ち，その必要性をよく認識していることが重要である．

（2）HPNの実施と管理

HPNにおいては，患者のQOLと安全性の面から，長期留置用中心静脈カテーテルが用いられる．1ヵ月以上の長期間の使用が見込まれる場合には，自然抜去や感染が起こりにくい皮下埋め込み式ポートカテーテルが利用される．輸液の注入方法は，24時間持続注入法と間歇注入法とがある．24時間持続注入法では1日中注入することになるため，日常行動が制限されるという欠点もある．一方，間歇注入法では1日の一定時間のみの注入であるため，残りの時間は輸液から解放され，日常生活が可能となる．社会復帰を目指す場合には，夜間間歇注入が行われる．

HPNを実施する場合，医師，薬剤師，看護師は，患者や家族に対して輸液の調製や交

換の手技だけではなく，留置部位の細菌汚染，カテーテルの閉塞，代謝障害などへの十分な配慮などについても，繰り返し指導することが重要である．

b. 在宅経腸栄養法（HEN）

（1）HEN の対象

　HEN の対象となるのは，病態が急激に変化しない慢性期の安定した疾患である．栄養不良または栄養障害のために栄養管理が長期間必要とされ，栄養管理により病態の改善が期待できることが実施条件である．また，HPN と同様に，患者および家族が HEN を希望し，そのための協力が得られることが必要である．

　健康保険で指導管理料の算定ができるのは，在宅成分栄養経管栄養法を実施した場合である．基本的には，栄養素の成分が明らかなもの（アミノ酸，ジペプチドまたはトリペプチドを主なタンパク質成分とし，未消化態タンパク質を含まない成分栄養剤）または消化態栄養剤を用いて，経管的に投与する場合に，在宅成分栄養経管栄養法として保険請求できる．経腸栄養剤には薬価収載された医薬品扱いのものと，食品扱いのものがあるため，注意が必要である．

（2）HEN の実施と管理

　HEN では主に経鼻胃管，胃瘻，腸瘻を利用して，チューブを用いて栄養剤の投与を行う．経鼻的にチューブを挿入し，その先端を胃から空腸上部に位置させて経腸栄養療法を行う経鼻胃管栄養法の場合には，患者自身がチューブを挿入する必要がある．そのため患者には，入院中や外来で，その方法を修得させる必要がある．胃瘻，空腸瘻は，手術によって胃または空腸上部にチューブの先端を位置させて，他端を腹壁から体外へ出して固定する方法である．最近では，PEG による胃瘻の造設が普及し，長期の胃瘻管理にはボタン型やバルーン型胃瘻が用いられ，チューブの処置を行わずに入浴などができるなど，患者の QOL 改善につながっている．経腸栄養剤を投与する方法は，経鼻胃管の場合は1日量を3〜4回に分けて投与する間歇投与，胃瘻では，必要量を比較的短時間で投与するボーラス投与（胃内最大投与速度：200 mL/ 時程度）が一般的である．また腸瘻では，注入ポンプを用いてゆっくりとした速度（100 mL/ 時以下）で持続的な投与が行われることが多い．

IV. 病態下の栄養ケア・マネジメントの考え方

1 心疾患（心不全）

a. 心不全とは（病態の特徴）

　　心臓は左心房，左心室，右心房，右心室に分かれている．全身を巡ってきた血液は右心房から右心室を通り肺動脈に流れる．肺で酸素化された血液は，肺静脈から左心房，左心室を通って全身に巡る（図IV-1）．心不全とは，心臓の血液を送り出すポンプ機能が失調し，全身の臓器に十分な血液を供給することができないことによって起こる一連の症候群である．心不全の重症度分類はNYHA（New York Heart Association）の分類が一般に使用されている（表IV-1）．I度からIV度になるにつれて重症で，症状の有無，日常労作，安静時での症状の出現の有無，身体活動の制限により分類されている．心臓のポンプ機能は，心収縮力，前負荷，後負荷，心拍数によって規定されている．これらが破綻すると心不全になる．心不全の主病態の1つは，左心室の収縮力（ポンプ機能）の低下や壁の硬さの

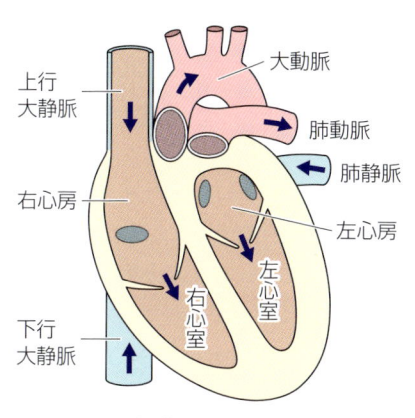

図IV-1　心臓の解剖と血流の方向

表IV-1　心不全の重症度分類

I度	心疾患はあるが身体活動に制限はない 日常的な身体活動では著しい疲労，動悸，呼吸困難あるいは狭心痛を生じない
II度	軽度の身体活動の制限がある 安静時には無症状 日常的な身体活動で疲労，動悸，呼吸困難あるいは狭心痛を生じる
III度	高度な身体活動の制限がある 安静時には無症状 日常的な身体活動以下の労作で疲労，動悸，呼吸困難あるいは狭心痛を生じる
IV度	心疾患のためいかなる身体活動も制限される 心不全症状や狭心痛が安静時にも存在する わずかな労作でこれらの症状は増悪する

（NYHA 機能分類）

表Ⅳ-2　心不全の症状と所見

肺うっ血	左心不全	症状：呼吸困難，息切れ，頻呼吸，発作性夜間呼吸困難，起座呼吸
		所見：断続性ラ音，喘鳴，ピンク色泡沫状痰，Ⅲ音やⅣ音の聴取
	右心不全	症状：易疲労感，食欲不振，腹部膨満，便秘，心窩部不快感，悪心
		所見：肝腫大，肝胆道系酵素の上昇，頸静脈怒張，体重増加
低心拍出量		症状：全身倦怠感，食欲不振，意識障害，不穏状態
		所見：冷汗，四肢チアノーゼ，低血圧，脈圧低下，頻脈，乏尿

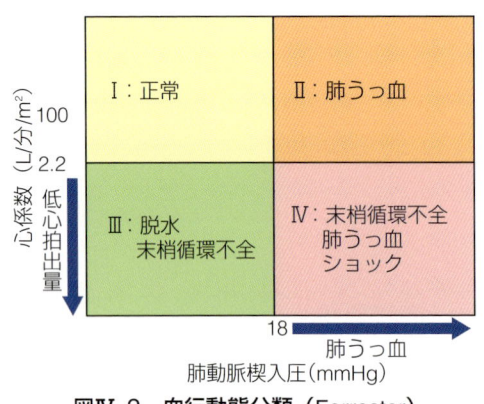

図Ⅳ-2　血行動態分類（Forrester）

Ⅰ：正常　Ⅱ：肺うっ血　Ⅲ：脱水　末梢循環不全　Ⅳ：末梢循環不全　肺うっ血　ショック

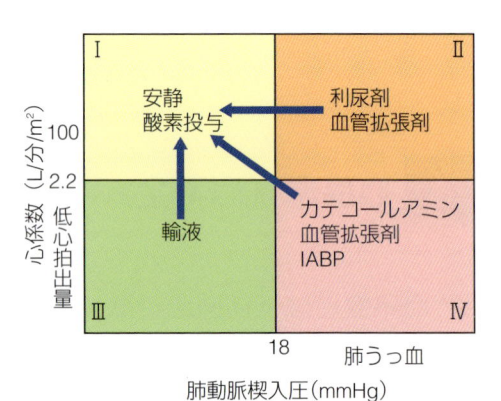

図Ⅳ-3　血行動態分類別の治療方針

Ⅰ：安静　酸素投与　Ⅱ：利尿剤　血管拡張剤　Ⅲ：輸液　Ⅳ：カテコールアミン　血管拡張剤　IABP

増加による左心室充満圧の増加と，これに引き続いて起こる左心房圧上昇や肺うっ血に基づく**左心不全症状**である．もう1つは，右心負荷により体静脈がうっ血し浮腫や肝腫大などの**右心不全症状**である．主な症状と所見を表Ⅳ-2に示す．

　左心不全は，急激な収縮力の低下や血圧の上昇（後負荷の増大）あるいは急速な容量負荷などで左心室充満圧の上昇，左心房圧の上昇さらに肺毛細血管静脈圧の上昇により肺間質の圧が上昇し，肺胞周囲の間質が浮腫を起こす．肺胞からの酸素の取り込みが障害され，低酸素血症の症状が出現する．労作時の息切れ，呼吸困難を訴える．進行すると安静時にも呼吸困難となり，頻呼吸，起座呼吸，重症では肺水腫となる．

　右心不全は，右心系の圧の上昇と体静脈うっ血（前負荷）で起こる．低心拍出量ならびに右心房圧上昇の症状では，食欲不振，便秘，悪心・嘔吐，腹部膨満感，全身倦怠感などの非特異的な症状が多くみられる．

　Forrester（フォレスター）らは，縦軸に心係数，横軸に肺動脈楔入圧をとり，**心係数**が $2.2 L/分/m^2$，**肺動脈楔入圧**が 18 mmHg をもって，左心不全の**血行動態を 4 つに分類**している（図Ⅳ-2，図Ⅳ-3）．肺動脈楔入圧（PCWP：pulmonary capillary wedge pressure）は，Swan-Ganz（スワン・ガンツ）カテーテルを右心房，右心室から肺動脈末梢に留置してバルーンを膨らませて肺動脈の一枝が閉塞されたときに先端で測定された値であり，臨床上の左心室の前負荷を知る方法である．心係数（CI：cardiac index）は心拍出量を体表面積で補正したもので，心拍出量（心収縮力）を客観的に評価する．この分類は左心不全の管理に有用である．Ⅰは正常，Ⅱは肺うっ血，Ⅲは脱水・末梢循環不全，Ⅳ

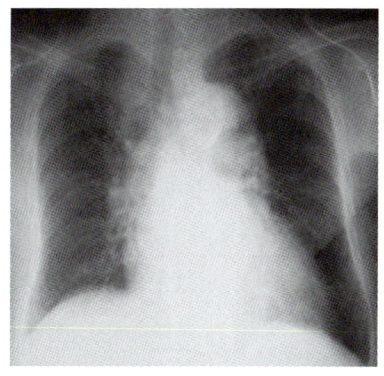

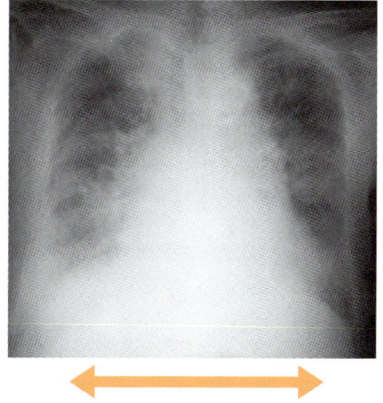

図Ⅳ-4 健常時と心不全時の胸部X線画像（91歳，女性）
心陰影の拡大・肺うっ血が認められる　左：健常時，右：心不全時

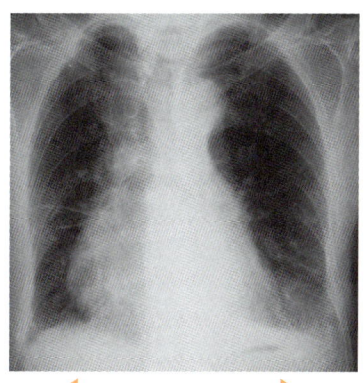

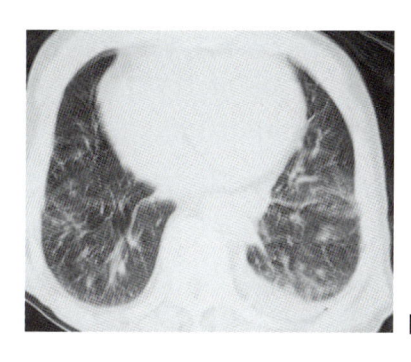

図Ⅳ-5 心筋梗塞・心不全の胸部X線・CT画像（82歳，男性）
心陰影の拡大・肺うっ血が認められる　左：胸部X線，右：CT

は末梢循環不全・肺うっ血・ショックなどを表す．図Ⅳ-4に91歳女性の健常時と心不全時の胸部X線画像を示す．心臓は拡大し，両肺にうっ血が認められる．図Ⅳ-5に82歳男性の心筋梗塞・心不全時の胸部X線・CT画像を示す．心陰影は拡大し，肺うっ血が認められる．

b. 栄養管理目的（ポイント）

慢性の心不全が原因で，**心臓悪液質**と呼ばれる栄養不良の状態になる危険性がある．心臓悪液質は中等度から重度の心不全患者に発生し，脂肪組織の喪失と体重減少を起こす．重度のうっ血性心不全では，心臓や肺のエネルギー必要量が増加するためにエネルギー摂取量が増加するが，過剰栄養には注意が必要である．

c. 治療法

心不全の治療は，**心血管性危険因子**のコントロールが重要である．血圧の厳格な管理と糖尿病を合併する症例では，アンジオテンシン変換酵素（ACE）阻害剤やアンジオテンシンⅡ受容体拮抗剤（ARB）の投与が勧められる．糖尿病合併例では，糖尿病をモニター

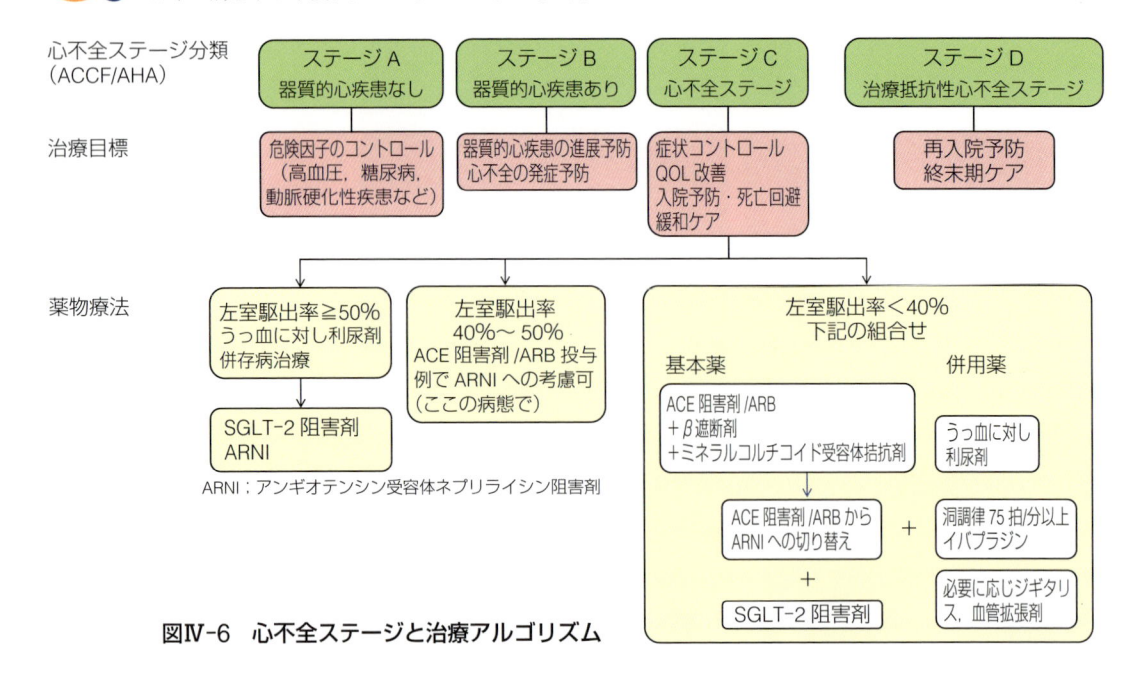

図Ⅳ-6 心不全ステージと治療アルゴリズム

心不全ステージ分類（ACCF/AHA）
- ステージA：器質的心疾患なし
- ステージB：器質的心疾患あり
- ステージC：心不全ステージ
- ステージD：治療抵抗性心不全ステージ

治療目標
- ステージA：危険因子のコントロール（高血圧、糖尿病、動脈硬化性疾患など）
- ステージB：器質的心疾患の進展予防、心不全の発症予防
- ステージC：症状コントロール、QOL改善、入院予防・死亡回避、緩和ケア
- ステージD：再入院予防、終末期ケア

薬物療法
- 左室駆出率≧50%：うっ血に対し利尿剤、併存病治療、SGLT-2阻害剤、ARNI
- 左室駆出率40%〜50%：ACE阻害剤/ARB 投与例でARNIへの考慮可（ここの病態で）
- 左室駆出率<40% 下記の組合せ
  - 基本薬：ACE阻害剤/ARB＋β遮断剤＋ミネラルコルチコイド受容体拮抗剤 → ACE阻害剤/ARBからARNIへの切り替え ＋ SGLT-2阻害剤
  - 併用薬：うっ血に対し利尿剤、洞調律75拍/分以上イバブラジン、必要に応じジギタリス、血管拡張剤

ARNI：アンギオテンシン受容体ネプリライシン阻害剤

しながらβ遮断剤を可能な限り導入する．このように心不全の治療薬は多岐に及ぶ．

　心不全ステージと治療アルゴリズムをまとめたものを図Ⅳ-6に示す．最近の心不全ガイドラインでは，ステージCが治療の目安で，左室駆出率を参考にして治療方針を決める．左室駆出率低下を左室収縮障害か拡張障害か診断する．収縮障害では，ACE阻害剤/ARB，アルドステロン拮抗剤およびβ遮断剤をできる限り併用し，ACE阻害剤/ARBをARNI（アンギオテンシン受容体ネプリライシン阻害剤）に変更し，SGLT-2阻害剤を加える．拡張障害では，SGLT-2阻害剤やARNIを考慮する．

　血行動態分類別に治療法を考える（図Ⅳ-3参照）．Ⅰは，心係数，肺動脈楔入圧ともに正常で，安静臥床のみで回復することも多い群である．Ⅱは，心係数は正常で，肺動脈楔入圧が上昇して，肺うっ血がみられるため，利尿剤や血管拡張剤などの治療を行う．Ⅲは，心係数，肺動脈楔入圧ともに低値であり，脱水や末梢静脈虚脱のため，静脈還流が低下し末梢循環不全を起こしているので，輸液にて補正する．Ⅳは，心係数低下と肺動脈楔入圧上昇がみられもっとも重症である．カテコールアミンによる心収縮力の増強と血管拡張剤を使用する．心機能の補助として大動脈バルーンパンピング（IABP：intra-aortic balloon pumping）が行われることがある．輸液は必要最低限に用いる．

d. 栄養療法

　慢性の心不全による心臓悪液質は，全身における酸素の欠乏と関係するエネルギー摂取量の低下や栄養素の喪失などの因子により発生する．腹水，ナトリウムや水分の制限，活動性の低下，消化器症状の出現などが原因で食欲不振が起こるとエネルギー摂取量が低下する．心臓悪液質によって心筋量が低下すると心機能そのものにも悪影響を及ぼす．

表Ⅳ-3　経腸栄養剤のビタミンK含有量

	容量	エネルギー（kcal）	ビタミンK（μg）
エレンタール®	80 g	300	3.0
ツインライン®NF	400 mL	400	25.0
ラコール®NF	200/400 mL	200/400	12.5/25.0
ラコール®NF 半固形	300 g	300	18.75
エンシュアリキッド®	250 mL	250	17.5
エンシュア®H	250 mL	375	26.3
イノラス®	125/187.5 mL	200/300	16.66/24.99
エネーボ®	250 mL	300	29
ラクフィア	300/400 mL	300/400	21/28
ハイネック®イーゲル	375/500 mL	300/400	18.8/25.0

　労作時息切れおよび易疲労感の増強や安静時呼吸困難，下肢の浮腫の出現は，心不全増悪の症状である．さらに，食欲不振や悪心，腹部膨満感，体重増加なども心不全増悪の徴候である．これらの特徴や対処方法を患者に理解してもらうことが大切である．患者へは薬物療法に対する説明とともに，心機能に応じて**減塩**，**水制限**，活動の制限や禁煙指導を行う．毎日の体重測定や規則的な服薬などの自己管理も重要である．

　心不全時は，浮腫などの体液の貯留によって血清アルブミンが希釈され，低下したようにみえるなど栄養評価が難しい場合がある．身体計測を経時的に行って栄養状態を総合的に評価する．

　重度のうっ血性心不全では，心臓や肺のエネルギー必要量が増加するためにエネルギー摂取量を30～50％増加させる．個々の患者の身体活動に応じてエネルギー必要量を決定することが重要である．

　経口摂取により栄養必要量を満たさない場合には，経口補助食品，経管栄養法を考慮する．水分制限のある場合にはエネルギーの高い（2 kcal/mL），ナトリウム含有量が中等度からより低い栄養剤を選択する．

　心疾患の患者は，抗凝固療法として**ワルファリンカリウム**を内服している場合がある．**ビタミンK**はワルファリンカリウムの作用を減弱することが知られている．ビタミンK摂取量の目安量60～75 μg/日に対し，ビタミンKが62.5 μg/100 mLと含有量の多い経腸栄養剤があるため，経腸栄養剤の選択には注意が必要である．**経腸栄養剤のビタミンK含有量**を表Ⅳ-3に示す．ワルファリンカリウムのコントロールにはプロトロンビン時間のPT-INR（PTよりPT-INRを換算：患者血漿のPT/正常血漿のPT）を用いる．PTが正常であればPT-INRは1.0になる．PTが延長するほどPT-INRは高値になる．心筋梗塞の静脈血栓予防や肺塞栓の治療，心房細動，心臓機械弁置換後には，一般にINRを2.0～3.0に調整する．コントロール不良の患者には，経腸栄養剤中のビタミンK量にも注意が必要である．

　心不全の患者には，循環動態が安定してから栄養療法をできるだけ早く開始する．経腸的な栄養療法を第1選択とする．栄養療法は，初めから必要エネルギー量を投与するのではなく，少量から開始し過剰栄養にならないよう注意する．

2 脳卒中

a. 脳卒中とは（病態の特徴）

　脳卒中とは，脳血管内に血栓が詰まる脳梗塞と，脳血管から出血する脳出血に大きく分けられる．CTにて出血は白く高濃度に，梗塞部位は黒く低濃度に描出される（図Ⅳ-7）．脳梗塞の初期はCTにて低濃度に描出されないことが多く，MRIにて血流障害を診断する．意識障害や頭痛・悪心・嘔吐・麻痺などの症状が出現する．右脳の場合は左半身の麻痺と言語障害が，左脳の場合は右半身の麻痺が起こるなど，脳血流障害の部位や大きさにより症状の種類や麻痺の程度が異なる．

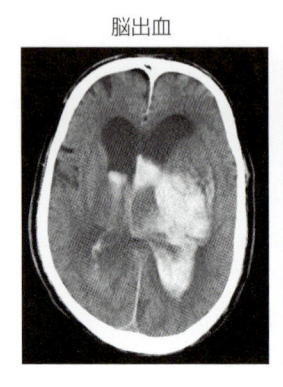

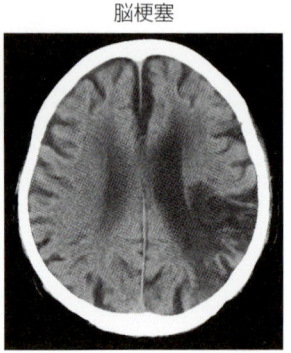

図Ⅳ-7　脳出血・脳梗塞のCT画像

b. 栄養管理目的（ポイント）

　栄養療法の期間と嚥下機能の評価を言語聴覚士とともに判断する．早期に**摂食・嚥下リハビリテーション**を開始する．嚥下機能に応じた食事形態を選択する．栄養障害が起こらないように栄養補給ルートを選択する．急性期には，末梢静脈栄養を行う．2週間程度の期間の場合は経鼻胃管栄養を，長期の場合は**PEG**（Ⅲ章B-5）による栄養管理を行う．嚥下機能と栄養摂取量および栄養療法が必要な期間を随時検討しながら栄養療法を行うことが大切である．

c. 治療法

　早期に脳卒中の種類を診断することが大切である．CTやMRIにより診断する．脳梗塞と診断された場合は，遺伝子組み換え組織型**プラスミノーゲンアクチベータ（rt-PA：一般名 アルテプラーゼ）**の静脈注射療法を行う．

　脳梗塞急性期に対するrt-PA静脈注射療法は，脳梗塞が完成する前に閉塞した血管内血栓を溶解し，再開通することで脳神経障害を軽減する治療法である（2005年10月より日本で認可）．アルテプラーゼは，ウロキナーゼやストレプトキナーゼより血栓溶解作

用が強く全身への影響が少ない．血栓溶解療法は出血のリスクを伴うため脳出血の患者には禁忌である．投与は**発症後 4.5 時間以内**に限られており，早期診断・早期治療が必要である．

　脳出血やくも膜下出血の場合は，脳神経外科が手術適応を判断する．脳浮腫に対して濃グリセリン（グリセオール®注）や副腎皮質ステロイドを，脳血流障害後の組織損傷を軽減するためにエダラボン（ラジカット®注）を用いる．

　グリセオール®注には生理食塩液と同濃度のナトリウムが含まれているため，心疾患や腎障害の患者には輸液中のナトリウム量に注意が必要である．

d. 栄養療法

　急性期には，血栓溶解療法や脳浮腫の治療などを行う．

　安静や絶食期間が長期間になると，摂食・嚥下をつかさどる筋肉や運動・呼吸筋が萎縮して寝たきり状態になりやすくなるため，できるだけ早期の摂食・嚥下リハビリテーションを開始する（図Ⅳ-8）．摂食・嚥下機能がどの程度障害されているかを言語聴覚士が診断する．図Ⅳ-9 には縦軸に必要栄養量を横軸に栄養療法と摂食・嚥下リハビリテーションの時期を示す．

　急性期の安静が解除された後は，食物を用いない間接訓練をまず始める．間接訓練とは口腔器官の運動訓練，呼吸訓練や全身の関節可動域訓練などである．経口摂取が可能かどうかは，全身状態，とくに意識状態を観察し，十分な咳ができること，著しい舌・咽頭運動障害がないこと，口腔内が清潔で湿潤していることや飲水試験で嚥下反射を認めること

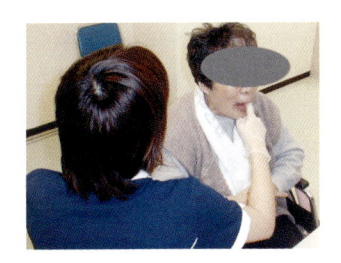

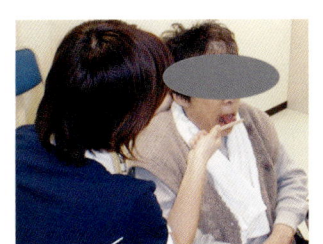

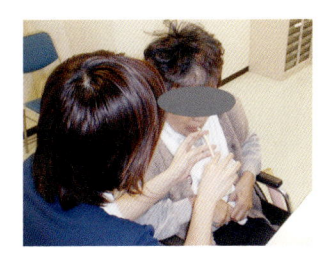

図Ⅳ-8　言語聴覚士による摂食・嚥下リハビリテーション

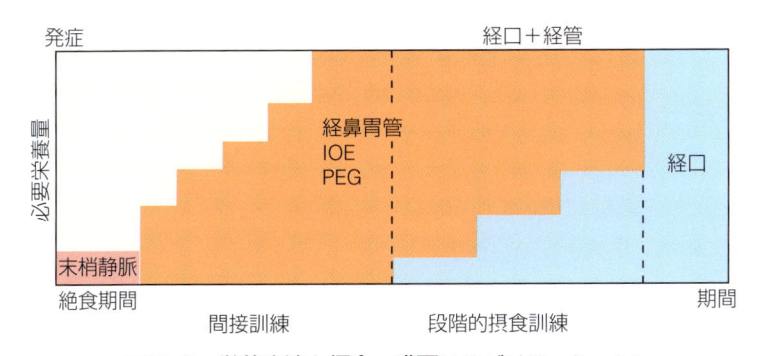

図Ⅳ-9　栄養療法と摂食・嚥下リハビリテーション

造影前　　　　　　造影中

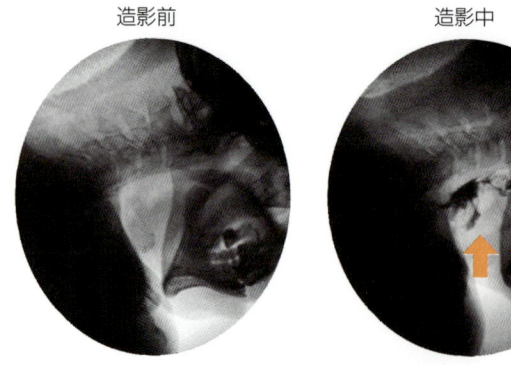

図Ⅳ-10　嚥下造影による嚥下機能の評価

表Ⅳ-4　経鼻胃管栄養の欠点

1. 嚥下運動を阻害し摂食・嚥下リハビリテーションが行い難い
2. 経鼻胃管チューブを伝わり唾液を誤嚥する
3. 経鼻胃管チューブを伝わり胃液が逆流し誤嚥する
4. 口腔ケアが行い難い
5. 経鼻胃管チューブの誤挿入・自己抜去の可能性がある
6. 鼻咽頭の潰瘍形成の可能性がある

表Ⅳ-5　PEGの利点

1. 必要栄養量を早期に満たしやすい
2. 摂食・嚥下リハビリテーションを順調に施行できる
3. 栄養障害の進行を予防できる
4. 口腔ケアの施行が容易である
5. 経鼻胃管チューブに伴う誤嚥のリスクが軽減される
6. 経口からの摂取量の増加が期待できる

などで判断する．客観的検査として，X線透視下で薄めたバリウムや食事を用いて造影する**嚥下造影**（VF：video fluorography）（図Ⅳ-10）や，内視鏡を経鼻的に挿入して咽・喉頭，食道や嚥下を観察する**嚥下内視鏡検査**（VE：video endoscopy）がある．

2週間以上の経口摂取が不可能と判断された場合には，経鼻胃管チューブを胃内へ挿入する．

経鼻胃管チューブは，大きさが8 Fr（フレンチ）*以下の小さなチューブを選択する．チューブが大きいと鼻尖部や鼻腔内の違和感や潰瘍を形成したり，唾液がチューブを伝わって誤嚥する可能性が高くなる．経鼻胃管栄養の欠点は表Ⅳ-4に示すように，嚥下運動を阻害したり，唾液の誤嚥，チューブの誤挿入や自己抜去の可能性があるなどである．とくに気管内に誤挿入して栄養剤が気管内へ入ると，重大な合併症を引き起こすため注意が必要である．

食事のときのみ食道までチューブを挿入して栄養剤を注入する間歇的経口食道経管栄養法（IOE：intermittent oro-esophageal catheterization）は，食事のたびにカテーテル挿入をしなければならないため，マンパワーが必要であり，誤挿入などの危険もある．

約4週間以上の栄養管理が必要な場合には，PEGを考慮する．言語聴覚士による摂食・嚥下リハビリテーションを行いながら嚥下機能の回復をチェックする．PEGの利点を表Ⅳ-5に示す．必要栄養量を早期に満たしやすく，摂食・嚥下リハビリテーションを順調

*3 Fr = 1 mm

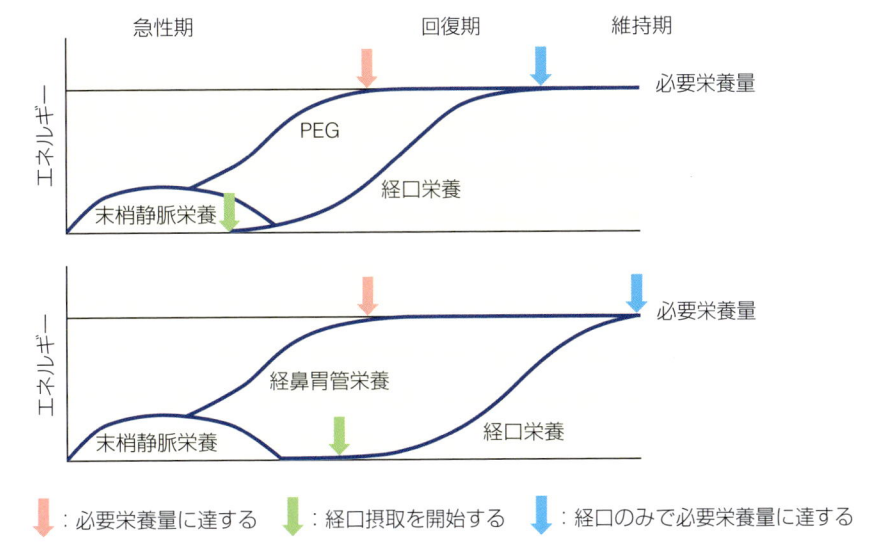

図Ⅳ-11 脳卒中後の栄養法と栄養摂取量

（上段グラフ）急性期・回復期・維持期におけるエネルギー摂取量の推移。末梢静脈栄養 → PEG → 経口栄養へ移行し、必要栄養量に達する。

（下段グラフ）末梢静脈栄養 → 経鼻胃管栄養 → 経口栄養へ移行する場合。

凡例：
- ↓（桃色）：必要栄養量に達する
- ↓（緑色）：経口摂取を開始する
- ↓（青色）：経口のみで必要栄養量に達する

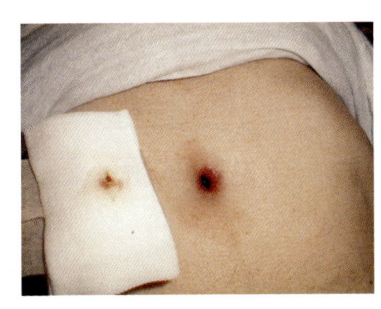

図Ⅳ-12 脳梗塞後, 嚥下機能が回復し胃瘻チューブを抜去した症例

胃瘻チューブ抜去後の瘻孔は，数日で自然治癒する．

に施行できるなどの利点がある．PEGを施行することは嚥下を犠牲にすることではない．摂食・嚥下リハビリテーションや経口摂取を行いながら，摂取不足分をPEGから注入することが可能である．図Ⅳ-11に経鼻胃管栄養の場合とPEGで管理した場合の摂取量の経過を示す．摂食・嚥下リハビリテーションを円滑に行うことによって，経口のみで必要栄養量に達するまでの期間を短縮することができる．また，楽しみ程度に経口摂取を行い，PEGから必要量を注入することも可能である．

経口摂取で必要エネルギーを十分に満たすようになった時点で胃瘻チューブは抜去する．脳梗塞後にPEGを施行し，摂食・嚥下リハビリテーション後に経口摂取のみで栄養摂取が可能となった症例を図Ⅳ-12に示す．数日でPEGの瘻孔は自然治癒する．

脳卒中後の全経過で，必要栄養量が不足しないように栄養療法を選択し，栄養状態を改善・維持できれば，リハビリテーションを順調に継続して行うことができる．

Ⅳ章　病態下の栄養ケア・マネジメントの考え方

3　糖尿病

a. 糖尿病とは（病態の特徴）

　健常者の1日の血糖変動は一定の狭い範囲で調整されている．早朝空腹時には70～100 mg/dLであり，食後には上昇するが，140 mg/dLを超えずに再び低下する．膵臓からは**インスリン**が一定速度で持続的に分泌されており（基礎分泌），食後，消化管よりブドウ糖が吸収されて血糖が上昇すると，それに反応してインスリンが追加分泌される．

　糖尿病の初期には追加分泌されるインスリンが低下し，病態が進行すると基礎分泌も低下する．そのため初期には，食後高血糖と前値への遅延が，進行すると早朝空腹時での高血糖が認められる．高血糖が持続すると糖毒性により毛細血管障害が進行する（図Ⅳ-13）．

　糖尿病の診断は，まず持続する高血糖にて**糖尿病の型分類**を行う．ブドウ糖75 gを患者に内服させ，内服前，30分，1時間，2時間後に採血し血糖を測定する**75 g経口ブドウ糖負荷試験（75 g OGTT）**を行う．空腹時血糖値126 mg/dL以上または糖負荷後2時間血糖値200 mg/dL以上を糖尿病型，空腹時血糖値110 mg/dL未満および糖負荷後2時間血糖値140 mg/dL未満を正常型，両者に属さないものを境界型と判定する（図Ⅳ-14）．

　血糖値とは別に**ヘモグロビンA1c（HbA1c）値**を測定する．ヘモグロビンは血液中の赤血球に含まれているタンパク質の一種で，ブドウ糖と結合する性質を持つが，ブドウ糖と結合したものをHbA1cと呼ぶ．HbA1c値が高いほど多くのブドウ糖が血液中にあることを示す．HbA1c値は，過去1ヵ月から2ヵ月の血糖状態を表すことから血糖値よりも正確な血糖の情報源となる．

　糖尿病の臨床診断において，糖尿病型に属する高血糖が，別の日に行った検査で2回以上確認できれば糖尿病と診断される．糖尿病型を示し，次のいずれかの条件が満たされた場合は，1回だけの検査でも糖尿病と診断される．糖尿病の典型的症状（口渇，多飲，多尿，体重減少）の存在，HbA1cが6.5%以上，確実な糖尿病網膜症（網膜の血管が損傷を受け出血などを起こすと視力低下を起こす）のある場合である．

　糖尿病は，1型糖尿病と2型糖尿病に分類される．1型糖尿病は，インスリンを分泌する膵臓のβ細胞の大半が破壊されて発症する．β細胞の破壊は自己免疫性に起こる場合と，

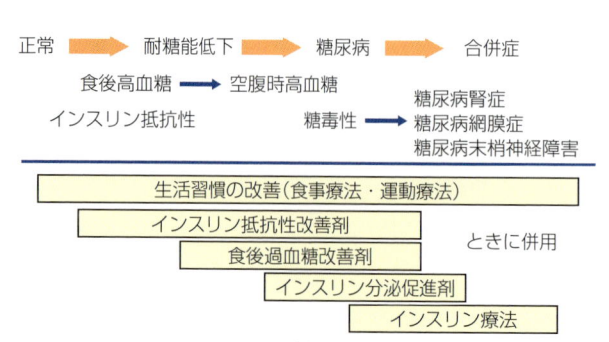

図Ⅳ-13　糖尿病の経過

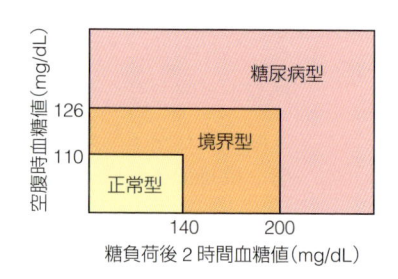

図Ⅳ-14　75 g OGTTにおける糖尿病の判定区分と判定基準

■インスリン分泌能の指標

$$\text{insulinogenic index (I.I.)} = \frac{30\text{分後インスリン値}-\text{空腹時インスリン値}(\mu\text{U/mL})}{30\text{分後血糖値}-\text{空腹時血糖値}(\text{mg/dL})}$$

0.4未満でインスリン分泌能低下

■インスリン抵抗性の指標

$$\text{HOMA-IR} = \frac{\text{空腹時インスリン値}(\mu\text{U/mL}) \times \text{空腹時血糖値}(\text{mg/dL})}{405}$$

2.5以上でインスリン抵抗性あり

図Ⅳ-15 インスリン分泌能と抵抗性の指標

自己免疫で説明のできない特発性の場合に分かれる．2型糖尿病は，通常，**インスリン分泌の相対的な低下**とインスリン標的臓器（肝臓や筋肉）における感受性の低下（**インスリン抵抗性の増大**）が加わり発症する．

インスリン分泌能の指標には，血液中のC-ペプチド（CPR），グルカゴン負荷試験，糖負荷試験での**insulinogenic index**（I. I.）がよく用いられる．CPRは，膵β細胞からインスリンと同様に分泌される物質で，肝臓などで分解されないのでインスリン分泌のマーカーになる．正常は40～100μg/日である．グルカゴン負荷試験は早朝空腹時に行い，グルカゴンを静脈注射後6分後と10分後に採血しCPRを測定する．6分あるいは10分後の値と負荷前の値の差が1 ng/mL未満の場合はインスリン療法が必要な場合が多く，0.5 ng/mL未満の場合はインスリン依存状態の可能性が高いと判断する．I.I.は75 g OGTTの負荷前と30分後のインスリン値と血糖値にて算出される（図Ⅳ-15）．0.4未満ではインスリン分泌障害が疑われる．

インスリン抵抗性の評価には，グルコースクランプ法とHOMA-IR（homeostasis model assessment-insulin resistance）が用いられる．グルコースクランプ法はインスリンを一定速度で持続注入したときの血糖を一定に保つために必要なブドウ糖（グルコース）注入速度を測定する方法であるが，機器の準備や検査に2～3時間が必要で汎用されていない．疫学調査において境界型糖尿病患者をHOMA-IR値別に群分けし，糖尿病を高率に発症するHOMA-IR値を検討したところ，1.92を境界として発症率に差がみられたことから，HOMA-IR値が2以上であるとインスリン抵抗性があると判断される．

糖尿病の三大合併症として，**糖尿病腎症**，**糖尿病網膜症**と**糖尿病末梢神経障害**がある．

糖尿病腎症は，糖尿病罹患後10～15年に明らかになる．自覚症状が出現するのは病変が進行してからであり，早期には自覚症状はない．タンパク尿の時期で尿の変化（排尿時の泡立ちなど）を自覚し，さらに進行すると浮腫，体重増加，全身倦怠感などの腎不全の症状が出現する．

糖尿病網膜症は糖尿病罹患10年前後から発症し，罹患20年を過ぎると糖尿病患者の75～80％に認めるといわれている．中途失明の原因の第1位である．

糖尿病末梢神経障害は，糖尿病発症後，比較的早期から認められる．多発性神経障害がもっとも多く，両側性で体幹より遠位ほど症状が強く，知覚異常のほうが運動障害よりも多くみられる．感覚障害の初期症状として，足先や足底のピリピリ感，ジンジン感の訴えが多く，自律神経障害の症状として，立ちくらみ，発汗異常，下痢，便秘などの症状がある．糖尿病の急性合併症として，低血糖，糖尿病ケトアシドーシス，高血糖高浸透圧性症

候群（非ケトン性糖尿病性昏睡），乳酸アシドーシスなどがある．糖尿病ケトアシドーシスや高血糖高浸透圧性症候群においては，脱水の補正（十分な輸液）とインスリンの投与，低カリウム血症の補正を行う．

b. 栄養管理目的（ポイント）

糖尿病の治療は食事療法，運動療法が基本である．食生活の異常を改善する．標準体重を用いて必要エネルギーを算定する．脂質は，**1価不飽和脂肪酸**（MUFA：monounsaturated fatty acid）（**オレイン酸**）を強化する．**低グリセミックインデックス**の食品を多く用いる．

c. 治療法

糖尿病の型分類，糖尿病の診断およびインスリン分泌能，インスリン抵抗性を診断する．食事療法，運動療法が基本である．糖尿病は，脳卒中や虚血性心疾患発生のリスクが高く，血糖コントロールと同時に肥満，高血圧，脂質異常症などの治療も不可欠である．食事療法，運動療法を続けながら，禁煙や禁酒指導も行うことがある．食事療法の目的は，必要最小量のインスリンで良好な代謝を保ち，肥満を是正し，インスリン感受性を改善することである．運動療法の目的は，エネルギー消費の増加，筋肉増強，心肺機能の強化により，インスリン抵抗性を改善することである．食事療法や運動療法などを行っても血糖コントロールが不十分の場合には薬物療法を開始する．血糖コントロールの指標を表Ⅳ-6に示す．高齢者糖尿病血糖コントロールの指標は，患者の特徴・健康状態に応じて決定する（高齢者糖尿病診療ガイドライン2023）．経口糖尿病用剤は，患者個人の病態を考えて薬剤を選択する薬物療法のアルゴリズムが日本糖尿病学会より2022年に出されている（図Ⅳ-16）．経口糖尿病用剤にてコントロールが不良な場合には，インスリン療法を行う（図Ⅳ-13参照）．

d. 栄養療法

食事療法により糖尿病状態が改善されると，糖尿病合併症のリスクは軽減される．1日2回の食事やまとめ食い，早食い，夕食時刻の遅延，菓子・清涼飲料の多食・多飲，油脂

表Ⅳ-6 糖尿病の血糖コントロールの目標（65歳以上の高齢者については出典のp107参照）

目標	血糖正常化を目指す際の目標[注1]	合併症予防のための目標[注2]	治療強化が困難な際の目標[注3]
	コントロール目標値[注4]		
HbA1c（％）	6.0未満	7.0未満	8.0未満

治療目標は年齢，罹病期間，臓器障害，低血糖の危険性，サポート体制などを考慮して個別に設定する．
注1）適切な食事療法や運動療法だけで達成可能な場合，または薬物療法中でも低血糖などの副作用なく達成可能な場合の目標とする．
注2）合併症予防の観点からHbA1cの目標を7％とする．対応する血糖値としては，空腹時血糖値130 mg/dL未満，食後2時間血糖値180 mg/dL未満をおおよその目安とする．
注3）低血糖などの副作用，その他の理由で治療の強化が難しい場合の目標とする．
注4）いずれも成人に対しての目標値であり，また妊娠例は除くものとする．

（日本糖尿病学会編・著：糖尿病治療ガイド2022-2023, p34, 2022より引用）

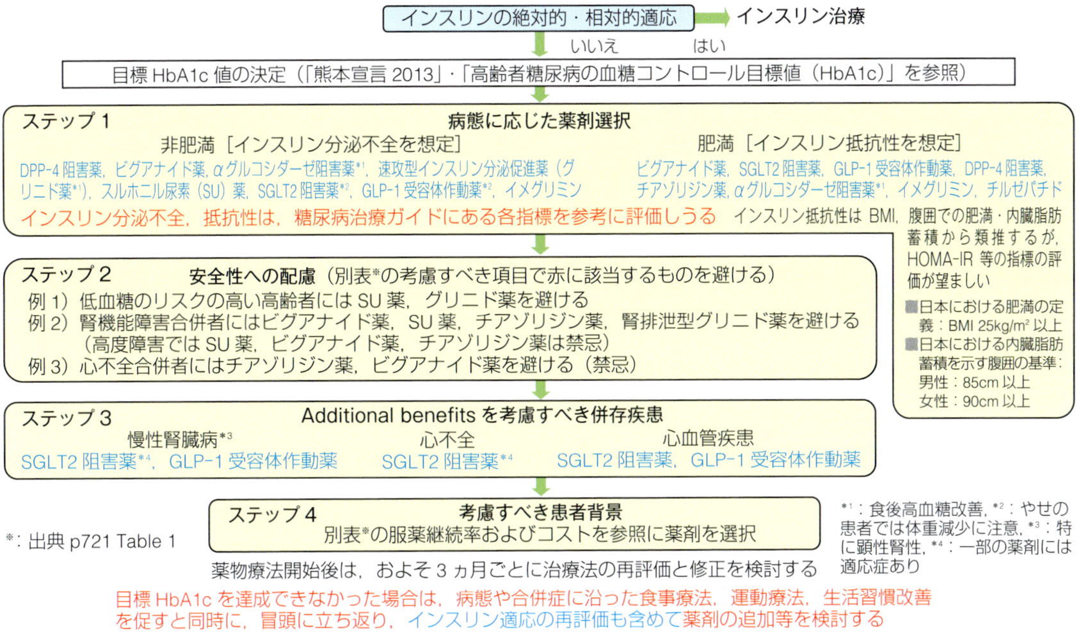

3 糖尿病

```
インスリンの絶対的・相対的適応 → インスリン治療
         ↓いいえ    ↑はい
目標HbA1c値の決定（「熊本宣言2013」・「高齢者糖尿病の血糖コントロール目標値（HbA1c）」を参照）
```

ステップ1　病態に応じた薬剤選択

非肥満［インスリン分泌不全を想定］
DPP-4阻害薬，ビグアナイド薬，αグルコシダーゼ阻害薬[*1]，速攻型インスリン分泌促進薬（グリニド薬[*1]），スルホニル尿素（SU）薬，SGLT2阻害薬[*2]，GLP-1受容体作動薬[*2]，イメグリミン

肥満［インスリン抵抗性を想定］
ビグアナイド薬，SGLT2阻害薬，GLP-1受容体作動薬，DPP-4阻害薬，チアゾリジン薬，αグルコシダーゼ阻害薬[*1]，イメグリミン，チルゼパチド

インスリン分泌不全，抵抗性は，糖尿病治療ガイドにある各指標を参考に評価しうる　インスリン抵抗性はBMI，腹囲での肥満・内臓脂肪蓄積から類推するが，HOMA-IR等の指標の評価が望ましい

■日本における肥満の定義：BMI 25kg/m² 以上
■日本における内臓脂肪蓄積を示す腹囲の基準：
男性：85cm以上
女性：90cm以上

ステップ2　安全性への配慮（別表*の考慮すべき項目で赤に該当するものを避ける）
例1）低血糖のリスクの高い高齢者にはSU薬，グリニド薬を避ける
例2）腎機能障害合併者にはビグアナイド薬，SU薬，チアゾリジン薬，腎排泄型グリニド薬を避ける
　　（高度障害ではSU薬，ビグアナイド薬，チアゾリジン薬は禁忌）
例3）心不全合併者にはチアゾリジン薬，ビグアナイド薬を避ける（禁忌）

ステップ3　Additional benefitsを考慮すべき併存疾患
慢性腎臓病[*3]　　　　心不全　　　　　心血管疾患
SGLT2阻害薬[*4]，GLP-1受容体作動薬　　SGLT2阻害薬[*4]　　SGLT2阻害薬，GLP-1受容体作動薬

ステップ4　考慮すべき患者背景
別表*の服薬継続率およびコストを参照に薬剤を選択

*：出典 p721 Table 1

薬物療法開始後は，およそ3ヵ月ごとに治療法の再評価と修正を検討する

[*1]：食後高血糖改善，[*2]：やせの患者では体重減少に注意，[*3]：特に顕性腎症，[*4]：一部の薬剤には適応症あり

目標HbA1cを達成できなかった場合は，病態や合併症に沿った食事療法，運動療法，生活習慣改善を促すと同時に，冒頭に立ち返り，インスリン適応の再評価も含めて薬剤の追加等を検討する

図Ⅳ-16　2型糖尿病の薬物療法のアルゴリズム
（日本糖尿病学会：コンセンサスステートメント策定に関する委員会：2型糖尿病の薬物療法のアルゴリズム（第2版）．糖尿病66(10)：715-733, 2023 より許諾を得て転載）

類の多い食事，酒類の多飲や外食の過食などの食生活異常を改善する．

一般に，食事療法における摂取量について，糖質は1日総エネルギー摂取量の50〜60％，タンパク質は15〜20％，脂質は25％以下が推奨されている．必要エネルギーは，標準体重あたり25〜30 kcalとする．肥満者は25 kcal/kg以下とするが，ケトーシスを起こさないために糖質は総エネルギー量の50％以上とし，1日100〜150 gのブドウ糖を確保する．タンパク質摂取量は1.0 g/kg/日に設定する．糖尿病腎症では，タンパク質制限を行う．

脂質は，血中コレステロールの低下作用がある**オレイン酸**（1価不飽和脂肪酸）を強化する．脂質異常症の場合は，飽和脂肪酸，1価不飽和脂肪酸，多価不飽和脂肪酸の比を3：4：3とすることが推奨されている．コレステロールの摂取量は，1日200 mgないしは300 mg以下に制限する．

食物繊維は人の消化酵素で分解されない物質で，大腸では腸内細菌によって一部が分解される．食物繊維は，水溶性と不溶性に分類される．水溶性食物繊維（ペクチンなど）には胃排泄の遅延と小腸からの吸収遅延効果があり，糖吸収遅延と血清コレステロール低下作用があるとされている．**グリセミックインデックス**（glycemic index）は，正常者において同量の糖質を含む食品の食後血糖上昇の程度を指標化したもので，食物繊維を多く含む食品のインデックス値が低くなる傾向を示している．低グリセミックインデックスの食品が糖尿病患者には勧められる．糖尿病対応の経腸栄養剤（グルセルナ®，タピオン®，インスロー®）は，低グリセミックインデックスで1価不飽和脂肪酸が多く配合されている．

食事療法，運動療法，薬物療法を組み合わせながら糖尿病由来の合併症の進展を阻止できるように血糖値のコントロールを行う．

4　COPD

a. COPDとは（病態の特徴）

　　COPD（chronic obstructive pulmonary disease：**慢性閉塞性肺疾患**）とは，かつては肺気腫，慢性気管支炎といわれていた**閉塞性換気障害**を起こす疾患である．有毒粒子やガス（タバコの煙，大気汚染，室内煙など）が中枢や末梢気道での炎症を起こし，中枢気道の炎症では咳嗽・喀痰を，末梢気道の炎症では気腫性病変を起こす．

　　症状として，咳，痰，労作時の息切れがあり，喫煙歴があるときには，COPDの可能性を疑う．図Ⅳ-17に気胸にて手術を施行した非喫煙者と喫煙者の胸腔鏡での肺所見を示す．喫煙者の肺は真っ黒でニコチンが沈着している．図Ⅳ-18に健常者とCOPD患者のCT画像を示す．COPDでは，肺胞壁の破壊が低吸収域として描出されている．

　　末梢気道閉塞の診断には，呼吸機能検査の**スパイロメトリー**が必要である．スパイロメトリーとは，できる限りの吸気（最大吸気位）からできるだけ早く最後まで呼出（最大呼気位）させた際の，肺に出入りするガスの量を測定する検査である．ゆっくり吸気させる肺活量（VC：vital capacity）と，最大に努力して息を出させる努力性肺活量（FVC：forced vital capacity）などを測定する．肺活量は，性別，年齢，身長から求めた予測値との比である％VCと1秒間に呼出できる量である1秒量（FEV1：forced expiratory volume 1 second）を1秒間に何％呼出することができたかの1秒率（FEV1％）にて換気障害を分類する（図Ⅳ-19）．

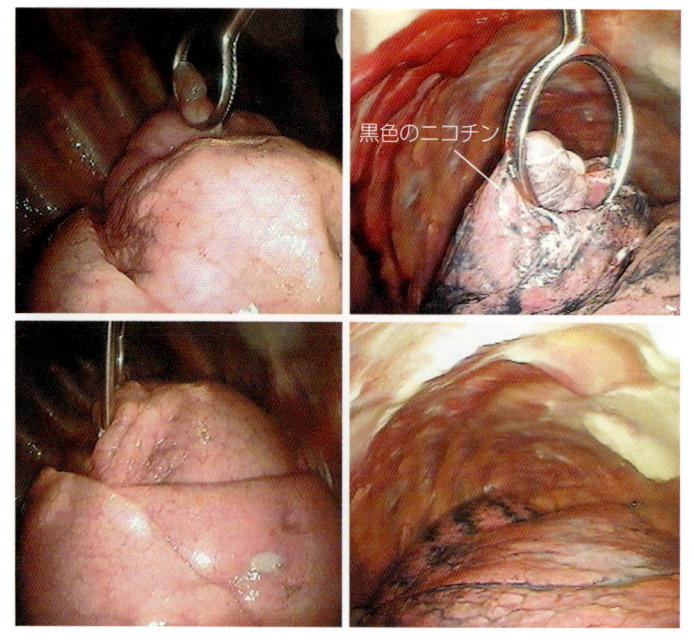

図Ⅳ-17　喫煙歴のない肺と喫煙歴のある肺

正常　　　　　　　　COPD

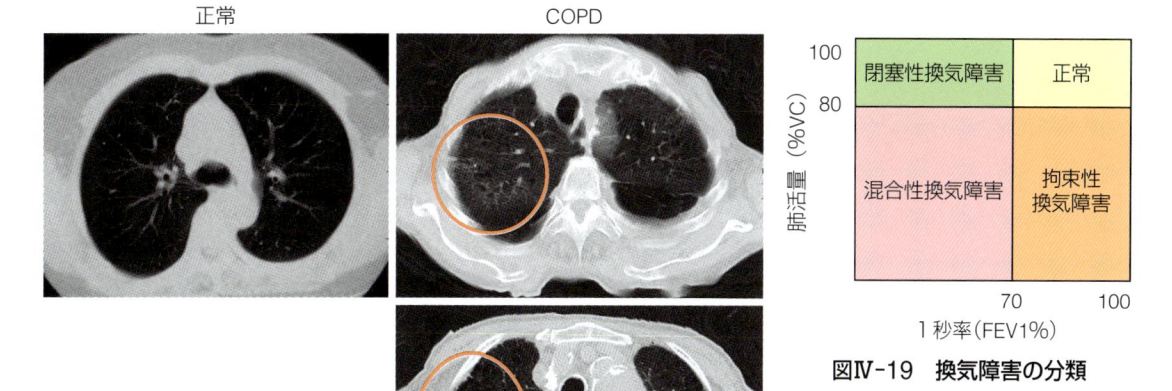

図Ⅳ-18　正常肺とCOPDのCT画像
COPDでは肺胞壁の破壊が低吸収域として多数みられる.

図Ⅳ-19　換気障害の分類

	分類			
1秒率<70% 1秒量≧80%予測値	1秒率<70% 50%≦1秒量<80% 予測値	1秒率<70% 30%≦1秒量<50% 予測値	1秒率<70% 1秒量<30%予測値 または1秒量<50%予測値 で慢性呼吸不全や右心不全を伴う	
Ⅰ期：軽症	Ⅱ期：中等症	Ⅲ期：重症	Ⅳ期：最重症	

治療：
- リスクファクターを積極的に減らす，インフルエンザワクチン接種　短時間作用型気管支拡張剤（必要時）を使用する
- 1剤または複数（必要時）の長時間作用型気管支拡張剤による定期的治療，呼吸リハビリテーション（患者教育・運動療法・栄養管理）を行う
- 増悪を繰り返す場合，吸入ステロイド剤を追加
- 慢性呼吸不全がある場合　長時間酸素療法を追加　換気補助療法（NIPPV）　外科療法

図Ⅳ-20　COPDの重症度分類と治療
（GOLDガイドラインに基づく）

　COPDは，代表的な閉塞性換気障害を示す疾患である．図Ⅳ-20にGOLD（global initiative for chronic obstructive lung disease）ガイドラインによる**COPDの重症度分類**と治療を示す．GOLDは世界中の医療専門家が協力して「COPDについての認識・理解を高めること」「COPDの診断・管理・予防について，その方法を向上させること」などを目的に始まった活動である．

　COPDの診断は，スパイロメトリーで1秒率が70％未満であれば閉塞性換気障害と判定できる．β_2刺激剤吸入後の1秒量が70％未満の場合には，呼吸機能上はCOPDと判

胸部 X 線　　　　　　　　　　CT

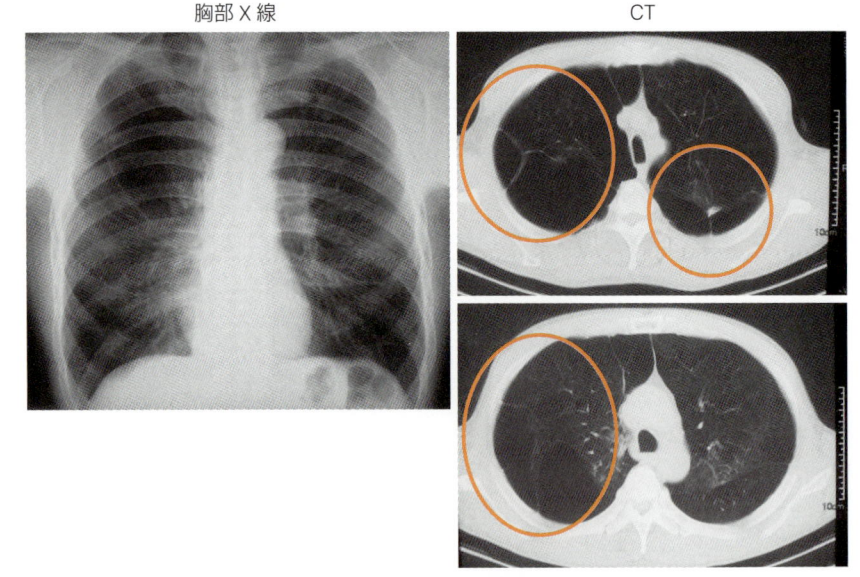

図Ⅳ-21　Ⅳ期の COPD の胸部 X 線・CT 画像
胸部 X 線画像では肺が過膨張し，CT 画像では肺内に多発性嚢胞が認められる．

断することができる．
　COPD の重症度は，予測値に対する 1 秒量の割合（％予測値）で，
　　Ⅰ期：軽症　（1 秒量≧ 80％予測値）
　　Ⅱ期：中等症（50％予測値≦ 1 秒量＜ 80％予測値）
　　Ⅲ期：重症　（30％予測値≦ 1 秒量＜ 50％予測値）
　　Ⅳ期：最重症（1 秒量＜ 30％予測値あるいは 1 秒量＜ 50％予測値で慢性呼吸不全
　　　　　　　　あるいは右心不全合併例）
と判定される．図Ⅳ-21 はⅣ期の COPD 患者の胸部 X 線・CT 画像である．胸部 X 線では肺は過膨張し，横隔膜も下がっている．CT では，両側に嚢胞が多発している．

b. 栄養管理目的（ポイント）

　COPD 患者では，呼吸に伴う**消費エネルギーが増加**し，栄養障害が高率に発症する．栄養補給を行って呼吸筋の強化が必要である．換気障害のある場合には，糖質を減量して**脂肪を増量した栄養剤**が CO_2 産生抑制に有用である．糖質の過剰摂取に注意する．

c. 治療法

　COPD の治療は，現時点において根本的な治療によって健康な肺に戻すものではない．しかし，早い段階で病期を診断し，適切な治療を開始することで進行を食い止め，日常生活への障害を防ぐことができる．図Ⅳ-20 に重症度別の COPD の治療方針を示した．
　COPD の治療の第 1 は**禁煙**である．喫煙を続ける限り，病期の進行を止めることはできない．タバコへの依存性の強い場合には，ニコチン代替療法として，ニコチンパッチや

非ニコチン製剤の内服薬で禁煙する方法もある．

　COPD 患者は感染症が重症化しやすく COPD の増悪因子にもなることから，インフルエンザワクチン，新型コロナワクチンおよび肺炎球菌ワクチン接種が勧められる．

　中等症以上では定時的な薬物療法を行う．気管支拡張剤の定時使用には，**長時間作用型抗コリン剤**（LAMA：long acting muscarinic antagonist），**β_2 刺激剤**（LABA：long acting β_2 agonist），**テオフィリン**を用いる．中等症以上に対しては，吸入 LAMA のチオトロピウム臭化物水和物（スピリーバ®）の定時使用が推奨されている．1 回の吸入で作用が 24 時間持続する．吸入 β_2 刺激剤のサルメテロールキシナホ酸塩（セレベント®）は 12 時間持続する．吸入できない患者には，貼付型であるツロブテロール（ホクナリン®テープ）も有用である．テオフィリンも気管支拡張と抗炎症作用や呼吸筋増強作用があり，長時間作用型として，徐放性テオフィリン製剤（テオドール®，ユニフィル LA®，テオロング®）が用いられる．2 剤（吸入抗コリン剤，吸入 β_2 刺激剤）の配合剤として，ウルティブロ®，アノーロエリプタ，スピオルト®レスピマット®，ビベスピ®エアロスフィア®が，3 剤（吸入抗コリン剤，吸入 β_2 刺激剤，吸入ステロイド剤）の配合剤としてテリルジー®とビレーズトリ®エアロスフィア®が発売されている．

　重症以上で増悪を繰り返す場合には，**吸入ステロイド剤**の効果が期待できる．非薬物療法としては，呼吸リハビリテーション，酸素療法，鼻マスク式の非侵襲的陽圧換気（NIPPV：noninvasive intermittent positive pressure ventilation），過膨張の肺を切除する外科療法などがある．

d. 栄養療法

　COPD 患者は，呼吸に伴うエネルギー消費量が増大しており，高率に栄養障害が合併している．骨格筋と脂肪組織の消耗が主体で，血清アルブミン値などは保たれているマラスムス型のタンパク質・エネルギー栄養失調症（PEM）である．栄養障害が進行すると呼吸筋である横隔膜や肋間筋量が減少し，ますます呼吸障害が進行する悪循環となる．

　栄養素も呼吸に影響を及ぼすため，糖質，脂質，タンパク質は代謝過程において酸素（O_2）を用いてエネルギーと CO_2，水を産生する（図Ⅳ-22）．糖質，脂質，タンパク質の 1 kcal あたりの **CO_2 産生量**は異なる．糖質（ブドウ糖）の酸化に伴う 1 kcal あたりの CO_2 産生量は脂質酸化あるいはタンパク質酸化より大きい．糖質を過剰摂取した場合には，

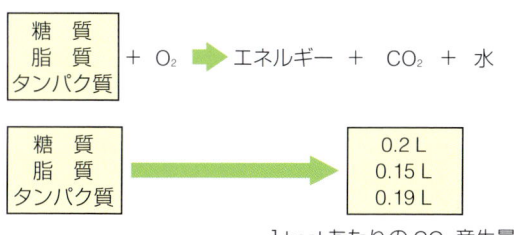

糖質／脂質／タンパク質 ＋ O_2 ➡ エネルギー ＋ CO_2 ＋ 水

糖質 → 0.2 L
脂質 → 0.15 L
タンパク質 → 0.19 L

1 kcal あたりの CO_2 産生量

図Ⅳ-22　栄養素の投与と CO_2 産生量

脂質の合成が開始され，CO_2 の産生が促進される．このため，糖質摂取量を少なくし脂質で補う栄養法が推奨されている．著しい換気障害がなければ糖質主体，脂質主体にかかわらずエネルギー補給を最優先する．糖質主体の栄養剤では，エレンタール®配合内用剤，ラコール®配合経腸用液，エンシュア・リキッド®，ツインライン®配合経腸用液などが使用される．換気不全のある場合には脂質主体の栄養剤であるプルモケア®，ライフロン®-QL などが使用される．

また，腹部膨満により呼吸困難感が増強することがある．呼吸訓練時の空気嚥下を少なくし，食事は少量ずつ頻回に分けゆっくりした摂取を指導する．呼吸困難時には食事の前に気管支拡張剤を使用して安静にすることや，排便コントロール，整腸剤の使用も考慮する．

COPD 患者は長期に外来治療が必要な症例が多く，生活習慣の改善，食事療法・薬物療法の意義などを患者に指導することも大切である．

5 肝疾患（肝硬変を含む）

a. 肝疾患とは（病態の特徴）

　肝臓は，右上腹部にあり，重さ約 1.0 ～ 1.4 kg で，腸で吸収された栄養素の代謝を行う臓器である（図Ⅳ-23）．肝臓には右葉と左葉があり右葉が約 60%，左葉が 40% を占め，右葉は前区と後区に分類される．肝臓は，肝動脈（酸素を多く含んだ動脈血）と門脈（小腸から吸収された多くの栄養素を含んだ静脈血）から血流の 2 重支配を受けている．肝静脈から下大静脈，右心房に流入する．

　肝臓は，グルコースからのグリコーゲンの合成，タンパク質や脂質の分解・合成にかかわっている．食事によって取り込まれたグルコースをグリコーゲンとして貯蔵し，絶食時にはグリコーゲン分解と糖新生によってグルコースの産生を行う．肝機能が著しく低下した肝硬変では，耐糖能低下を呈することが多く，肝臓ではグリコーゲンの合成と蓄積が低下している．

　また，胆汁や血液凝固因子を生成し，アルコールの解毒に必要なアセトアルデヒドも肝臓で産生される．胆汁には胆汁酸とビリルビン（胆汁色素），コレステロールなどが含まれている．胆汁酸は脂肪酸と結合し（ミセル化），回腸粘膜から吸収される．黄疸（高ビリルビン血症）の原因には，肝細胞障害で黄疸となる肝性黄疸と胆汁の流れ道（総胆管）が狭窄して起こる閉塞性黄疸，および，出血などで血液が溶血することで起こる溶血性黄

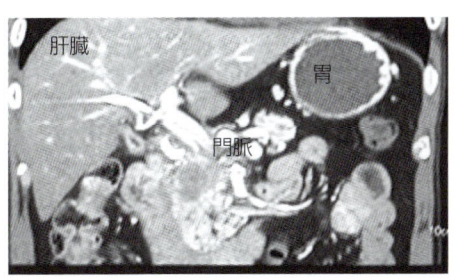

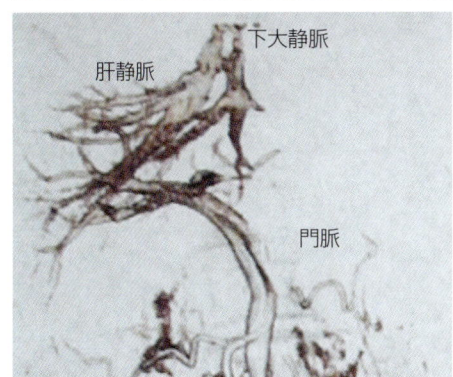

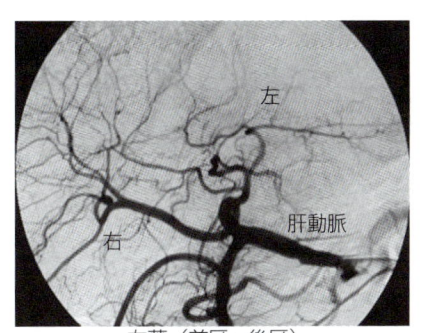

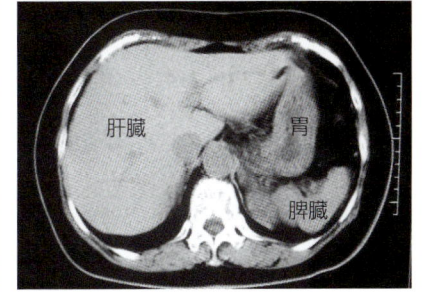

図Ⅳ-23　肝臓の位置と解剖

肝機能異常
C型肝炎　B型肝炎　　　→　　肝硬変　　→　　肝癌
脂肪肝　　NASH

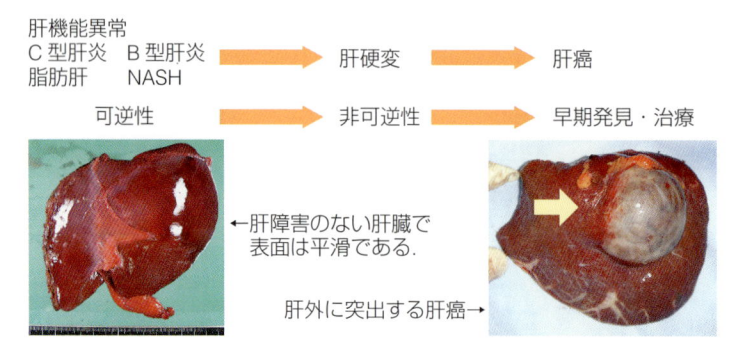

可逆性　　→　　非可逆性　　→　　早期発見・治療

←肝障害のない肝臓で表面は平滑である.

肝外に突出する肝癌→

図Ⅱ-24　肝疾患の経過
NASH：非アルコール性脂肪性肝炎

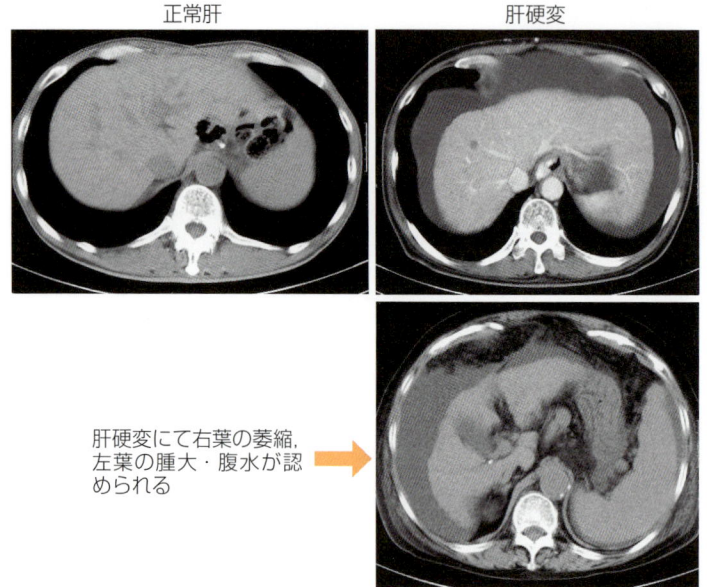

正常肝　　　　　　　肝硬変

肝硬変にて右葉の萎縮，左葉の腫大・腹水が認められる

図Ⅳ-25　正常肝と肝硬変のCT画像

疸に分類される．

　糖質やタンパク質は小腸から門脈を経由して肝臓に運ばれる．脂質のうち，中鎖脂肪酸（MCT）は門脈を経由して肝臓に運ばれ，長鎖脂肪酸（LCT）はリンパ管を経由して胸管から鎖骨上で静脈内を経由して血管内へ入る．ビタミン類も小腸から門脈を経由して肝臓に運ばれ代謝される．

　肝臓が何らかの原因で障害されると，肝硬変，肝癌へと進行し（図Ⅳ-24），タンパク質合成の低下，腹水，**高ビリルビン血症**（黄疸）がみられるようになる．図Ⅳ-25に正常肝と肝硬変のCT像を示す．

　肝硬変になると肝臓は萎縮し肝臓でのタンパク質合成が低下し**低タンパク血症**（低アルブミン血症）となり腹水が出現する．肝硬変には，肝癌が発生しやすくなる．

　肝障害が進行すると肝線維化が起こり，肝臓へ流入する門脈圧が亢進して**門脈圧亢進症**となる．門脈圧が亢進すると，**脾臓の腫大**，**食道静脈瘤**などがみられる．脾臓が腫大し脾

機能が亢進すると血小板が減少して出血傾向が進行する．

b．栄養管理目的（ポイント）●●●●●●●●●●●●●●●●●●●●●●

　　肝疾患に対する栄養療法は，大切な治療の1つである．**分岐鎖アミノ酸**（BCAA：branched chain amino acid）の使用と**就寝前補食**（LES：late evening snack）が重要である．肝障害の程度に応じた栄養療法を考える．

c．治療法 ●●●●●●●●●●●●●●●●●●●●●●●●●●●●●●●●●●

　　ウイルス性肝炎から肝硬変，肝癌への進行の阻止のために，肝庇護剤（グリチルリチン製剤，小柴胡湯など），インターフェロン（INF）療法による治療を行う（図Ⅳ-26）．肝機能，抗原，抗体，ウイルス量，遺伝子型を測定する．またウイルス量と遺伝子の型によってインターフェロン療法が選択される．

　　肝機能の評価にはChild（チャイルド）分類がよく用いられる．肝性脳症，腹水の程度，血清ビリルビン，血清アルブミン，プロトロンビン活性値にて点数化し，Aが5～6点，Bが7～9点，Cが10～15点で，AからB，BからCになるにつれて肝機能は悪化する（表Ⅳ-7）．ICG（indocyanine green）試験も肝機能や肝予備能を知るために広く用いられる．ICGは色素で，静脈内へ投与すると肝細胞に摂取され胆汁中へ排泄される．この過程で血液中のICG濃度を経時的に測定して肝臓の色素排泄機能を測定する．一般に静注15分後の値を用いる．肝血流が低下した場合や肝機能が低下しICGの摂取能が低下した場合にICG値は低下する．

　　肝癌の治療には，肝切除，局所療法としてラジオ波焼灼療法（RFA：radiofrequency

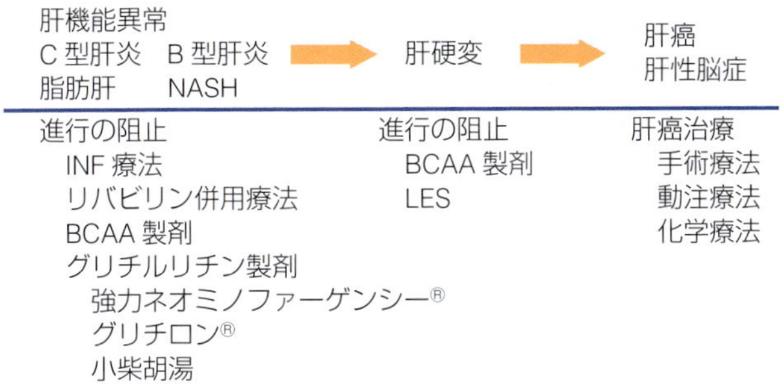

肝機能異常 C型肝炎　B型肝炎 脂肪肝　NASH	→	肝硬変	→	肝癌 肝性脳症
進行の阻止 　INF療法 　リバビリン併用療法 　BCAA製剤 　グリチルリチン製剤 　　強力ネオミノファーゲンシー® 　　グリチロン® 　　小柴胡湯		進行の阻止 　BCAA製剤 　LES		肝癌治療 　手術療法 　動注療法 　化学療法

図Ⅳ-26　肝疾患の治療

表Ⅳ-7　Child分類

	1点	2点	3点
脳症	なし	軽度	ときどき昏睡
腹水	なし	少量	中等量
血清ビリルビン値（mg/dL）	2.0未満	2.0～3.0	3.0超
血清アルブミン値（g/dL）	3.5超	2.8～3.5	2.8未満
プロトロンビン活性値（%）	70超	40～70	40未満

Child分類　A：5～6点　B：7～9点　C：10～15点

腹部超音波　　　　　　CT　　　　　　血管造影

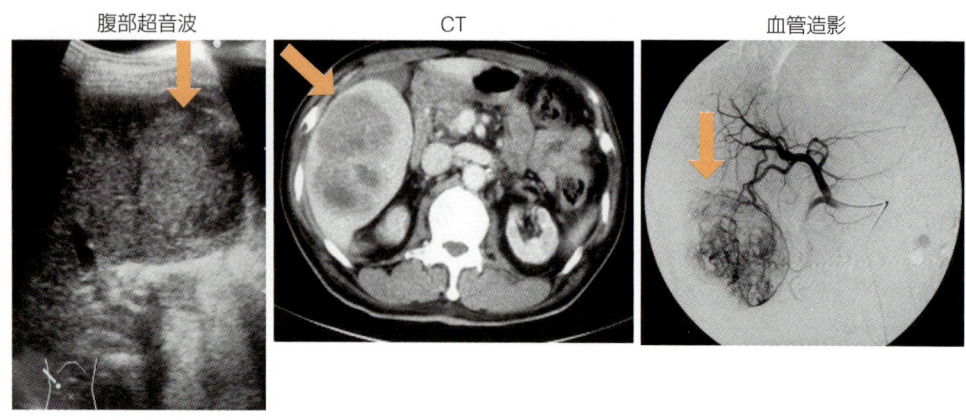

図Ⅳ-27　肝疾患の術前検査所見
肝硬変合併肝癌の画像所見．超音波検査にて外側に突出する腫瘍を認める．CTにて不整な腫瘍を認め，血管造影にて腫瘍血管が描出されている．

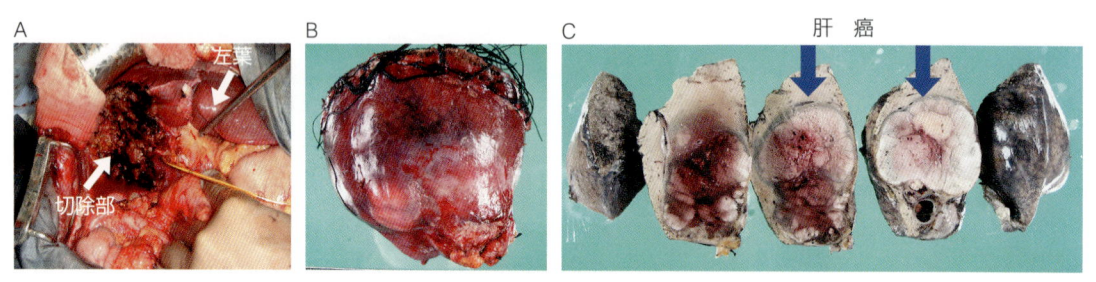

A　　　　　　　　B　　　　　　　　C　　　肝癌

図Ⅳ-28　肝硬変合併肝癌
A：肝硬変合併肝癌にて右葉の後区切除後の術中所見．左葉と右後区が残っている．B・C：切除標本．

ablation），肝動脈塞栓術（TAE：transcatheter arterial embolization），肝移植などがある．いずれの治療を選択するかは，肝機能の障害の程度と癌の進行度を考慮して決定する．各療法を組み合わせて治療を行うことも多い．図Ⅳ-27，図Ⅳ-28に肝硬変合併肝癌の術前検査所見と切除標本を示す．

d. 栄養療法

　肝疾患とくに慢性肝炎や肝硬変では栄養障害やさまざまな代謝異常がみられる．栄養障害や代謝異常は肝癌の発生や予後にまで影響を及ぼす．このため肝疾患に対する栄養療法は大切な治療の1つである．分岐鎖アミノ酸（BCAA）の使用とLESが重要である（図Ⅳ-29）．

　BCAAはアミノ酸のバリン，ロイシン，イソロイシンの総称である（p.16）．BCAAは筋肉のエネルギー源として使用されやすい性質を持ち，筋肉で代謝されるため，肝臓で代謝されるほかのアミノ酸とは異なる．肝硬変ではアミノ酸のバランス異常が認められる．また，肝硬変では尿素合成能が低下し高アンモニア血症をきたす．一方で肝臓でのアンモニア処理能力も低下するため，筋肉や脳でアンモニアが代謝されるようになる．筋肉や脳ではアンモニアの解毒がBCAAの代謝と共役して行われるため，BCAA濃度は低下し，

肝機能異常			肝硬変
C型肝炎　B型肝炎	→	肝硬変　→	肝癌
脂肪肝　NASH			肝性脳症

瀉血療法，鉄制限食	進行の阻止	肝性脳症注射剤
	BCAA製剤	アミノレバン®点滴静注
	リーバクト®	モリヘパミン®点滴静注
	LES	肝不全経口栄養剤
		アミノレバン®EN配合散
		ヘパンED®配合内用剤

図Ⅳ-29　肝疾患の栄養療法

　肝障害が進行すると，フィッシャー比は低下する．フィッシャー比は肝不全にみられるタンパク質・アミノ酸代謝異常の程度，肝性脳症の重症度や治療効果の判定に用いられる．

　肝硬変患者の栄養状態は，タンパク質・エネルギーの両者が不足するタンパク質・エネルギー栄養失調症（PEM）にある．タンパク質の不足はアルブミンをはじめ，内臓タンパク質量の減少あるいは免疫能の低下をきたし，エネルギーの不足は，脂肪組織，筋肉組織の減少をもたらす．BCAAの不足はタンパク質合成能の低下を招き，低アルブミン血症や腹水・浮腫の発現につながる．通常の食事で十分量のBCAAを摂取しようとすると，タンパク質の過剰摂取によるアンモニア産生とAAAの増加により肝性脳症を誘発する．肝性脳症に対しては，アミノ酸製剤として，BCAAを多く含有し，AAAの割合を低くしたフィッシャー比が高いアミノ酸組成の経口栄養剤（アミノレバン®EN配合散，ヘパンED®配合内用剤）を用いる．またBCAAのみを主成分とするリーバクト®配合顆粒もある．これらは肝硬変で不足するBCAAを補給することができ，肝性脳症を誘発することなく栄養状態を改善することができる．

　肝硬変患者では，貯蔵グリコーゲンの低下を認め，早朝空腹時にエネルギー代謝異常を呈する場合が多く，その場合，わずか半日の絶食が健常者の3日間の絶食状態に相当する．夜間に糖質の利用低下と脂質の利用亢進を認めるため，その改善を目的に，就寝前に200 kcal程度のエネルギーを補給するLESを取り入れて，栄養状態を改善する方法が推奨されている．

　肝疾患の食事療法として，**鉄制限食**が行われる．肝臓は，消化管で吸収された鉄を貯蔵し，鉄を血液中で運搬するトランスフェリン（Tf：transferrin）を産生する．生体には鉄を積極的に排出する機構は存在しない．鉄は必須である反面，過剰になると細胞障害をもたらす．

　長期にわたる輸血やC型慢性肝炎，アルコール性肝障害などにより鉄過剰症となる．鉄の肝臓への異常沈着は，肝細胞障害，肝線維化などから発癌にも関与すると考えられている．鉄の除去療法として，瀉血療法は1回200～400 mLの瀉血で0.1～0.2 gの鉄を除去できる．C型慢性肝炎に対する瀉血療法も行われる．また鉄制限食や鉄キレート剤であるデフェロキサミンメシル酸塩（DFO）の静脈内または筋肉内投与が行われる．

　肝疾患，肝機能の程度を診断し，肝疾患の治療を行いながら適切な栄養療法を選択する．

6 膵疾患

a. 膵疾患とは（病態の特徴）●●●●●●●●●●●●●●●●●●●●●

　膵臓は上腹部の胃後面にあり左右に細長い臓器である．膵臓を3等分した部分を頭部・体部・尾部といい，頭部の下方に鈎状突起がある（図Ⅳ-30）．図Ⅳ-31にPTCD（経皮経肝胆道ドレナージ：percutaneous transhepatic cholangio drainage）とMRCP（MR胆管膵管造影：magnetic resonance cholangiopancreatography）の画像を示す．総胆管と膵管は十二指腸に流入する（十二指腸乳頭，図Ⅳ-30）．膵臓には**外分泌機能**と**内分泌機能**がある．外分泌機能とは，膵臓で作られた膵液が主膵管と呼ばれる管に集まって十二指腸に流れ込み食物を消化・分解する機能である．内分泌機能とは，内分泌細胞（ランゲルハンス細胞）からインスリンが分泌され血管の中に入り血糖を調節する機能である．外分泌機能が障害されると消化不良性の下痢が，内分泌機能が障害されると高血糖などの糖尿病の症状が出現する．

　タンパク質の消化に膵液は必須である．膵液にはトリプシン，キモトリプシン，カルボキシペプチダーゼが含まれ，不活性型として膵臓から十二指腸内へ分泌される．これらの

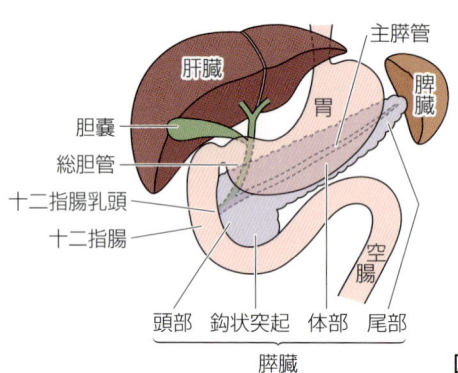

図Ⅳ-30　膵臓の位置

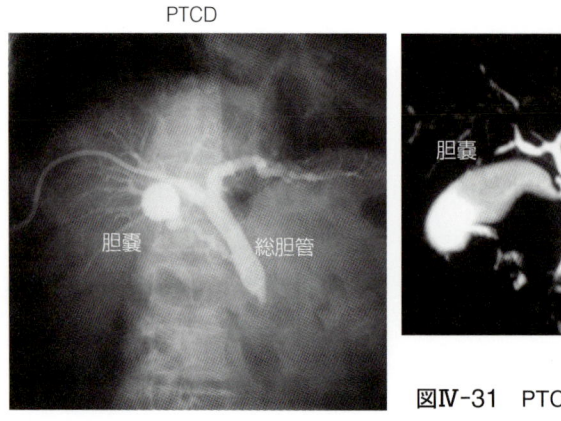

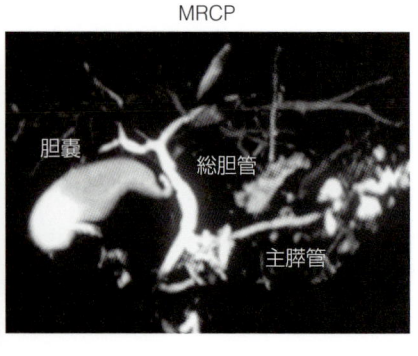

図Ⅳ-31　PTCDとMRCPの画像

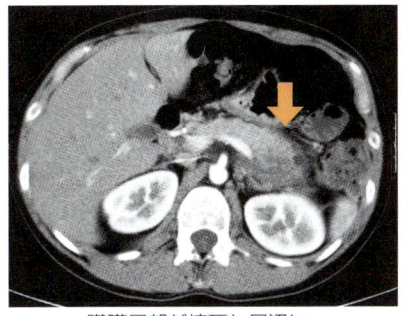

急性膵炎	慢性膵炎
膵臓尾部が壊死し周辺に炎症が波及している	膵臓内に石灰化多数あり

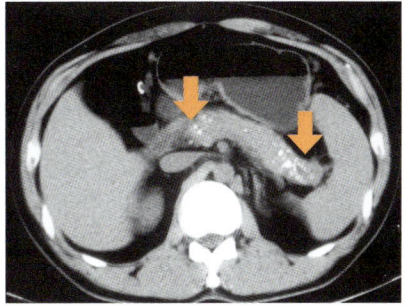

図Ⅳ-32 急性膵炎・慢性膵炎のCT画像

酵素が十二指腸内で活性化され，胃で消化されたプロテオース，ペプトンやタンパク質がオリゴペプチド，ジペプチド，アミノ酸に分解される．十二指腸から分泌されるエンテロキナーゼによって膵液が活性化される．膵臓の消化酵素は腸内がアルカリ化されることで作用を発揮する．

　膵臓の病気には，膵癌，膵腫瘍，膵嚢胞，膵炎などがある．膵癌は早期発見が難しい癌の1つである．症状として腹痛や黄疸，背部痛，高アミラーゼ血症などがある．肝臓で産生された胆汁の流れ道である総胆管も膵臓の中を通って十二指腸乳頭より排出されるため，膵頭部の病変の場合は黄疸が出現する．膵頭部癌で黄疸が出現した場合には，PTCDにて減黄する（図Ⅳ-31）．膵炎は**急性膵炎**と**慢性膵炎**に分けられる．急性膵炎は，アルコール，胆石などの原因で生じた膵臓の急性炎症で，ほかの隣接する臓器にも影響を及ぼし得るものである．臨床症状として多くは突然発症し，上腹部痛を伴い，嘔吐，発熱，白血球増加や膵酵素（アミラーゼなど）が上昇する．活性化された**膵酵素により膵臓自体が消化**され重度の炎症を伴う疾患である．重度になると膵臓が壊死し，感染を伴い膵膿瘍となる．重症化するとショック，敗血症，DIC（播種性血管内凝固症候群：disseminated intravascular coagulation），多臓器不全から死亡に至る．図Ⅳ-32に急性膵炎と慢性膵炎のCT画像を示す．急性膵炎では，膵尾部が壊死し周囲に炎症が波及している．慢性膵炎は，膵臓の破壊と線維化が慢性的に進行し，最終的には膵臓の外内分泌機能が廃絶する膵臓の炎症性疾患である．慢性経過をとり腹痛や下痢の症状が長期間出現する．膵臓内に石灰化が認められる．また，腫瘤形成性膵炎と呼ばれている膵癌と鑑別が必要である自己免疫性膵炎があり，高γ-グロブリン血症，高IgG4血症などを呈す．

b．栄養管理目的（ポイント）

　腸が利用できるなら経腸栄養を選択する．重症膵炎の場合，循環動態が落ち着いた時点で栄養管理を開始する．幽門後経路での早期経腸栄養が有用である．急性膵炎の軽症例においては早期からの中心静脈栄養による栄養管理の有用性は認められない．中心静脈栄養が必要な場合は，感染性合併症を引き起こさないように厳重に管理する．

c. 治療法

　膵癌の場合は，手術が可能な場合には手術療法を行う．膵頭部癌の場合は膵頭十二指腸切除，膵体尾部癌の場合は膵体尾部切除が一般に行われる．膵頭十二指腸切除の場合には，切除後の再建が必要である．胃膵吻合，総胆管空腸吻合の再建例を図Ⅳ-33に，術中写真と切除標本を図Ⅳ-34に示した．膵体尾部切除の場合は，再建は不要である．術後はゲムシタビン塩酸塩（ジェムザール®）やテガフール・ギメラシル・オテラシルカリウム配合（TS-1®）の化学療法を施行する．手術不能で背部痛などの疼痛が出現した場合には，エタノールを腹腔神経叢に注入し神経を壊死させる腹腔神経叢ブロックも行われる．

　慢性膵炎では，膵酵素剤の内服，膵液に含まれるトリプシンなどのタンパク質分解酵素

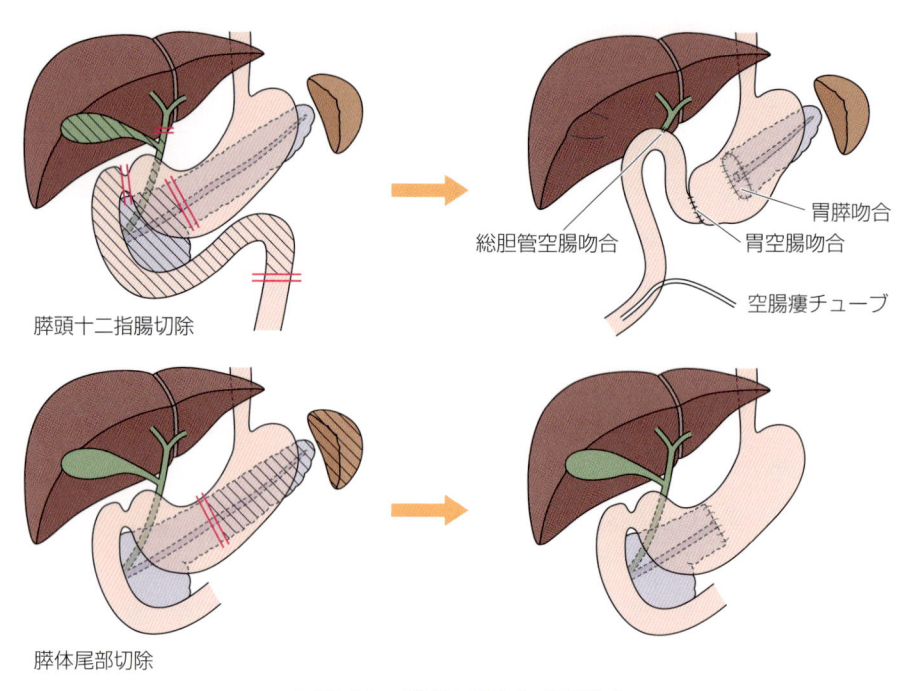

図Ⅳ-33　膵癌の部位と手術術式

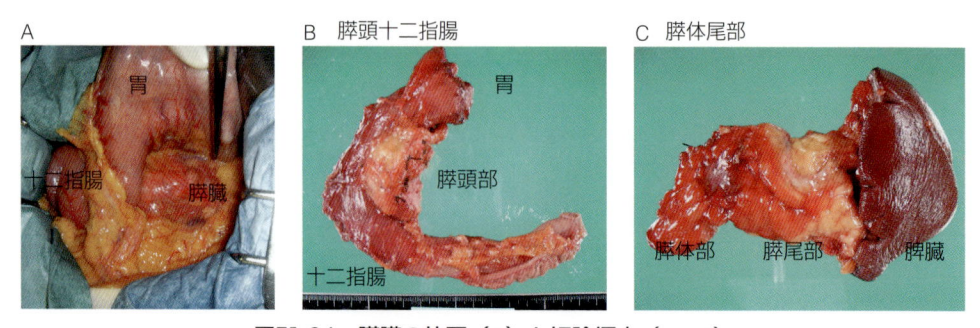

図Ⅳ-34　膵臓の位置（A）と切除標本（B・C）

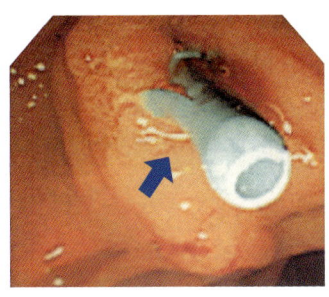

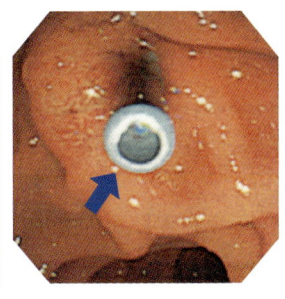

図Ⅳ-35　膵管ステント留置
十二指腸乳頭内に膵管ステント留置.

表Ⅳ-8　急性膵炎臨床診断基準

1　上腹部に急性腹痛発作と圧痛がある
2　血中または尿中に膵酵素の上昇がみられる
3　US（超音波），CT あるいは MRI で膵臓に急性膵炎を示す所見がある

上記 3 項目中 2 項目以上を満たし，ほかの膵疾患および急性腹症を除外したものを急性膵炎と診断する．ただし，慢性膵炎の急性増悪は急性膵炎に含める．

注：膵酵素は膵特異性の高いもの（膵アミラーゼ，リパーゼなど）を測定することが望ましい．
（厚生労働省難治性膵疾患に関する調査研究班：急性膵炎の診断基準，2008）

表Ⅳ-9　急性膵炎重症度判定基準

予後因子（予後因子は各 1 点とする）
1　BE（base excess）≦ －3 mEq またはショック（収縮期血圧＜ 80 mmHg）
2　PaO_2 ≦ 60 mmHg（room air）または呼吸不全（人工呼吸が必要）
3　BUN ≧ 40 mg/dL（または Cr ≧ 2.0 mg/dL）または乏尿（輸液後も 1 日尿量が 400 mL 以下）
4　LDH ≧標準基準上限の 2 倍
5　血小板数≦ 10 万 /mm^3
6　総カルシウム値≦ 7.5 mg/dL
7　CRP ≧ 15 mg/dL
8　SIRS 診断基準における陽性項目≧ 3
9　年齢≧ 70 歳

SIRS の診断項目：(1) 体温＞ 38℃あるいは＜ 36℃，(2) 脈拍＞ 90 回 / 分，(3) 呼吸数＞ 20 回 / 分あるいは $PaCO_2$ ＜ 32 Torr，(4) 白血球数＞ 12,000/mm^3 あるいは＜ 4,000/mm^3 または幼若球出現＞ 10%

SIRS：全身性炎症反応症候群
（厚生労働省難治性膵疾患に関する調査研究班：急性膵炎の診断基準，2008）

の働きを阻害し，膵液から膵臓を守る働きのある**タンパク質分解酵素阻害剤**（カモスタットメシル酸塩：フオイパン®）の内服や禁酒などの食事療法を行う．膵管狭窄に伴う慢性膵炎の場合には十二指腸乳頭から主膵管に膵管ステントを挿入すると症状が緩和する（図Ⅳ-35）．自己免疫性膵炎と診断された場合には副腎皮質ステロイドが有効である．

　急性膵炎の診断は，急性に発症する上腹部痛と圧痛，血液中の膵アミラーゼやリパーゼ値の上昇，超音波や CT による急性膵炎の所見で行う（表Ⅳ-8）．急性膵炎の重症度の判定基準を表Ⅳ-9，表Ⅳ-10 に示した．急性膵炎の治療，ショックに対する治療，逸脱する膵酵素に対する治療，感染対策および栄養療法が必要である．重症と判断された場合には，輸液管理，厳密な呼吸循環管理，呼吸不全対策，完全予防対策を行う．膵臓を灌流する動脈に直接タンパク質分解酵素阻害剤（FOY®，フサン®）および抗菌剤を投与する動注療法，多臓器不全への進行を防止する目的で CHDF（持続的血液ろ過透析：continu-

表Ⅳ-10 急性膵炎重症度判定基準：造影 CT による CT Grade 分類

浮腫性膵炎は造影不良域＜1/3 とする．原則として発症後 48 時間以内に判定する．

造影不良域	膵外進展度		
	前腎傍腔	結腸間膜根部	腎下極以遠
1/3 未満	Grade 1	Grade 1	Grade 2
1/3〜1/2	Grade 1	Grade 2	Grade 3
1/2 以上	Grade 2	Grade 3	Grade 3

判定基準：予後因子は各1点とする．スコア2点以下は軽症，3点以上を重症とする．また造影 CT Grade ≧ 2 であれば，スコアにかかわらず重症とする．

(厚生労働省難治性膵疾患に関する調査研究班：急性膵炎の診断基準，2008)

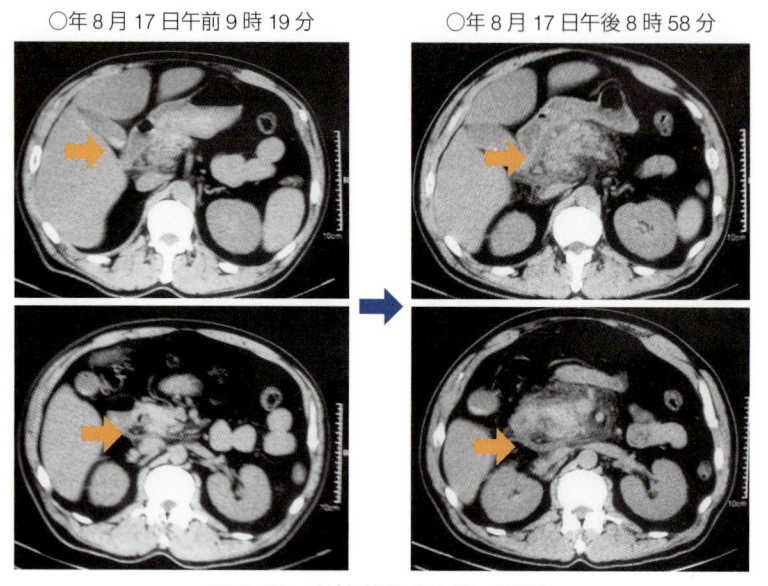

図Ⅳ-36 急性膵炎（44 歳，男性）

ous hemodiafiltration）なども行われる．重症急性膵炎における致死的合併症となる膵臓および膵臓周囲の感染症の起炎菌はグラム陰性菌を中心とした腸内細菌であり，これらの膵局所感染症を予防するために非吸収性抗菌剤を投与し，腸内細菌を選択的に根絶しようとする選択的消化管除菌（SDD：selective decontamination of the digestive tract）や壊死に至った膵臓および周囲組織を切除する手術（necrosectomy）なども重症度に応じて行われる．図Ⅳ-36 に午前中に急性膵炎と診断され，午後には重症化した症例の CT を示す．午後の CT では炎症が膵周囲まで進展している．

d. 栄養療法

膵癌の手術前後には**免疫賦活栄養剤**を使用し，術後の感染性合併症の発生を予防する．膵頭十二指腸切除後には術中造設した**空腸瘻チューブ**を用いて第1病日より経腸栄養を

開始する．十二指腸温存膵頭十二指腸切除の場合は，胃蠕動が回復するのに時間がかかるので胃減圧用チューブを留置する場合がある．膵体尾部切除の場合は，術後膵液瘻がなければ翌日より経口摂取が開始できる．

　急性膵炎の重症例において，**早期経腸栄養**は感染性合併症の発生率を低下させる．急性膵炎，とくに重症膵炎では，必要エネルギーが増加している．栄養摂取が長期的に不可能な場合にはそれに見合うだけの栄養素を補給する必要がある．重症膵炎では，胃蠕動が阻害されることが多く，胃減圧用チューブによる減圧を行う必要がある．早期経腸栄養を開始するために，経腸栄養チューブをX線透視下あるいは内視鏡誘導下に十二指腸あるいはトライツ靱帯を越えた空腸に留置し，経腸栄養を開始する．胃内は減圧しつつ，十二指腸あるいは空腸から栄養を行える**ダブル-EDチューブ**がある．経腸栄養剤は，20～30 mL/時で開始し数日をかけて100 mL/時（25～35 kcal/kg体重/日）で管理される．腸閉塞などで腸を利用できない場合は，中心静脈栄養管理を行う．中心静脈栄養の利点は，**膵外分泌刺激がなく**水分管理が容易なことである．感染性合併症や高血糖に注意する．軽症例においては早期からの中心静脈栄養による栄養管理の有用性は認められない．早期からの経腸あるいは経口栄養が可能である．

　慢性膵炎の場合は，食事中の**脂質量を制限**（30 g/日）した食事療法が主体となる．タンパク質の制限はない．長期になると膵外分泌機能が荒廃し，消化・吸収障害と糖尿病が起こることもあり，栄養障害が進行すると在宅中心静脈栄養が必要となる症例も認められる．膵炎の重症度を判断し，栄養療法を選択する．

7 腎疾患・腎不全

a. 腎疾患・腎不全とは（病態の特徴）

　腎臓は，左右の後腹膜にある臓器で，大きさは握り拳大で重さは約 100 〜 150 g ある．糸球体部分と尿細管部分からなり，1 個の腎臓には約 100 万個の糸球体が存在する（図Ⅳ-37）．腎臓は血管に富み，左右合わせると 1 分間に 800 〜 1,000 mL の血液が流れている．腎臓は血液をろ過し，老廃物や塩分を尿として排泄する．腎機能が悪化すると老廃物が体内に蓄積し，腎不全となり透析が必要になる．

　腎臓は水分と塩分の排出量を調整することによって血圧をコントロールしている．レニン・アンジオテンシン・アルドステロン系というホルモン系があり血圧を調整する．また，エリスロポエチンという骨髄を刺激して赤血球を作るホルモンを分泌している．さらに，カルシウムの代謝に重要で，カルシウムを体内に吸収するのに必要な活性型ビタミン D を作っている．腎機能が悪くなると活性型ビタミン D が低下してカルシウムの吸収が悪くなり，骨がもろくなる原因になる．腎機能が低下すると，高血圧，貧血，低カルシウム血症，高カリウム血症や心不全が出現する．

　腎障害は，**急性腎障害**（AKI：acute kidney injury）と**慢性腎臓病**（CKD：chronic

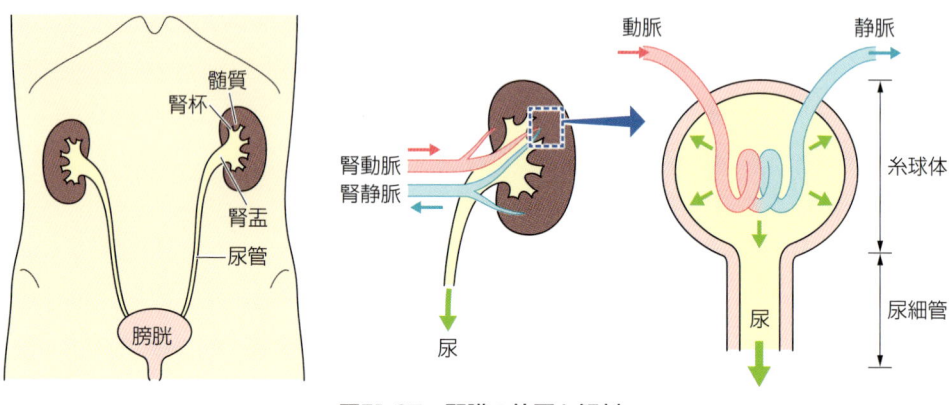

図Ⅳ-37　腎臓の位置と解剖

表Ⅳ-11　急性腎障害・慢性腎臓病の診断

急性腎障害	①血清クレアチニン値(Cr)の 48 時間以内の変動：0.3 mg/dL の上昇または基礎値の 1.5 倍に上昇 ②尿量の減少：0.5 mL/kg 以下× 6 時間 ①，②両者を満たすもの
慢性腎臓病	①腎形態や血液・尿検査の異常：3 ヵ月以上続く ②糸球体ろ過量（GFR）：60 mL/ 分 /1.73 m² 未満 ①，②いずれか または 両者を満たすもの

表Ⅳ-12 日本人の推算糸球体ろ過量(eGFR)

推算糸球体ろ過量(eGFR)は年齢と血清クレアチニン値(Cr)により算出される
血清クレアチニン値は酵素法で測定する

GFR推算式	男性：eGFR（mL/分/1.73 m²）＝ 194 × Cr$^{-1.094}$ × 年齢$^{-0.287}$ 女性：eGFR（mL/分/1.73 m²）＝ 194 × Cr$^{-1.094}$ × 年齢$^{-0.287}$ × 0.739

表Ⅳ-13 慢性腎臓病(CKD)のステージ分類

ステージ	定 義	eGFR（mL/分/1.73 m²）
1	腎障害はあるが機能は正常	90以上
2	軽度低下	60～89
3	中等度低下	30～59
4	重度低下	15～29
5	腎不全	15未満

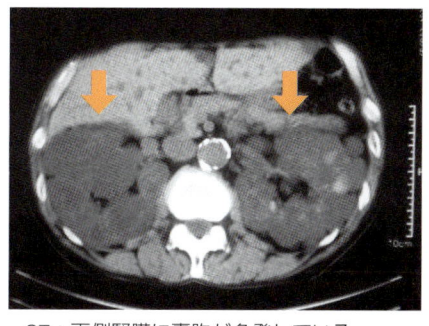

CT：両側腎臓に囊胞が多発している．

65歳，男性
血清クレアチニン値 3.38 mg/dL

eGFR（推算 GFR）計算機（2008年7月更新）		
性別	●男性	○女性
年齢	65	歳
血清クレアチニン値	3.38	mg/dL（酵素法）

計算する

eGFR（推算 GFR）	15.4（mL/分/1.73 m²）
病期ステージ	4（5段階中）
重症度の説明	GFR重度低下

図Ⅳ-38 多発性囊胞腎

kidney disease) に分類される（表Ⅳ-11）．急性腎障害は，血清クレアチニン値の上昇と尿量の減少で定義される．また，慢性腎臓病は腎障害の存在が3ヵ月以上続くことと**糸球体ろ過量(GFR：glomerular filtration rate)** が中等度以上の低下（GFR 60未満）を示すことで定義される（表Ⅳ-12，表Ⅳ-13）．GFRは糸球体が1分間にどれぐらいの血液をろ過し，尿を作れるかを計算した値である．血清クレアチニン値と年齢，性別からGFRを求める計算式 eGFR(推算 GFR)がある．このeGFRにより慢性腎臓病の進行度(ステージ)分類がなされる．図Ⅳ-38では多発性囊胞腎の男性のeGFRと病期を推定している．eGFR算出に用いられるクレアチニンは，タンパク質が分解されたときにできる物質で，腎臓の糸球体でろ過されて尿中に排泄される．クレアチニンクリアランスも腎糸球体ろ過機能の極めてよい指標である．これは腎臓の糸球体がクレアチニンを1分間にどのぐらいろ過しているかを推算する検査であり（表Ⅳ-14），尿中のクレアチニン値を測定することで算出できる．しかし，不完全な排尿によって測定誤差を招くことがある．このほかに，性別，年齢，血清クレアチニン値から算出する簡易計算式もある．正常値は100 mL/分以上である．

Ⅳ章　病態下の栄養ケア・マネジメントの考え方

表Ⅳ-14　クレアチニンクリアランスの計算式

クレアチニンクリアランス
$$Ccr\,(mL/分) = \frac{U \times V}{S} \times \frac{1.73}{A}$$

U：尿中クレアチニン値（mg/dL）　　V：1分間尿量（mL/分）
S：血清クレアチニン値（mg/dL）　　A：体表面積（m^2）
1.73：日本人の平均体表面積（m^2，日本腎臓学会，2001）*

年齢・性別により差がある.
とくに加齢により有意に減少するが，**男女平均して100 mL/分以上を正常とする.**

*従来は日本人の平均体表面積は1.48 m^{2}を用いていたが，2001年日本腎臓学会で1.73 m^{2}に改められた.

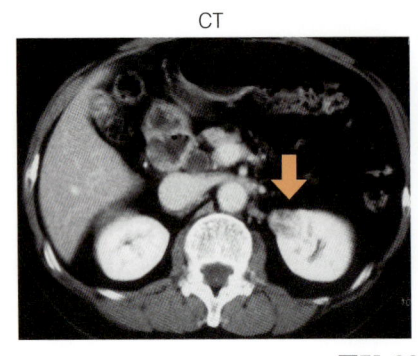

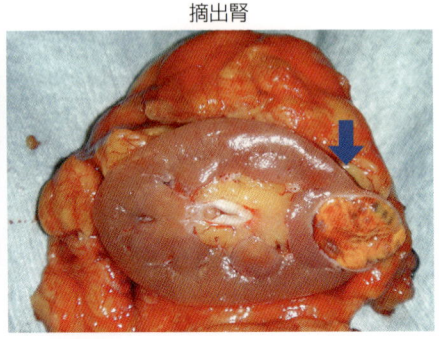

CT　　　　　　　　　　　　　摘出腎

図Ⅳ-39　腎癌所見
左腎臓に癌があり左腎臓摘出施行.

　腎疾患には，臨床診断名として急性腎炎・慢性腎炎症候群，ネフローゼ症候群があり，腎生検により，管内増殖性糸球体腎炎，微小変化群，膜性腎症などの診断名がつく．ネフローゼ症候群は，1日タンパク尿が3.5 g以上で3～5日以上持続，血清総タンパク質6.0 g/dL以下，血清アルブミン3.0 g/dL以下，血清コレステロール250 mg/dL以上，浮腫の出現により診断される症候群で，タンパク尿と低タンパク血症は必須である．尿路結石，膀胱癌，腎嚢胞や腎癌による腎障害もある．腎癌患者で腎摘出した症例のCT画像と摘出標本を図Ⅳ-39に示す．

b. 栄養管理目的（ポイント）

　腎障害のステージに応じた栄養療法を行う．透析前後にて栄養療法を変更する．透析前は，タンパク質制限（NPC/N比が高い），および水分制限を行い，透析後は，高タンパク質（1.2 g/kg/日）に変更する．タンパク質制限により低栄養にならないように必要エネルギーを投与する．

c. 治療法

　急性腎障害では，腎前性・腎性・腎後性の原因を検索し，治療として，腎血流の維持，脱水の補正，尿管結石の除去などを行い腎機能の回復を図る（図Ⅳ-40）．慢性腎臓病は進行度に応じた治療を行う．進行度1，2では腎障害の原因を究明し，腎障害の緩解や進行を阻止するように生活習慣を改善する．進行度3では心筋梗塞や脳梗塞など心血管系

7 腎疾患・腎不全

```
急性腎障害  →  腎不全の治療   →  回復
(AKI)        原疾患の治療       慢性腎臓病
                                維持透析
原因
  腎前性：脱水，出血，ショックなど
  腎性：急性尿細管壊死（虚血・腎毒性物質など），急性進行性腎炎など
  腎後性：尿路結石，前立腺肥大，膀胱癌など

慢性腎臓病  →  保存期慢性腎臓病  →  末期腎不全
(CKD)         生活習慣改善         血液透析（HD）
              食事指導             腹膜透析（CAPD）
              血圧・血糖・脂質管理  腎移植
              貧血管理
              尿毒症対策
```

図Ⅳ-40 急性腎障害・慢性腎臓病の経過

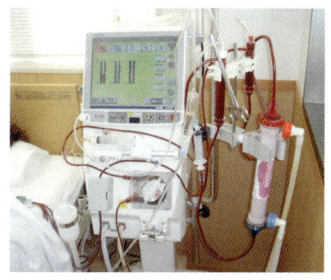

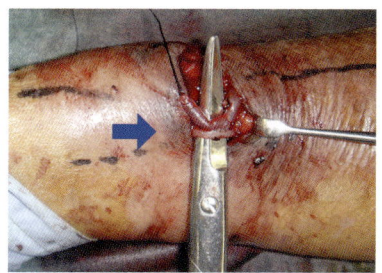

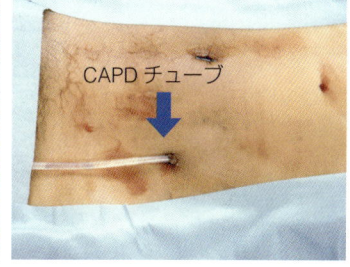

右前腕：動静脈シャント作成　　左下腹部：CAPDチューブを腹腔内に留置

図Ⅳ-41 血液ろ過透析の機器，動静脈シャント，CAPDチューブ

障害の発症の確率が高くなるので，糖尿病，高血圧，脂質異常などの治療も同時に行う．進行度4では腎機能低下に伴う貧血，カルシウム・リン・電解質異常や尿毒症（経口吸着剤など）に対する対策が必要になる．進行度5では血液透析（HD：hemodialysis）や持続的携行式腹膜透析（CAPD：continuous ambulatory peritoneal dialysis），腎移植が必要になる．

図Ⅳ-41に血液ろ過透析の機器と前腕に作成した動静脈シャントと腹膜透析に必要なCAPDチューブを示す．慢性腎不全の薬物療法として，経口吸着剤（球形吸着炭：クレメジン®など），尿酸合成阻害剤（フェブキソスタット：フェブリク®など），利尿剤（フロセミド：ラシックス®など），血圧降下剤（ACE阻害剤/ARB，カルシウム拮抗剤など），高カリウム血症治療剤（ポリスチレンスルホン酸カルシウム：カリメート®），高リン血症治療剤（炭酸ランタン：ホスレノール®など）や血小板剤（ジラゼプ塩酸塩水和物：コメリアン®など）などを併用する．

図Ⅳ-42に，56歳の男性で直腸癌・肝転移術後の化学療法中に急性腎不全となった症例の血清クレアチニン，BUN，カリウム値を示す．短期入院にて，FOLFIRI*＋ベバシズマブ（アバスチン®）療法を行っていた．9コース施行後に自宅にて水様便，嘔吐が出現したが，口渇感なく飲水量が増加せず，外来受診時には，クレアチニン値 4.9 mg/dL（正

---

*FOLFIRI：5-FU（フルオロウラシル），l-LV（レボホリナート），CPT-11（イリノテカン）を併用投与する化学療法．

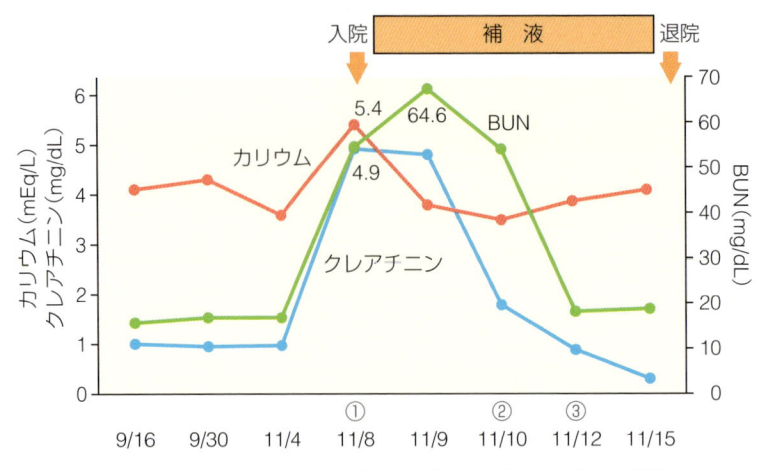

図Ⅳ-42 化学療法中の急性腎不全の経過（56歳，男性）

常値 0.6～1.1），BUN 値 51.7 mg/dL（正常値 5～23），カリウム値 5.4 mEq/L まで上昇していた（図Ⅳ-42-①）．入院後，補液施行後の翌日（図Ⅳ-42-②）において1日の尿量は 178 mL で，翌々日（図Ⅳ-42-③）の尿量は 2,007 mL まで上昇し，検査値も改善した．この患者に出現した病状は感染性胃腸炎に伴う嘔吐・下痢と思われるが，重篤感がなく受診せずに脱水になったのが急性腎不全の原因である．脱水についてとその際の対応（外来受診）を十分説明する必要があった症例である．

d. 栄養療法

　腎機能の進行度分類に応じた食事療法を行う．表Ⅳ-15 に日本腎臓学会のステージ別の食事療法基準を示す．必要エネルギーは，日本人の食事摂取基準と同一とし，性別や年齢，身体活動レベルにより異なる．体重は身長（m）を2乗し22を乗じた値を標準体重として使用する．腎障害に応じた**タンパク質制限**，**塩分制限**，**カリウム制限**を行うが，週3回の透析が行われると，タンパク質制限，カリウム制限が軽減される．また透析中に血圧が低下せず，2日ごとの透析で溢水をきたさない**透析時基本体重**（kgDW：dry weight）を患者ごとに決め，水分量は 15 mL/kgDW/日以下に制限する．透析の間の体重の変動は，中1日で体重の3％以内，中2日で5％以内にすることが目標である．カリウムに関しては高カリウム血症で重篤な不整脈となる可能性があり，5.5 mEq/L 以下を目標にする．生野菜・生果物などのカリウムの豊富な食物は控える．透析開始後，リンは制限する．食事療法を行うことである程度血清リン濃度の上昇を防ぐことができる．リンを多く含む食品（肉類・魚介類の加工食品，インスタントラーメンなど）は控える．血清カルシウム値×血清リン値の値を 55～60 にすることを目標とする．高リン血症が続くと副甲状腺ホルモン（PTH：parathyroid hormone）が高値となり二次性副甲状腺機能亢進症となる．腎性貧血におけるエリスロポエチン療法の目標値は，前透析2日後の透析前臥位採血の値でヘモグロビン値 10～11 g/dL（ヘマトクリット値 30～33％）が推奨されている．

　食事摂取困難例には，腎不全用の濃厚流動食（リーナレン®，レナウェル®など）を用

表Ⅳ-15　CKD ステージによる食事療法基準

	エネルギー（kcal/kgBW）	タンパク（g/kgBW/日）	食塩（g/日）	カリウム（mg/日）
ステージ1（GFR ≧ 90）	25〜35	過剰な摂取をしない	3 ≦ ＜6	制限なし
ステージ2（GFR 60〜89）		過剰な摂取をしない		制限なし
ステージ1（GFR 45〜59）		0.8〜1.0		制限なし
ステージ1（GFR 30〜44）		0.6〜0.8		≦ 2,000
ステージ1（GFR 15〜29）		0.6〜0.8		≦ 1,500
ステージ5（GFR ＜ 15）		0.6〜0.8		≦ 1,500
5D（透析中）	別表			

注）エネルギーや栄養素は，適正な量を設定するために，合併する疾患（糖尿病，肥満など）のガイドラインなどを参照して病態に応じて調整する．性別，年齢，身体活動度などにより異なる．
注）体重は基本的に標準体重（BMI = 22）を用いる．

ステージ5D	エネルギー（kcal/kgBW）	タンパク（g/kgBW/日）	食塩（g/日）	水分	カリウム（mg/日）	リン（mg/日）
血液透析（週3回）	30〜35 注1, 2)	0.9〜1.2 注1)	＜6 注3)	できるだけ少なく	≦ 2,000	≦たんぱく質(g) × 15
腹膜透析	30〜35 注1, 2, 4)	0.9〜1.2 注1)	PD除水量(L)× 7.5 ＋尿量(L)× 5	PD除水量＋尿量	制限なし 注5)	≦たんぱく質(g) × 15

注1）体重は基本的に標準体重
注2）性別，年齢，合併症，身体活動度により異なる
注3）尿量，身体活動度，体格，栄養状態，透析間体重増加を考慮して適宜調整する
注4）腹膜吸収ブドウ糖からのエネルギー分を差し引く
注5）高カリウム血症を認める場合は血液透析同様に制限する慢性腎臓病に対する食事摂取基準2014版
（日本腎臓学会編：慢性腎臓病に対する食事療法基準2014年版，p2，東京医学社，2014より許諾を得て転載）

いる．これらは，水分，タンパク質，ナトリウム，カリウム，リンの含量を低めに設定し，腎不全用のアミノ酸組成に配慮した製剤である．単独で長期間投与すると電解質や代謝異常をきたしやすいので定期的に栄養状態を評価する．腎不全では，必須アミノ酸や分岐鎖アミノ酸（BCAA）が低下し，リジン・トレオニン・トリプトファンなどのアミノ酸が減少する．腎不全用アミノ酸注射液（ネオアミユー®輸液，キドミン®輸液）は，末梢静脈投与が可能である．腎不全用中心静脈輸液剤（ハイカリック®RF輸液）はブドウ糖（50％）を主体とする基本液であり，高血糖に注意し目標投与量の25〜50％より開始する．必要時はインスリン（ブドウ糖10〜20 g につき速効型（レギュラー）インスリン1単位）を併用する．カリウムやリンが含まれていないためrefeeding症候群の発現に注意する．栄養補給や必須脂肪酸補給の目的に脂肪乳剤を適切な速度（0.1 g/kg/時）で適宜投与する．腎不全用の脂肪乳剤はないが，必須脂肪酸補給の目的では，20％脂肪乳剤を週2回，100〜200 mL/回投与する．

　高齢者や糖尿病など合併症のある透析療法の患者が増加している．タンパク質制限により低栄養にならないように適切な必要エネルギーを投与する．定期的な栄養評価とモニタリングにより必要量を再算出し，栄養療法を行って栄養障害を改善する．

Ⅳ章　病態下の栄養ケア・マネジメントの考え方

8　腸疾患

a．腸疾患とは（病態の特徴）

　消化管は，口腔内から食道，胃，十二指腸，小腸，大腸，直腸から肛門へと続いている．
　代表的腸疾患を列挙すると，食道には，食道癌，食道潰瘍，逆流性食道炎，食道裂孔ヘルニア，胃には，胃癌，胃潰瘍，急性胃炎，十二指腸には十二指腸潰瘍，十二指腸癌，小腸には，小腸潰瘍，小腸癌，腸閉塞，短腸症候群，大腸には，大腸癌，大腸憩室炎，虫垂炎，大腸炎，直腸には直腸癌，直腸炎などがある．また，原因不明の**炎症性腸疾患**として**潰瘍性大腸炎**（ulceretive colitis：US）や**クローン病**（Crohn's disease：CD）がある．
　潰瘍性大腸炎は，一般的に直腸から口側にわたる連続性のびらんまたは潰瘍を主体とした粘膜病変で，再燃・緩解を繰り返す慢性炎症性疾患である（図Ⅳ-43，図Ⅳ-44）．臨床症状では，持続性または反復性の粘血便が出現する．炎症性部分については，正常粘膜の介在を認めず，炎症の程度が均一で通常，直腸から連続的に大腸に認められる．
　クローン病は，口腔内から消化管のあらゆる部位に起こる炎症性疾患で，緩解や再燃を

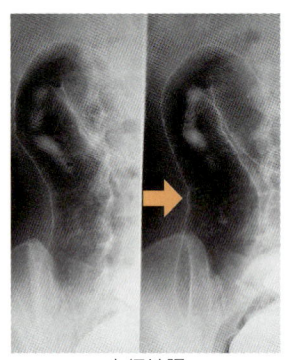

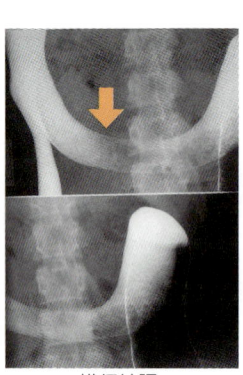

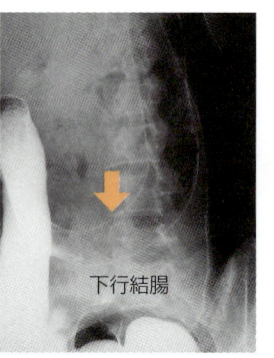

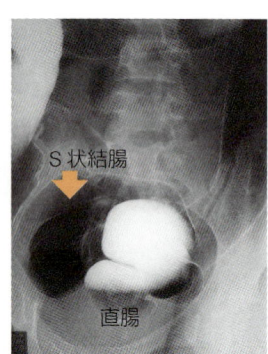

図Ⅳ-43　潰瘍性大腸炎の注腸造影画像（25歳，女性）
直腸から連続性にハウストラ（ひだ）消失，粘膜粗糙，びらんが認められる．

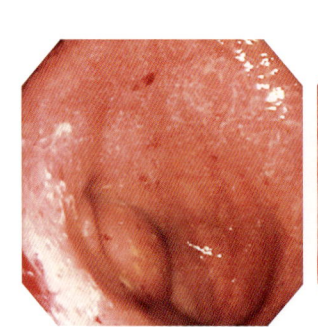

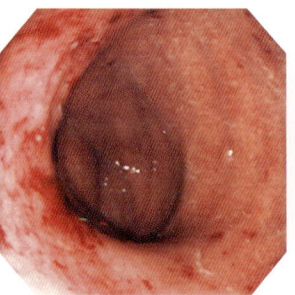

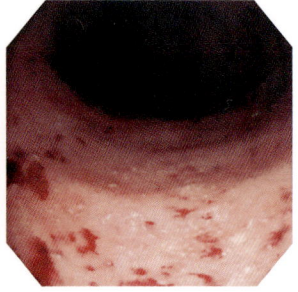

図Ⅳ-44　潰瘍性大腸炎の内視鏡画像（25歳，女性）
血管透過性消失（白色部分），易出血性，粗・細顆粒状粘膜，びらん（赤色部分）が連続性病変として認められる．

大腸内視鏡画像　　　　　　小腸造影画像

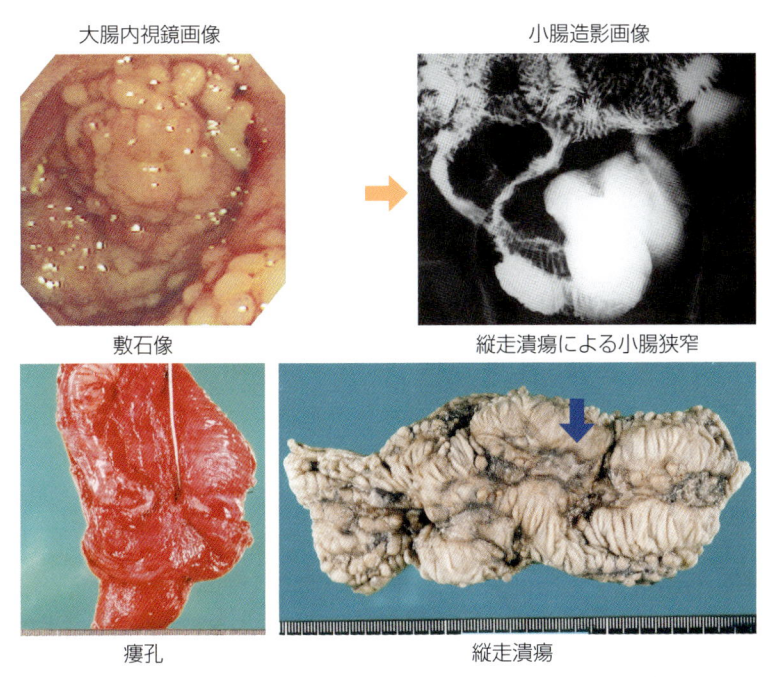

敷石像　　　　　　縦走潰瘍による小腸狭窄

瘻孔　　　　　　縦走潰瘍

図Ⅳ-45　クローン病の検査画像と切除標本（43歳，女性）

繰り返す慢性疾患である．原因不明で若年成人に多く，腹痛，下痢，体重減少，発熱，肛門病変などの症状を呈す．多くは，小腸や大腸またはその両者に非連続性または区域性の縦走潰瘍，敷石像，狭窄，内・外瘻孔，多発性アフタなどの病変を有する．とくに縦走潰瘍および敷石像は特徴的な所見である（図Ⅳ-45）．クローン病の診断基準は，主要所見として縦走潰瘍，敷石像，非乾酪性類上皮細胞肉芽腫が，副所見として上部消化管または下部消化管に縦列する不整潰瘍またはアフタなどがある．

b．栄養管理目的（ポイント）

栄養療法は，**腸が使えるなら腸を使う**ことが基本である．各疾患によりどのように腸を利用するかが栄養療法のポイントとなる．疾患の部位と使用できる腸管を考えて経腸栄養管理を行う．腸閉塞や短腸症候群などで腸が利用できない場合には，中心静脈栄養（TPN）管理を行う．

c．治療法

炎症性腸疾患の治療法を述べる．潰瘍性大腸炎の軽症例では，サラゾスルファピリジン（サラゾピリン®）またはメサラジン（ペンタサ®，アサコール®，リアルダ®）の内服を，直腸炎型ではメサラジンあるいはプレドニゾロンリン酸エステルナトリウム（プレドネマ®，ブデゾニド（レクタブル®）の注腸を行う．中等症では副腎皮質ステロイドを用い，重症では免疫抑制剤を用いたり血球成分除去療法を行う．潰瘍性大腸炎の重症型として，結腸，とくに横行結腸が著明な拡張を起こす中毒性巨大結腸症がある．短期間の強力な治

療を行っても改善が得られない場合には手術が必要である．

クローン病は，軽症には，メサラジンや大腸型にはサラゾスルファピリジンが用いられる．中等症には，副腎皮質ステロイドのプレドニゾロン，重症には，免疫抑制剤であるインフリキシマブ（レミケード®）やアダリムマブ（ヒュミラ®）を使用する．瘻孔や狭窄を発症することが多く，拡張術などの内科的治療が無効の場合は，外科的手術が必要になる．成分栄養剤による栄養管理は，栄養状態の改善と炎症を抑える働きがありクローン病の治療に有用である．

d. 栄養療法

疾患の重症度，腸管の安静が必要か，治療の有効性を判断しながら栄養管理法を選択する．腸管の安静が必要な場合も絶食期間をできる限り短くする．図Ⅲ-11（p.53）に胃癌で経口摂取可能な症例の小腸粘膜と，クローン病にて4ヵ月中心静脈栄養すなわち絶食管理を行った患者の小腸粘膜所見を示した．絶食期間が長いと小腸粘膜の萎縮は顕著となる．

表Ⅳ-16に栄養法と代表的消化器疾患を示す．食道や胃疾患で狭窄があり，通過障害がある場合には，通過障害部位を越えて経鼻胃管チューブを挿入して栄養管理を行う．使える腸を利用した栄養管理が重要である．腸管の利用ができない腸閉塞や短腸症候群については，疾患の程度と栄養管理の期間を判断して栄養療法を決定する．**腸閉塞**は，軽症の場合は末梢静脈栄養（PPN）を選択する．中等症以上で腸管減圧用チューブ（イレウスチューブ）を挿入する場合には，中心静脈栄養を行う（表Ⅳ-17，図Ⅳ-46）．**十二指腸潰瘍**では，栄養障害があり狭窄が軽度の場合は経口補助食品を選択する．出血例の場合は内視鏡的止血を行って，第1病日より飲水，食事を開始する（表Ⅳ-18，図Ⅳ-47）．狭窄が強く手術が必要で，狭窄部肛門側に経腸栄養チューブが挿入困難な場合には中心静脈栄養を選択する．

上腸間膜動・静脈血栓症やクローン病などの何らかの原因で小腸大量切除を余儀なくされ，小腸からの栄養素の吸収面積が減少して起こる**短腸症候群**では，**回盲弁の有無**，**残存小腸の長さ**により栄養療法が決まる．成人では小腸が40～60 cm残っていることが中心静脈栄養からの離脱に必要とされている．

また，短腸症候群では**シュウ酸結石**を発症しやすくなる．食物中のシュウ酸は通常カル

表Ⅳ-16　栄養法と消化器疾患

経口補助食品	栄養不良（軽度），手術前後，クローン病
PPN	外来，脱水，化学療法，腸閉塞，憩室炎，急性胃腸炎，胆管炎，虫垂炎，胃・十二指腸潰瘍
経鼻胃管	経口摂取不良，嚥下困難，栄養不良（中等度～重度），クローン病，術前栄養，脳疾患後，急性膵炎（幽門後）
胃瘻	脳疾患後，嚥下困難，高齢者，癌減圧目的
小腸瘻	PEG不能例（胃切除後など），食道癌術後，胃全摘術後，膵頭十二指腸切除術後
TPN	腸閉塞（重度），急性膵炎，潰瘍性大腸炎（急性期）
HPN	短腸症候群，クローン病，慢性膵炎

表IV-17 腸閉塞の栄養療法

軽症	絶食のみで改善する → PPN
中等症	絶食のみで改善するが，腸管減圧用チューブの挿入が必要 → PPN 数日間，改善不良なら TPN
重症	腸管減圧用チューブで改善せず，手術が必要 → TPN

小腸ガス鏡面像　　　腹部 CT：小腸ガス　　　腸管減圧用チューブ

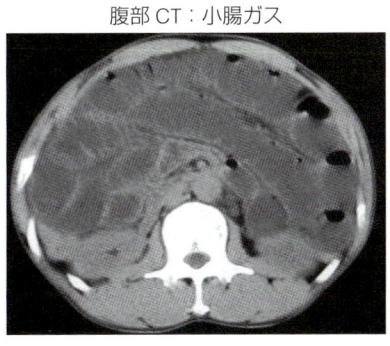

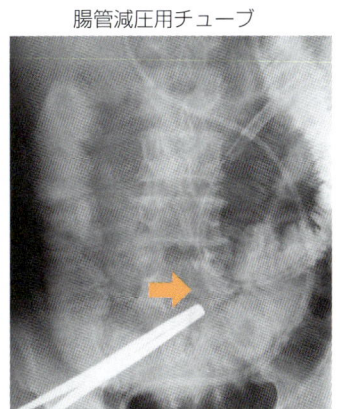

図IV-46　腸閉塞例の腹部 X 線・CT 画像と腸管減圧用チューブ（57歳，男性）

表IV-18 胃・十二指腸潰瘍の栄養管理

栄養管理	狭窄軽度，栄養障害	経口補助食品
	内視鏡的止血	PPN
	狭窄高度，経腸栄養チューブ挿入可能	経腸栄養
	狭窄高度，経腸栄養チューブ挿入不可	TPN
処置	狭窄	腸管減圧用チューブ
	出血	内視鏡的止血
手術	大網充填術（穿孔） 胃切除（腹腔鏡補助下）	PPN

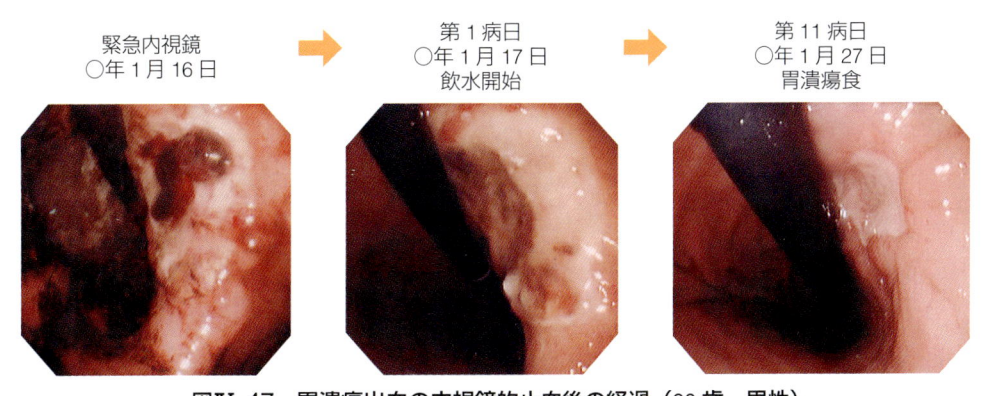

緊急内視鏡　　　　　第1病日　　　　　　第11病日
○年1月16日　　　　○年1月17日　　　　○年1月27日
　　　　　　　　　　飲水開始　　　　　　胃潰瘍食

図IV-47　胃潰瘍出血の内視鏡的止血後の経過（90歳，男性）
　　　　　胃潰瘍からの出血は止血され，潰瘍は治癒傾向にある．

シウムと結合して便に排出される．腸管中のカルシウム量が少ないと腸管からのシュウ酸の吸収が増加する．一方，脂肪はカルシウムとの親和性がシュウ酸よりも強いため，脂肪が多いとシュウ酸と結合するカルシウムの量が減少する．したがって短腸症候群で大腸に脂肪が大量に残っている（脂肪便という）場合，シュウ酸は大腸から容易に吸収されるために，腎臓にシュウ酸結石を形成しやすくなる．短腸症候群のシュウ酸結石を減らすためには，カルシウム摂取量を増やすことや高炭水化物・低脂肪食が必要になる．

　クローン病における栄養療法は活動性を抑える治療としても重要である．経口摂取が可能な場合には，成分栄養剤（エレンタール®配合内用剤）や，消化態栄養剤（ツインライン®配合経腸用液）を内服する．重症例には，エレンタール®配合内用剤を選択する．経口にて必要栄養量が摂取不能な場合には，経鼻胃管チューブを挿入して栄養剤を注入する．**在宅経腸栄養法**（HPN）を行う場合には，患者が在宅でも対処できるように経鼻胃管チューブの自己挿入を習得するように指導する．夜間のみ経鼻胃管チューブを自己挿入し経腸栄養専用ポンプを用いる方法では，昼間の生活の支障をきたさない．

　各種腸疾患の部位，病態に応じた栄養管理を選択する．利用できる腸は最大限に利用した栄養管理が基本である．

9 熱傷

a. 熱傷とは（病態の特徴）

　熱による組織障害を熱傷（burn）という．熱傷の原因には，火事，爆発などの火炎熱傷，湯や油などの熱湯熱傷，ストーブに手をつくなどの熱固体熱傷，酸や塩基などの化学熱傷，放射線熱傷，高圧電流などの電撃傷などがあり，原因を把握することで重傷度の判断材料とする．とくに気道損傷の有無は重要で，高温ガスの吸引や熱湯の誤嚥などで気道粘膜が浮腫になり気道閉塞の原因になる．

　熱傷面積は，熱傷部位の面積が体表面積の何％ぐらいかを調べる．成人では，体表面積を9％で区分した「**9％の法則**」で，小児には「**5％の法則**」で概算する（図Ⅳ-48）．また，片方の手のひらは1％として，小範囲の面積を加算算出するのに用いる．

　熱傷の重症度は，熱傷の障害が皮膚のどの深さまで及ぶかで，Ⅰ度，Ⅱ度，Ⅲ度熱傷に分類される（表Ⅳ-19）．Ⅰ度（ED：epidermal burn）とⅡ度（DB：dermal burn）は表層熱傷，Ⅲ度（full thickness burn）は全層熱傷である．Ⅰ度は，表皮熱傷で受傷部分の皮膚の発赤のみで瘢痕を残さずに治癒する．Ⅱ度は，深さにより，浅達性Ⅱ度熱傷（superficial DB）と深達性Ⅱ度熱傷（deep DB）に分類する．浅達性Ⅱ度熱傷は，水疱が形成されるもので，水疱底の真皮が赤色をしている．深達性Ⅱ度熱傷は，水疱が形成されるもので，水疱底の真皮が白色で貧血状を呈している．およそ3〜4週間を要して治癒するが，肥厚性瘢痕ならびに瘢痕ケロイドを残す可能性がある．Ⅲ度熱傷は，皮膚全層の壊死で蒼白または褐色レザー様となり，完全に皮膚が炭化した熱傷も含む．受傷部位の辺縁

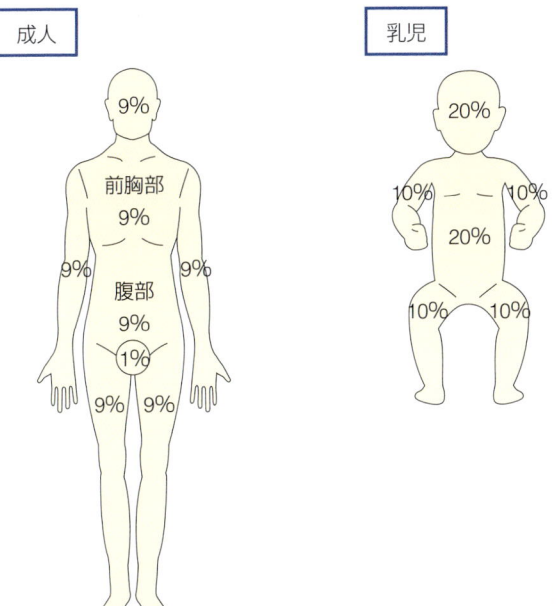

図Ⅳ-48　熱傷範囲の概算「9％の法則」と「5％の法則」

表Ⅳ-19 熱傷の重症度分類

分類		症状	経過
Ⅰ度熱傷		発赤, 紅斑 熱感や疼痛	数日で瘢痕を残さず治癒
Ⅱ度熱傷	浅達性Ⅱ度熱傷, Ⅱs	水疱形成 強い疼痛	1〜2週間で上皮化し瘢痕を残さず治癒
	深達性Ⅱ度熱傷, Ⅱd	水疱が剝離 びらん 強い疼痛	3〜4週間で毛根などの皮膚付属器から上皮化し, 肥厚性瘢痕やケロイドを形成
Ⅲ度熱傷		蒼白, レザー様 炭化 痛みを伴わない	植皮が必須 治癒までに1〜3ヵ月以上を要する

表Ⅳ-20 熱傷重症度の評価法と治療方針の目安（Artzの基準）

1	軽症熱傷 ：外来治療	Ⅱ度熱傷で15％未満のもの Ⅲ度熱傷で2％未満のもの（顔面, 手足は除く）
2	中等症熱傷 ：一般病院での入院治療を要する	Ⅱ度熱傷で15〜30％のもの Ⅲ度熱傷で10％未満のもの（顔面, 手足は除く）
3	重症熱傷 ：熱傷専門病院での入院治療を要する	Ⅱ度熱傷で30％以上のもの Ⅲ度熱傷で10％以上のもの 顔面, 手足のⅢ度熱傷 以下の合併症を有する熱傷 　気道熱傷, 軟部組織の損傷, 骨折, 電撃傷, 化学熱傷

受傷時（Ⅱ度30％熱傷）　　皮膚移植施行　　退院時

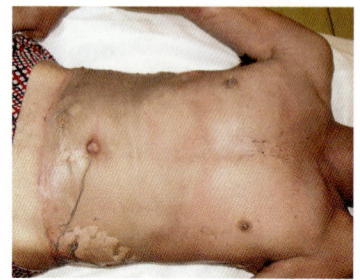

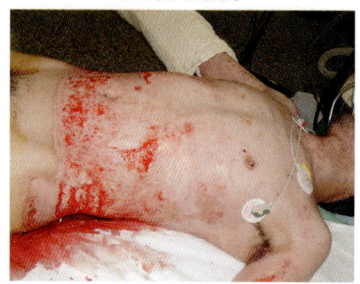

図Ⅳ-49 熱傷患者の治療経過
（宮崎江南病院形成外科より提供）

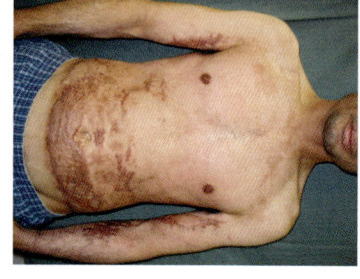

からのみ表皮化が起こるため治癒に1〜3ヵ月以上を要し, 植皮術を施行しないと肥厚性瘢痕, 瘢痕拘縮をきたす.

　熱傷の重症度と治療方針の目安に「Artz（アルツ）の基準」がある（表Ⅳ-20）. 軽症は外来治療, 中等症は入院治療, 重症は熱傷専門病院, 総合病院での入院治療が必要である. 図Ⅳ-49にⅡ度30％熱傷にて皮膚移植を施行した症例を示す.

b. 栄養管理目的（ポイント）

熱傷の重症度に応じた投与エネルギー，タンパク質量を算出する．熱傷に対する代謝変動を考慮した輸液・栄養管理を行う．**早期経腸栄養法**が有用で感染性合併症を減少させる．

c. 治療法

熱傷は，熱傷面からのタンパク質の喪失や，**代謝・異化の亢進**により体タンパク質が急速に失われる．とくにⅡ度の熱傷面積が30％，Ⅲ度の熱傷面積が10％以上を占める広範囲熱傷の場合には，局所の損傷ばかりではなく**高サイトカイン血症**（TNF-α，IL-6など）に伴う著しい全身反応が起こる．受傷直後は，血管の透過性が亢進し，循環血漿量が減少し，ショック状態となる．熱傷，手術などで生体に侵襲が加わると細胞外液の一部が間質の膠質線維や細胞内へ移行し，非機能的体液として貯留する（third space, p.2）．これが浮腫の部分である．この時期の治療には**Baxter（バクスター）法**が頻用され，最初の24時間に乳酸加リンゲル液の大量輸液（4 mL/kg/熱傷面積（％））が必要とされている．ショック離脱まで輸液管理が重要である．輸液療法，循環管理を主体に行う．サイトカインなどの血管透過性物質が低下するとthird spaceの細胞外液は血管内へ移動する．このことをrefillingという．水分過多になると肺水腫や感染症が起こりやすいため，局所管理，感染対策も重要である．創洗浄，壊死物質の除去，減張切開，軟膏療法などを行いながら感染をコントロールし，植皮の時期を考慮する．

d. 栄養療法

広範囲熱傷患者は代謝亢進が大きく，50〜60％熱傷では健常時の200％まで達する．生体は筋タンパク質の崩壊が進み，体重減少だけでなく臓器タンパク質や生体防御能の低下，創傷治癒傷害が起こる．投与エネルギーの算出には，表Ⅳ-21に示した式がよく用いられる．Harris-Benedictの式に，活動係数（寝たきり1.1，離床可能1.3）とストレス係数（熱傷の重症度により，1.0〜2.0を用いる）を乗じて計算する．Curreri（キュレリ）の式も用いられるが，熱傷面積が50％を超えると過剰栄養となるので注意が必要である．体重は，健常時体重あるいは標準体重を用いる．受傷早期には，高サイトカイン血症などにより外科的糖尿病状態を引き起こしやすくなっているため，過剰栄養に注意する．必要エネルギーを最初から投与するのではなく，血糖値などをモニタリングしながら漸増していく．欧州静脈経腸栄養学会（ESPEN）では，基礎代謝量の1.3〜1.5倍，30〜35 kcal/kg体重/日程度，多くても40 kcal/kg体重/日のエネルギー投与を推奨している．タンパク質必要量は，中等症熱傷では，1.5 g/kg/日程度，重症熱傷になると2.0 g/kg体重/日以上となる．NPC/N比は，中等症熱傷で120〜100，重症熱傷で100以下と高タンパク質にする．高齢者に高用量のタンパク質を投与するときには，腎機能に注意が必要である．脂質は総エネルギーの15〜30％以内とする．十分なビタミンと微量元素を投与する．とくに亜鉛は，創傷治癒や生体防御に重要である．血糖コントロールも重要で，必要な場合にはインスリンを持続投与し，血糖値は150 mg/dL前後に調節する．

表IV-21 熱傷患者栄養必要量予測式

1	Harris-Benedictの式 (BEE)	BEE ×活動係数×ストレス係数 ストレス係数は熱傷面積により 1.0〜2.0 を用いる		
2	Curreriの式	成人 (エネルギー)	16〜59歳	25 kcal ×体重＋ 40 kcal ×熱傷面積(%)
			60歳以上	20 kcal ×体重＋ 65 kcal ×熱傷面積(%)
		小児	0〜1歳	BEE ＋ 15 kcal ×熱傷面積(%)
			1〜3歳	BEE ＋ 25 kcal ×熱傷面積(%)
			4〜15歳	BEE ＋ 40 kcal ×熱傷面積(%)

表IV-22 早期経腸栄養の利点

- 消化管粘膜重量の維持
- 粘膜免疫能の維持
- 腸管防御能の維持
- 過剰な代謝反応の抑制
- 感染性合併症発生率の減少

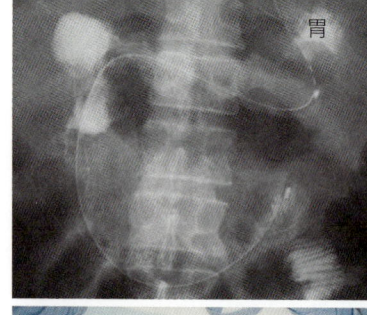

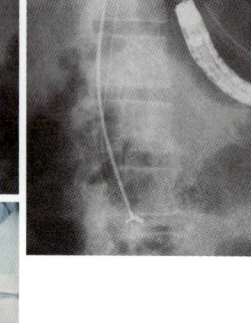

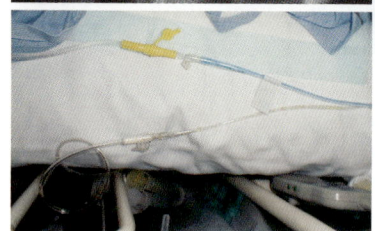

図IV-50 ダブル-EDチューブ
胃内の減圧と空腸からの栄養管理を行う．

　栄養ルートは，腸が利用できる場合は経腸栄養を行うのが基本である．広範囲熱傷の場合には，消化管の蠕動が障害されることが多いので注意が必要である．循環動態が安定している場合には，受傷後なるべく早い時期から経腸栄養を開始する**早期経腸栄養**が有用である．米国静脈経腸栄養学会(ASPEN)において，早期経腸栄養は，手術侵襲を制御して合併症を減少させ，ICU滞在期間を短縮し，患者の予後を改善するとされる．また，早期経腸栄養は，消化管の粘膜重量や腸管防御能を維持する．代謝反応の亢進も抑制し感染性合併症の発生率を低下させる（表IV-22）．また，**グルタミン**は侵襲下に枯渇するアミノ酸であり，中心静脈栄養製剤には含まれていない成分であるため，消化管粘膜維持・修復のためにグルタミン製剤を経腸的に投与することも可能である．早期経腸栄養は，15〜20 /mLの少量から開始し腹部症状を観察しながら随時増加させる．胃食道逆流や胃蠕動が悪く膨満する場合には，胃幽門輪を越えた位置に先端を留置し，胃内を減圧しながら経腸栄養ができる**ダブル-EDチューブ**がある（図IV-50）．受傷早期は，輸液管理が必要であり，末梢静脈栄養と経腸栄養を基本にする．感染症などの合併症が発生した場合には，再度，栄養評価を行い栄養投与量の調整を行う．

10 褥瘡

a. 褥瘡とは（病態の特徴）

　褥瘡（pressure ulcer）は，外圧による組織の血流障害で形成される潰瘍である．褥瘡の好発部位を図Ⅳ-51に示す．寝たきりとなり体位変換を行わないと，局所の圧迫やずれにより褥瘡が発生する．とくに高齢者や認知障害，尿失禁，糖尿病が褥瘡発生の危険因子であるが，栄養障害もその1つである．栄養障害は，褥瘡発生の危険因子であると同時に，創の治癒遅延の原因にもなる．褥瘡発生を予測する方法としていくつかの方法がある．表Ⅳ-23に米国のBradenが開発したブレーデンスケールの内容を簡略に示す．知覚の認知，皮膚の湿潤，活動性，可動性，摩擦とずれ，栄養状態からなるスケールで各項目が点数化されている．総合点数が病院では14点，施設では17点以上が褥瘡の危険があると判定される．

　褥瘡は深さにより重症度が異なる．**褥瘡の重症度**は，アメリカ褥瘡諮問委員会（NPUAP：nationl pressure ulcer advisory panel）の分類が用いられる．ステージⅠからステージⅣまであり，ステージⅠは局所の発赤，ステージⅣが深い潰瘍で，Ⅳに近づくほど進行していることを示す（表Ⅳ-24，図Ⅳ-52）．2007年には深部組織損傷，判定不能が追加された．褥瘡の状態の評価として日本褥瘡学会の**DESIGN-R**がある（表Ⅳ-25）．

　DESIGN-Rは，褥瘡の状態を，深さ（Depth），滲出液（Exudate），大きさ（Size），炎症/感染（Inflammation/Infection），肉芽組織（Granulation tissue），壊死組織（Necrotic tissue），ポケット（Pocket）で評価する．

　皮膚創傷の治癒過程として，炎症期，増殖期，成熟期に分けられる．炎症期は組織損傷とともに血管が破壊され，出血部位にて血小板の凝集，活性化が起こり，血栓形成とともに

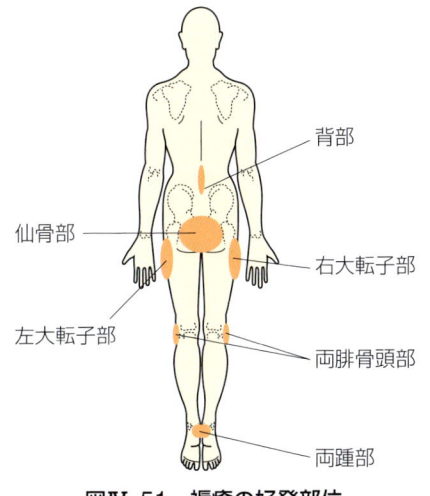

図Ⅳ-51　褥瘡の好発部位

表Ⅳ-23　褥瘡発生予想スケール：ブレーデンスケール

知覚の認知	圧迫による不快感に対して適切に反応できる能力
皮膚の湿潤	皮膚が湿潤にさらされる程度
活動性	行動の範囲
可動性	体位を変えたり整えたりできる能力
摩擦とずれ	
栄養状態	普段の食事の摂取状況 1 不良：決して全量摂取しない．めったに出された食事の1/3以上を食べない 2 やや不良：めったに全量摂取しない．普段は出された食事の約1/2しか食べない 3 良好：たいていは1日3回以上食事をし，1食につき半分以上は食べる 4 非常に良好：毎食おおよそ食べる

IV章 病態下の栄養ケア・マネジメントの考え方

表IV-24 褥瘡の重症度分類

ステージⅠ	皮膚の限定的な発赤で，圧迫しても消退しない
ステージⅡ	皮膚と真皮を含んだ皮膚の部分欠損．臨床的に擦過傷，水疱あるいは浅いクレーター状の潰瘍である．表皮と真皮の一部が黒色または黄色の壊死組織としてみられる場合もある
ステージⅢ	皮膚の全層欠損で，皮膚組織に及ぶ損傷ないしは壊死を生じる．その変化は筋膜まで達することがあるが，筋膜を超えないものをステージⅢとする．潰瘍は深いクレーター状で周囲がポケット状にえぐれることもある
ステージⅣ	筋肉，骨，支持組織（腱や関節包）にまで及ぶ深い欠損．しばしば周囲は穿掘性にポケットを形成する．潰瘍底は，黒色または黄色の壊死組織がみられ，しばしば感染を伴う
深部組織損傷（疑い）その他	

（アメリカ褥瘡諮問委員会（NPUAP）の分類）

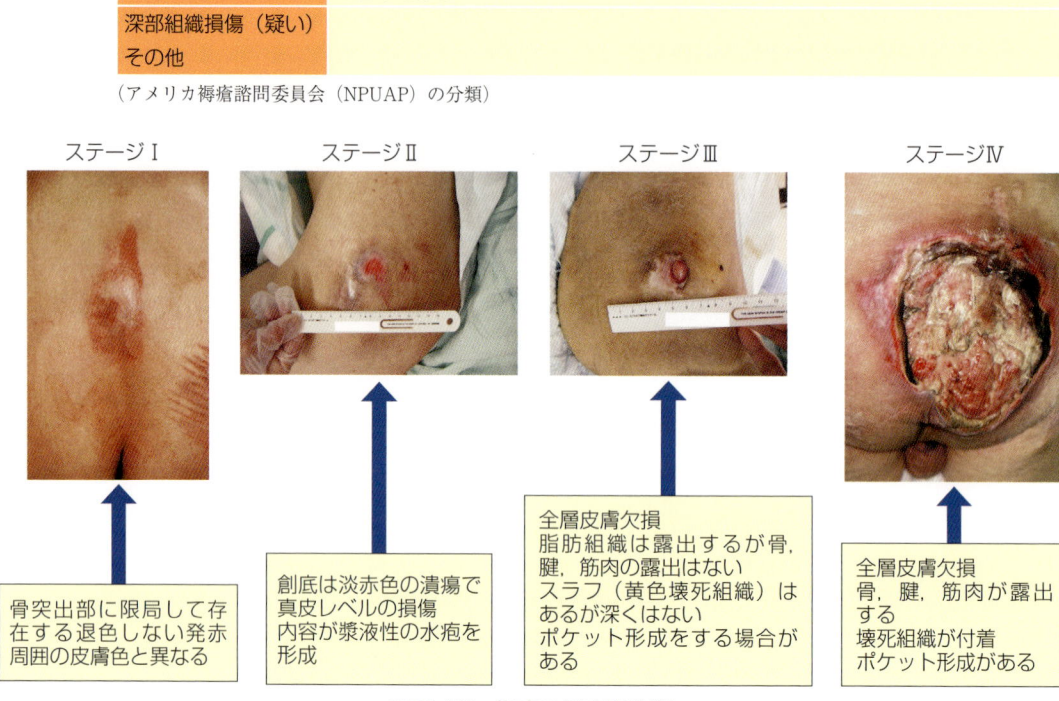

ステージⅠ
骨突出部に限局して存在する退色しない発赤 周囲の皮膚色と異なる

ステージⅡ
創底は淡赤色の潰瘍で真皮レベルの損傷 内容が漿液性の水疱を形成

ステージⅢ
全層皮膚欠損
脂肪組織は露出するが骨，腱，筋肉の露出はない
スラフ（黄色壊死組織）はあるが深くはない
ポケット形成をする場合がある

ステージⅣ
全層皮膚欠損
骨，腱，筋肉が露出する
壊死組織が付着
ポケット形成がある

図IV-52 褥瘡の重症度分類
（宮崎江南病院形成外科より提供）

表IV-25 DESIGN-R®2020（褥瘡経過評価用）

重症度と経過の評価
・Depth （深さ）
・Exudate （浸出液の量）
・Size （大きさ）
・Inflammation/Infection （炎症・感染の状態）
・Granulation tissue （肉芽組織の状態）
・Necrotic tissue （壊死組織の状態）
・Pocket （ポケットの状態）
の7項目からなる

アルファベットと点数，深さ以外の項目の合計点数で重症度を評価（最大66点）．

に多種類の細胞増殖因子が放出される．感染の制御や異物排除を目的として好中球，リンパ球，マクロファージなどが動員される．増殖期には細胞増殖因子により血管内皮細胞，線維芽細胞，表皮細胞などが活発に増殖し肉芽を形成し上皮化が進む．成熟期は，増殖期で形成された肉芽組織は吸収され，過度に増生した線維芽細胞や新生血管が減少し，新たに膠原線維や弾性線維に置換され創傷治癒が完了する．褥瘡の治癒過程において，十分なエネルギーとタンパク質，脂質，ビタミン，微量元素が必要である．n-3系必須脂肪酸は抗炎症的に働き，細胞膜成分になる．亜鉛はタンパク質，核酸合成に，鉄は酸素の供給やコラーゲンの合成に，ビタミンA・Cはコラーゲンの合成や血管内皮に不可欠とされている．

b. 栄養管理目的（ポイント）

褥瘡の発生と治癒に栄養は大きくかかわっている．高齢者が多く，基礎疾患の治療と同時に栄養療法を開始する．適切な栄養療法により栄養状態と褥瘡を治療していく．創傷治癒に必要なアルギニン，亜鉛，ビタミンCなどの補給を行う．

c. 治療法

褥瘡の治療は，局所の循環保全として保温，保湿，除圧，ずれの防止などの予防対策，局所の創清浄化，感染制御，肉芽増生の促進，表皮化促進，創の保護などの局所対策，糖尿病，腎疾患などの基礎疾患の治療とともに栄養管理を行っていく．局所の圧迫への対応として体位変換を行ったりエアマットを使用し局所の圧力・ずれの軽減を行う（図Ⅳ-53）．深い褥瘡の治療としては，外科的デブリードマンによる壊死組織の除去やポケットの切開などを行う．壊死組織の除去（ブロメライン軟膏，ヨウ素：カデックス®軟膏など），肉芽組織の促進（トレチノイントコフェリル：オルセノン®軟膏など），創の縮小（ブクラデシンナトリウム：アクトシン®軟膏，アルプロスタジルアルファデクス：プロスタンディン®軟膏など），感染・炎症の制御や滲出液吸収（白糖・ポピドンヨード配合：ユーパスタ®，カデックス®軟膏）など，目的に応じて外用薬が使用される．全身状態の改善，基礎疾患，感染症の制御，ベッドサイドでのデブリードマンを行いながら良好な肉芽創へ誘導する．局所陰圧閉鎖療法（VAC：vacuum associated closure therapy）は，褥瘡創部をドレッシング剤などで閉鎖しつつ細い管を入れて陰圧をかけることで滲出液や感染物

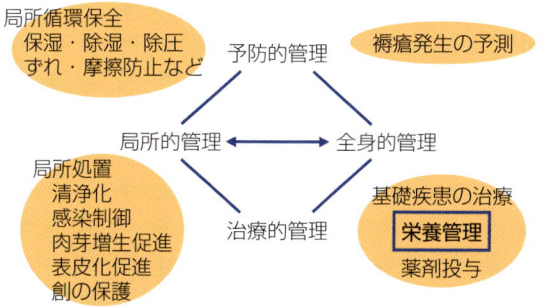

図Ⅳ-53 褥瘡に対する治療計画

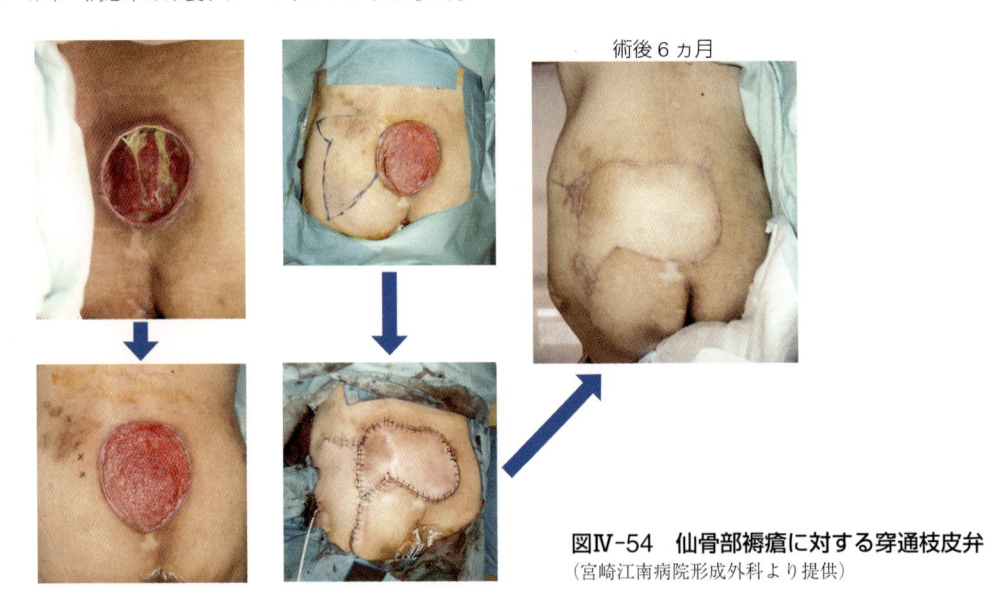

図Ⅳ-54　仙骨部褥瘡に対する穿通枝皮弁
(宮崎江南病院形成外科より提供)

術後6ヵ月

質を持続的に吸引し，湿潤環境を維持して創傷治癒を早める治療法である．2009年10月より日本では保険適用となった．褥瘡が難治性の場合には，筋膜皮弁・筋皮弁，局所皮弁，植皮術などの，外科的加療も行われる．図Ⅳ-54に仙骨部褥瘡に対して形成外科にて穿通枝皮弁を行った症例を示す．感染が制御され，良好な肉芽が形成された後で手術療法を行うと褥瘡治癒を早めることができる．

d. 栄養療法

褥瘡の発生には低栄養が深く関与している．まず褥瘡患者の栄養状態を評価する．糖尿病や肝疾患などの既往の有無，在宅での生活状況，食事状況を問診する．身体所見として，貧血や浮腫，下痢や尿・便失禁の有無を観察する．身体計測として，身長，体重，標準体重，体重減少，上腕周囲長，上腕筋周囲長，上腕三頭筋皮下脂肪厚を，血液生化学所見として，ヘモグロビン，血清タンパク質，血清アルブミン，トランスサイレチン，血糖，CRP（C反応性タンパク質：C-reactive protein）などを測定する．褥瘡患者は高齢者が多く，糖尿病や心・肺・肝・腎疾患などを合併していないか，肺炎などの炎症所見や貧血，癌の合併などがないかを検査する．糖尿病などの基礎疾患がある場合には，基礎疾患の治療も褥瘡治療と同時に開始する．

栄養状態が不良と判断された場合には，栄養療法を行う．必要エネルギーを計算し，摂取エネルギーと比較する．必要エネルギーは，Harris-Benedictの式に，ストレス係数と活動係数（寝たきり1.0，離床可能1.3）を乗じて，あるいは体重あたり25〜30 kcalで計算する（表Ⅳ-26）．ストレス係数は，感染の有無や創部の大きさによって1.0から1.3前後に設定する．長期の栄養摂取が不良な患者に急速に過栄養を行うとrefeeding症候群を発生する可能性がある．refeeding症候群は，急激にブドウ糖が細胞内へ移動し，低リン血症をきたし，発熱，痙攣，意識障害，心・呼吸不全を起こす重篤な疾患であることか

表IV-26 褥瘡の栄養療法

摂取エネルギー	褥瘡発生予防や治療時には，25〜30 kcal/kg 体重/日必要
タンパク質	血清アルブミン値が低いほど褥瘡の発生率が高い 摂取量として，**タンパク質を 1.1〜1.2 g/kg 体重** アルギニンは，創傷治癒時に必須
n-3系脂肪酸	コラーゲン合成を増加させ，肉芽形成を促進 過剰な炎症を沈静化
亜鉛	外傷，熱傷，皮膚潰瘍の創傷治癒を著しく促進 **1日量として 15 mg を確保**し，血清値 70〜150 μg/dL を保つ
銅	コラーゲンの合成機能に関与 経口摂取量として，1.3〜2.5 mg/日
ビタミン	ビタミンA：コラーゲンの合成・再構築，上皮形成に必要 ビタミンC：コラーゲンの合成に必要 ビタミン B_6, B_{12}, 葉酸：造血やタンパク質合成に必要

ら，血中リン濃度の測定と投与エネルギーを減らすことが大切である．refeeding 症候群の発現を防止するには，必要なエネルギー量よりも少ない量から治療を開始し，徐々に投与エネルギーを増加させる．

　タンパク質の投与量は，通常 1.0 g/kg 体重/日で計算するが，褥瘡の大きさや感染の有無で 1.2〜1.5 g/kg 体重/日まで上昇させる．糖尿病合併患者は腎障害を合併していることが多く，血清クレアチニン値を参考にしてタンパク質投与量を減量する．アミノ酸は，皮下組織のコラーゲンの生成や線維芽細胞の増殖・新生にも重要である．**アルギニン**は，一般的には非必須アミノ酸であるが，細胞増殖や創傷治癒時には必須のアミノ酸であるため，アルギニンを多く含む栄養剤（アイソカル®・アルジネード®など）を使用する．脂質は，多価不飽和脂肪酸の働きが重要である．その中で **n-3系脂肪酸**（α-リノレン酸）は過剰炎症を制御する働きがある．

　微量元素としては，**亜鉛**，銅，鉄が必要である．亜鉛は，免疫能や創傷治癒など幅広い生命活動に関与している．亜鉛欠乏は味覚障害を引き起こすため，食欲不振となり栄養摂取不足の原因となることがある．亜鉛が欠乏すると皮膚炎，口内炎・舌炎，味覚障害，創傷治癒遅延，免疫能の低下などが起こる．亜鉛は食品では，牡蠣や牛肉に多く含まれている．銅はコラーゲンの合成に関与している．鉄は貧血のときに投与する．

　栄養ルートは，腸が利用できれば腸を利用するのが原則である．経口摂取が可能であれば経口補助食品を追加して不足分を補う．経口摂取が不良であれば経鼻胃管栄養を行うが，長期になる場合には PEG を行う．下痢の対策も褥瘡患者には大切である．経腸栄養施行時には，注入速度の調整を行い，栄養剤の半固形化，食物繊維を追加するなどの工夫も行う．

　褥瘡の治癒過程を観察するとともに，2週間に1回程度の定期的栄養評価を行い，栄養療法の継続あるいは見直しを行う．栄養状態が改善し褥瘡が治癒し，在宅や施設に戻った後で栄養不良や褥瘡を発生させて再入院を繰り返さないように，家族や施設職員への退院時指導も大切である．

IV章 病態下の栄養ケア・マネジメントの考え方

11 化学療法時

a. 化学療法とは（病態の特徴）

　　化学療法は，癌患者の治療において重要な役割を果たす．癌の治療法として，手術療法，化学療法，放射線療法，緩和療法などがある．化学療法には術前化学療法，術後補助化学療法，化学放射線療法などがあり，癌の部位や進行度により治療法を選択する．癌再発時の化学療法は，根治的治療とはなり難く患者の生活の質（QOL）を考慮した治療法を選択する．

　　癌が進行すると，癌の種類や発生部位によって，悪心，呼吸困難，疼痛などの多くの症状が出現する．また，栄養に関係する食欲不振や消化器症状（悪心・嘔吐，腹部膨満，便秘，下痢）は，発現頻度の多い症状である．

　　表IV-27に癌患者の食欲不振の原因を示す．癌に伴う通過障害，抗癌剤の副作用，癌悪液質や精神的要因などの多くの因子で食欲不振が起こる．癌が進行し，化学療法が継続できなくなった患者に対して疼痛や症状緩和のBSC（best supported care）を行う．緩和療法は，治療が継続できなくなったときから始めるのではなく，できる限り早期から始めることが勧められている．癌患者をサポートするために，医師，薬剤師，看護師，管理栄養士，臨床検査技師，事務などのチームで癌患者を支援する体制が多くの施設で整えられている．癌患者の症状を早い時期から緩和し，精神的サポートを行うことによって，化学療法を長期に継続できることが，癌と共存する時間（long NC）を延ばすことにつながる．化学療法の副作用について，患者とともに早期に対応する体制が必要である．

表IV-27 癌患者の食欲不振の原因

1	癌に伴う通過障害	癌性腸閉塞，食道癌，胃癌，大腸・直腸癌，小腸癌
2	抗癌剤の副作用	口内炎，味覚障害，悪心，嘔吐，下痢，便秘
3	癌悪液質	安静時代謝消費量の上昇，発熱 肝・腎・脳・肺転移などに伴う症状
4	麻薬などの副作用	モルヒネ
5	精神的要因	

b. 栄養管理目的（ポイント）

　　癌の部位や種類にかかわらず，栄養状態を改善することは化学療法を継続するために重要である．癌により必要エネルギーが上昇する場合がある．悪心・嘔吐対策など化学療法の副作用により経口摂取量が減少しないように管理する．定期的に栄養状態を再評価することが大切である．

c. 治療法

　癌化学療法においては，抗癌剤の多くが重篤な副作用を高頻度で発現しやすく，副作用への迅速な対応も要求される．また，単一の疾患に対して多くのプロトコールが存在し，使用される抗癌剤の用量にも大きな幅がある．化学療法に使用する抗癌剤は院内で統一した**治療計画（レジメン）**に基づいて登録，管理を行う．薬剤師は，化学療法前には化学療法のスケジュールを確認し，施行後には患者への効果，副作用などをチェックする．医師，薬剤師，看護師による多重チェックを行い，過量投与などの医療事故が起こらないような体制を整える．一時的な化学療法のみの説明ではなく，1人の患者を継続して支援できるようにチームで情報を共有することが大切である．近年，免疫チェックポイント阻害剤（オプジーボ®など）が使用されるようになっている．免疫チェックポイント阻害剤の副作用として，間質性肺炎，大腸炎，1型糖尿病，甲状腺機能障害，肝・腎機能障害，心筋炎などがあり，栄養療法時には急な高血糖などに注意が必要である．

　抗癌剤の悪心・嘔吐を予防することは，栄養状態を維持する上でも重要である．抗癌剤投与後の悪心・嘔吐は多様なメカニズムによって発現する．抗癌剤を投与して24時間以内に発生する**急性悪心・嘔吐**と，24時間以降に発生する**遅発性悪心・嘔吐**がある．また再発あるいは2クール目の患者において，不安から生じる**予測性悪心・嘔吐**もある．一般に，投与当日の悪心・嘔吐は24時間で消失し，2～3日経過してから遅発性の悪心・嘔吐が発現する．急性の悪心・嘔吐には，セロトニン5-HT_3受容体拮抗剤（オンダンセトロン塩酸塩水和物，グラニセトロン塩酸塩：カイトリル®，ラモセトロン塩酸塩：ナゼア®）が，急性期・遅発性にも有効なパロノセトロン塩酸塩：アロキシ®が有用である．遅発性悪心・嘔吐には延髄にあるニューロキニン（NK_1）受容体拮抗剤（アプレピタント：イメンド®），副腎皮質ステロイド，ドパミンD_2受容体拮抗剤（メトクロプラミド：プリンペラン®）を併用する．抗癌剤の種類により悪心・嘔吐の発現には違いがあり，高・中等・低・最低リスクに分類される．高リスクには，アプレピタント，5-HT_3受容体拮抗剤およびデキサメタゾン，オランザピン（非定型抗精神病薬）を併用する．中等リスクには，

表Ⅳ-28　抗癌剤およびレジメン別の催吐性リスク分類（例）

高リスク	シスプラチン＋5-FU，シスプラチン＋トポテシン，AC療法，ブリプラチン
中等リスク	FOLFOX，FOLFIRI，XELOX，トポテシン＋アービタックス FOLFIRI＋ベクティビックス，タキソール＋パラプラチン ジェムザール＋パラプラチン，パラプラチン＋アリムタ，トポテシン
低リスク	UFT，カペシタビン，TS-1，タキソール，タキソテール，ジェムザール，アリムタ
最低リスク	ハーセプチン，ナベルビン，イレッサ，タルセバ，アバスチン

5-FU：フルオロウラシル，トポテシン：イリノテカン，ブリプラチン：シスプラチン，アービタックス：セツキシマブ，ベクティビックス：パニツムマブ，タキソール：パクリタキセル，パラプラチン：カルボプラチン，ジェムザール：ゲムシタビン，UFT：テガフール・ウラシル配合，TS-1：テガフール・ギメラシル・オテラシルカリウム配合，タキソテール：ドセタキセル水和物，アリムタ：ペメトレキセドナトリウム水和物，ハーセプチン：トラスツズマブ，ナベルビン：ビノレルビン酒石酸塩，イレッサ：ゲフィチニブ，タルセバ：エルロチニブ塩酸塩，アバスチン：ベバシズマブ，AC：ドキソルビシン＋シクロホスファミド，FOLFOX：フルオロウラシル＋フォリン酸＋オキサリプラチン，FOLFIRI：フルオロウラシル＋レボホリナート＋イリノテカン，XELOX：カペシタビン＋オキサリプラチン

5-HT₃受容体拮抗剤およびデキサメタゾンを使用する．低リスクにはデキサメタゾン単独か，5-HT₃受容体拮抗剤，状況に応じてプロクロルペラジンマレイン酸塩を併用する．最低リスクには制吐剤は不要である．抗癌剤およびレジメン別の**催吐性リスク分類**を示す（表Ⅳ-28，前頁）．各レジメンのリスク別に必要な制吐剤を使用する．

d．栄養療法

癌患者は，食欲不振から栄養不良をきたすことが多い．また，化学療法を継続してQOLを維持するために，腸閉塞の患者への対応も大切である．図Ⅳ-55は大腸癌化学療法中に腸閉塞となり，減圧目的に胃瘻を作成して（PEG），減圧しながら化学療法を継続

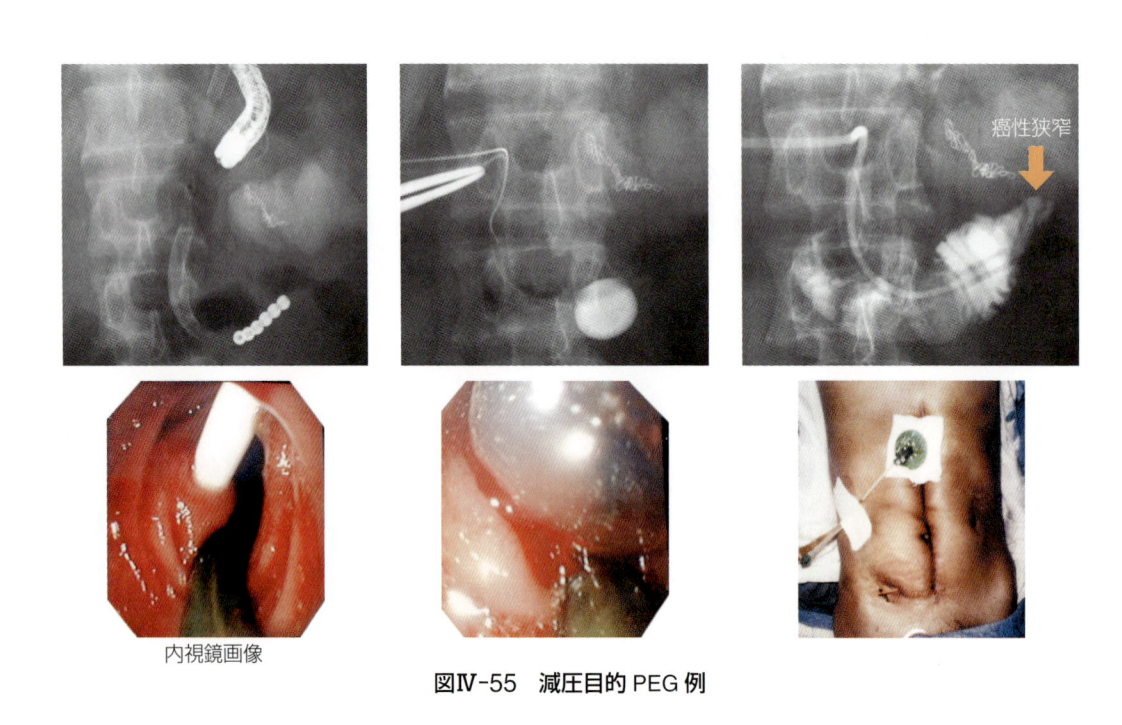

内視鏡画像

図Ⅳ-55　減圧目的 PEG 例

食道ステント挿入　　　　　　　　　胃瘻

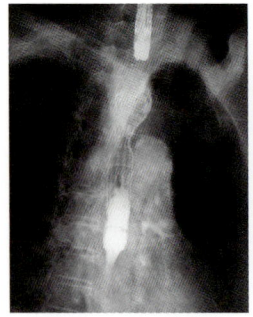

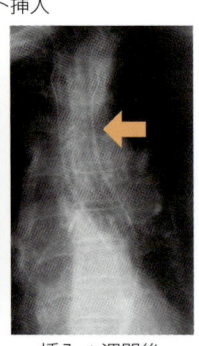

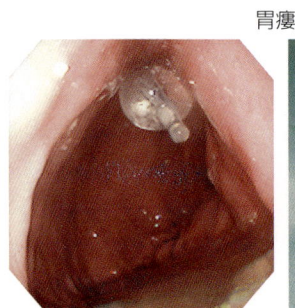

ステント挿入直後　　挿入1週間後　　　胃内視鏡画像

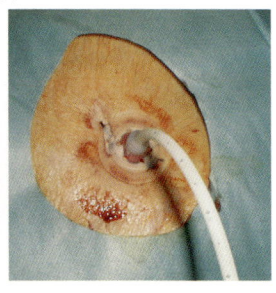

図Ⅳ-56　食道癌患者（81歳）の食道ステントと胃瘻造設

図Ⅳ-57 肝癌のCT画像

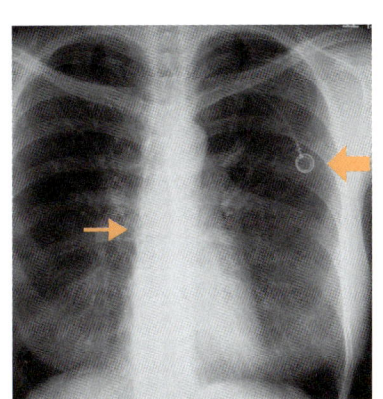

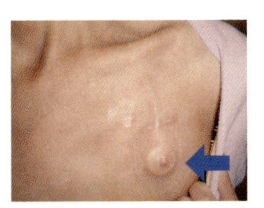

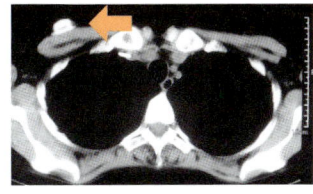

図Ⅳ-58 皮下トンネルを作成してMRIポートを留置した症例

した症例である．消化器癌などによる腸閉塞の場合には，消化管内液を除くために胃管や胃瘻，腸管減圧用チューブ，人工肛門造設などで対応する．食道癌や胃癌などによる狭窄部をステント療法で拡張すると通過障害がなくなり，一時的に食事が可能な場合もある．図Ⅳ-56に食道癌気管支瘻があり，食道ステントを挿入し胃瘻を作成した症例を示す．経口摂取を開始し，不足分は胃瘻より栄養剤を投与した．

　癌患者の栄養不良は栄養摂取不良だけは説明できない．癌が進行すると癌自体が産生するサイトカイン（TNF-α，IL-6等）などにより，食欲不振，筋力低下，全身衰弱など**癌悪液質**と呼ばれる病態になる．癌悪液質では，エネルギー必要量の増加，耐糖能低下，低血糖，筋タンパク質異化の亢進，脂肪分解の亢進，タンパク質代謝障害などを引き起こし栄養障害が進行する．また味覚障害が原因で食事摂取量が減少することもある．癌患者の糖質代謝異常の特徴は，耐糖能の低下と低血糖であり，インスリン感受性の低下と食後の膵臓からのインスリン放出の低下が原因とされている．癌悪液質でのタンパク質代謝は亢進し，筋肉量とタンパク質の減少が起こる．また，グルタミンは，体内にもっとも豊富に存在するアミノ酸であるが，癌細胞により急速に消費される．

　栄養療法は，患者の栄養状態，癌の部位，手術や化学療法などの治療法の種類を考慮して行う．基本的には腸が利用できる場合には，経口あるいは**経腸栄養**を選択する．図Ⅳ-57は肝癌が胃を圧迫している症例である．胃内を減圧して先端の空腸からダブル-ED

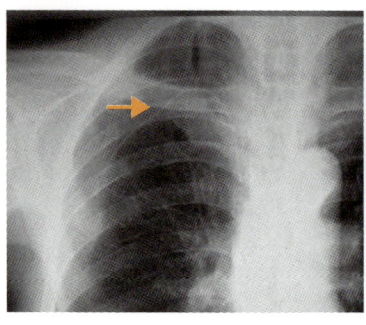

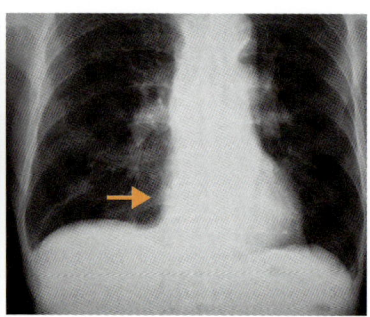

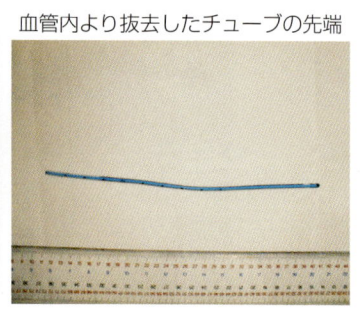

血管内より抜去したチューブの先端

図Ⅳ-59　MRIポートの離脱
Pinch-off sign：鎖骨と第1肋骨ではさまれる．

チューブ（図Ⅳ-50参照）を使用して栄養管理を行った．経口摂取が不可能な場合には静脈栄養を選択する．近年，外来化学療法が多くの施設で行われるようになり，**MRIポート**を作成して管理する症例が増えている．図Ⅳ-58に，左前胸部にMRIポートを留置した症例の胸部X線，CT画像および胸部写真を示す．ポート由来の感染症や閉塞に注意する．穿刺針はヒューバー針を用いると長期間の使用（21ゲージ針で2,000回）が可能である．抗癌剤注入時にスムーズに注入されない場合には，漏れやチューブトラブルがないか確認する．長期間ポートを使用していると第1肋骨と鎖骨にはさまれる部位でチューブが離断されることがあり（pinch-off sign），血管内カテーテルを用いて抜去する（図Ⅳ-59）．癌の種類，部位，進行度に応じて最適な投与ルートを選択する．中心静脈栄養チューブ挿入は，鎖骨下穿刺ではなく，上腕から挿入する末梢挿入型中心静脈カテーテル（PICC：peripherally inserted central venous catheter）を使用する症例が増えている．化学療法時にはPICCポートを作成する．

　癌患者に対する積極的な治療導入が栄養摂取に支障をきたしたり，栄養素の吸収障害を引き起こして体重減少や栄養不良を招くこと，またEPA（エイコサペンタエン酸）と経口濃厚栄養剤（タンパク質およびエネルギーが強化されたもの），抗酸化剤，ビタミン，ミネラルとを併用することで癌に起因する体重減少などが緩和される可能性なども報告されている．しかし，癌と栄養との関係は不明な点が多く，過剰栄養には注意し，定期的に栄養評価を行い，再評価しながら栄養管理を行うことが大切である．

12 周術期

a. 周術期とは

　周術期とは，侵襲を伴う手術や外傷の前後の期間であり，**侵襲に対する生体反応**を考慮した栄養管理を行うことが大切である（図Ⅳ-60）．侵襲に対して生体は防御反応を持っている．侵襲を受けると，レニン・アンジオテンンシン・アルドステロン系や抗利尿ホルモン（ADH），カテコールアミンやステロイドホルモンが産生され生体反応が起こる．サイトカインも手術侵襲に大きな役割を果たしている．侵襲は潮の満ち引きで**干潮期**と**満潮期**として説明される．干潮期では血圧低下，頻脈などのショックを予防するために，血管内の水分量を増加させるように生体反応が起こる．サイトカインの働きにより血管内透過性が亢進し，血管外の間質（third space）に水分が流れて浮腫をきたす．手術侵襲が大きいほど血管外漏出は大きくなる．サイトカインの働きが少なくなると third space の水分が血管内に戻ってくる（refilling：リフィリングという）．満潮期の始まりであり，血管内水分量が増加する時期である．この時期に術後合併症として肺水腫や肺合併症が発生する．術後合併症として，干潮期には，ショック，出血などが，満潮期には，肺炎や膿瘍などの感染性合併症が起こりやすくなる．

　干潮期には代謝率は減少し，満潮期には代謝率が増加する．手術侵襲が起こると生体の燃料が使用される．つまりブドウ糖，アミノ酸，内因性脂肪が燃えて体重が減少する．これを**異化期**といい，手術侵襲の大きさにより異化の程度は異なる．軽度の外傷や虫垂炎などの手術では異化は少なく，熱傷や多発性外傷，食道癌の手術では異化は大きくなる．異化期の後は**同化期**に転換する．同化期とは，アミノ酸からタンパク質を合成し体内に蓄積

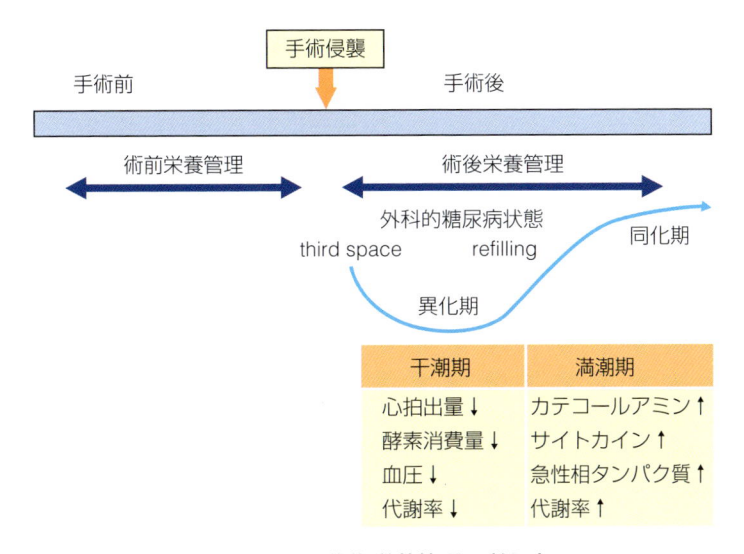

図Ⅳ-60　周術期栄養管理の考え方

IV章　病態下の栄養ケア・マネジメントの考え方

して体重が増加する時期である．栄養を十分に補給しないと体重は増加しない．手術侵襲に伴いストレスホルモン（カテコールアミンなど）の過剰分泌が起こり，糖質の利用が減少して，**外科的糖尿病状態**となり血糖値は上昇する．内因性脂肪が増加し，タンパク質の崩壊によってアミノ酸が動員されるなど侵襲特有の代謝反応が起こる．このようなホルモンやサイトカインなどの反応は，侵襲に対して時間とともに起こり，その中で栄養療法を行う必要がある．

b．栄養管理目的（ポイント）

周術期の栄養管理の目的は，周術期の**体重減少を最低限**にすること，術後の代謝反応や合併症を見据えた代謝・栄養管理を行うこと，**栄養による代謝制御**を行い免疫能を維持することである．周術期の中で手術前の栄養管理は大切である．外来あるいは入院時に栄養評価を行う．栄養不良と判断した場合は栄養療法を考える．手術侵襲が大きく術後合併症の可能性がある場合には，術後の感染性合併症を予防するために**免疫賦活栄養剤**を投与する．手術後には，**早期経腸栄養管理**を行う．

c．治療法

栄養療法には，経腸栄養と静脈栄養がある．腸が利用できる場合には経腸栄養を選択する．経腸栄養法には，経口栄養法，経鼻胃管栄養法，空腸瘻からの栄養法がある．静脈栄養法には，末梢静脈栄養法，中心静脈栄養法，埋め込み型（ポート型）中心静脈栄養法がある．疾患と手術侵襲の程度，栄養療法の期間によって栄養方法を選択する．術後の侵襲の程度を，サイトカインの反応によって肝臓で産生されるC反応性タンパク質（CRP）でも判定できる．CRPの高値が遷延するときは，術後合併症を考える．栄養状態は，アルブミンやトランスサイレチンで判断することができる．術後の回復が悪いときは，経口摂取への移行不良などの摂取量不足との関連性を考える（図IV-61）．

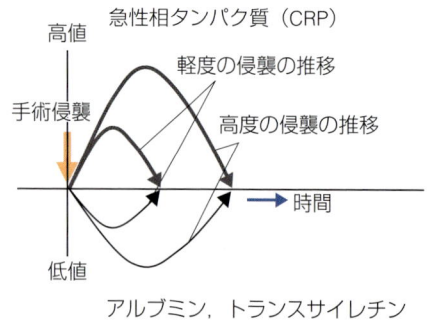

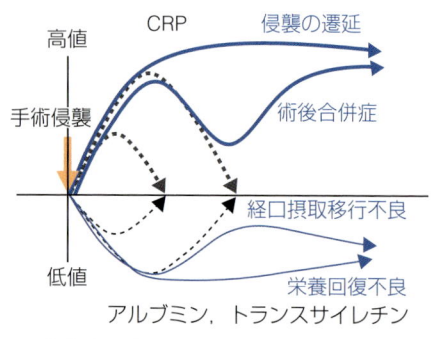

図IV-61　術後検査データの見方

d. 栄養療法

周術期の栄養療法においては，循環動態が安定した状態でできるだけ早く栄養を投与することが大切である．循環動態は，血圧や脈拍，酸素飽和度（パルスオキシメーター）などで判断し，ショックが落ち着くまではショック改善用の輸液（リンゲル液など）や循環不全改善剤（ドパミン塩酸塩など）を用いる．

手術前の栄養評価で栄養状態が不良と判断された場合は栄養療法を行う．経口摂取が可能で摂取量が少ない場合には経口補助食品を選択する．手術前期間が短く急速に栄養を改善するためには経鼻胃管栄養を行う．腸閉塞や消化管出血など経口摂取が不可能な場合には中心静脈栄養を行う．中心静脈栄養に伴う合併症が起こらないように管理する．術後感染性合併症を防止するために免疫賦活栄養剤を投与する方法もある．免疫賦活栄養剤は，グルタミン・アルギニン・n-3系脂肪酸などを含む経口栄養剤で，術後の感染性合併症を予防することができる．

経腸栄養法が欠如すると**小腸粘膜の萎縮**が起こる．図Ⅳ-62に術前に経口摂取した胃癌の小腸粘膜と，食道癌の嚥下困難により経口摂取が不可能で中心静脈栄養を施行した症例の小腸粘膜を示す．絶食により小腸粘膜は萎縮している．長期の絶食は腸管の絨毛上皮の萎縮を招き，腸管の有する免疫能を低下させる**バクテリアルトランスロケーション**や**肝内胆汁うっ滞**などの合併症を惹起させる．術後早期に経腸栄養法を開始することが重要である．腸蠕動音は，経腸栄養開始の基準にはならない．侵襲後は比較的早期から消化管運動は回復するといわれている．手術後，小腸は約4～8時間，胃は約24時間，大腸は3～5日には蠕動が始まる．術後早期でも消化・吸収能などの消化管機能は維持されているた

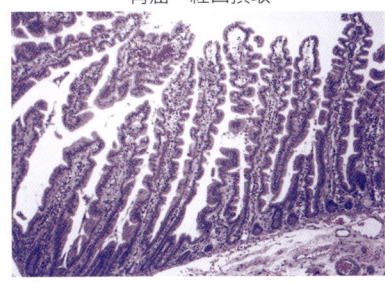

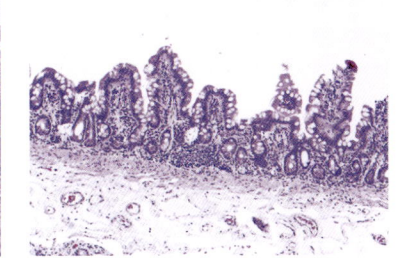

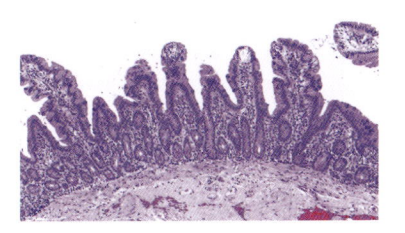

図Ⅳ-62 絶食（TPN）による小腸粘膜の萎縮例

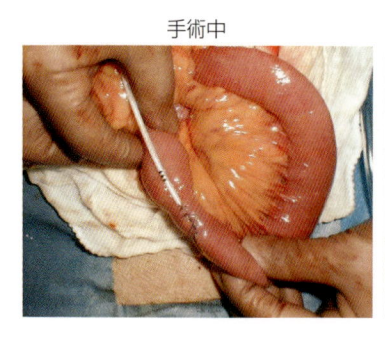

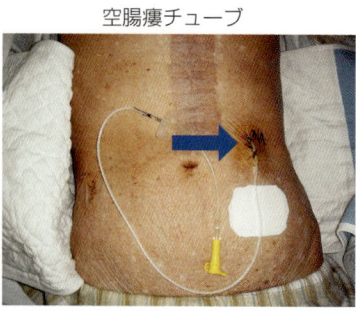

Ⅳ章 病態下の栄養ケア・マネジメントの考え方

手術中　　　　　　　空腸瘻チューブ

図Ⅳ-63 空腸瘻

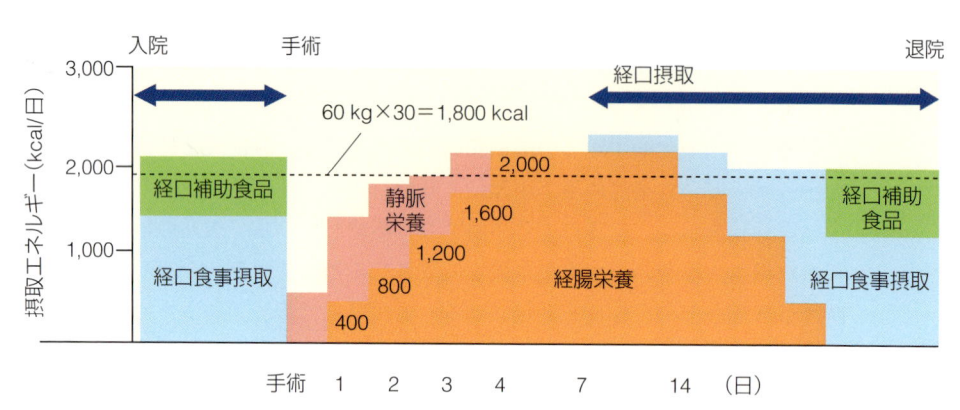

図Ⅳ-64 術後早期経腸栄養での栄養管理法（例）

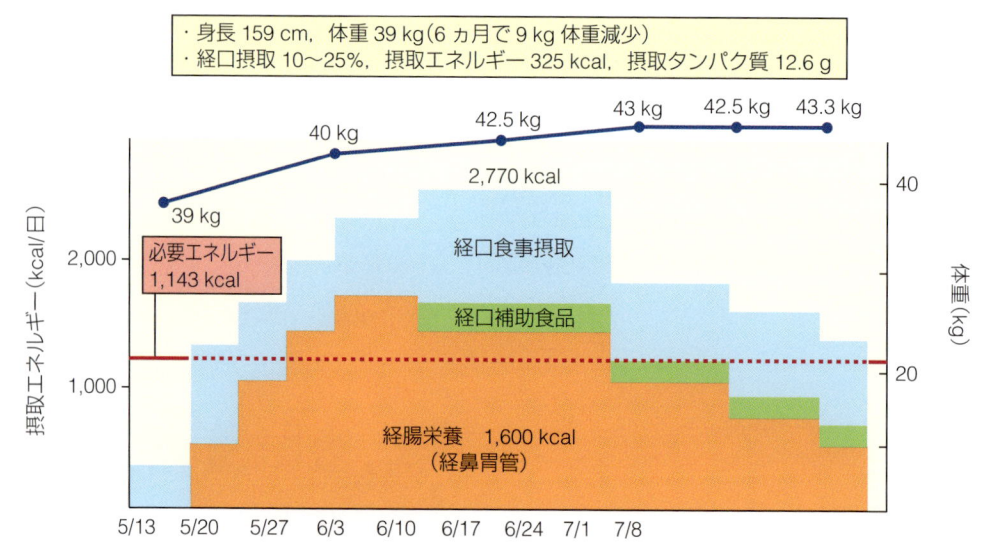

・身長 159 cm, 体重 39 kg（6 ヵ月で 9 kg 体重減少）
・経口摂取 10〜25％, 摂取エネルギー 325 kcal, 摂取タンパク質 12.6 g

図Ⅳ-65 食道癌術後の栄養障害に対する栄養管理（77 歳, 男性）

め，早期の経腸栄養が可能である．食道癌や膵癌などで早期の経口摂取が不可能な場合は，手術中に**空腸瘻**を造設し，術後第 1 病日より経腸栄養を開始する（図Ⅳ-63）．直接小腸に栄養剤を投与するため，経腸栄養専用ポンプを使用して投与する．時間あたり 20～40 mL より開始して，1 日ごとに 20～40 mL 増加させる．投与量を時間あたり 100 mL 以上に増加しないようにして，下痢や腹部膨満感を予防する．経口的に食事摂取を開始しても，必要エネルギーを満たさない場合には，経口補助食品を追加する．図Ⅳ-64 に術後の早期経腸栄養の例を示す．経腸栄養や静脈栄養から経口摂取へスムーズに移行することによって入院中の体重減少を最小限にすることができる．

　退院後の栄養管理も重要である．とくに退院後数ヵ月は体重減少をきたす危険性が高いため，経口摂取量や栄養評価を外来で行う．化学療法などで栄養状態が悪化したときには，経口補助食品を投与する．食道癌術後に栄養障害を起こし，6 ヵ月で 9 kg の体重減少をきたし，経鼻胃管栄養管理にて体重が増加した症例を図Ⅳ-65 に示す．強制栄養により体重は順調に増加した．周術期には，侵襲を制御する適切な栄養管理を行うことによって，術後合併症を予防し，入院中の体重減少を最小限にすることができる．患者の QOL の改善や化学療法などの治療を行う上でも栄養療法は重要である．

　周術期栄養管理の要点は，侵襲に対する生体反応を考慮した栄養療法を行うことである．侵襲早期には，侵襲に伴ってサイトカインが放出され，肝臓・筋肉からグルコース，脂肪組織から遊離脂肪酸，筋肉からアミノ酸が放出されエネルギー源として利用される．サイトカインの放出量は侵襲の大きさによって異なり，生体は制御できない．24 時間から 48 時間に早期経腸栄養を開始し，中心静脈栄養法（TPN）は併用する．早期の必要カロリー投与を目指すのではなく，7 日目をめどに投与計画を立てる．血糖は 144 ～ 180 mg/dL を目標とし，低血糖は避ける．

索引

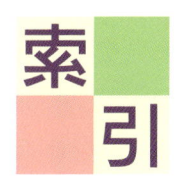

和文索引

あ
亜鉛　139
アシドーシス　85
アトウォーター係数　9
アポリポタンパク質C群　85
アミノ酸　13
　　──，ケト原性　16
　　──，第1制限　14
　　──，糖原性　12, 16
　　──，投与　83
　　──，必須　13, 125
　　──，分岐鎖　16, 111, 125
アミノ酸スコア　14
アルギニン　139
アルツの基準　132
アルブミン　15, 41

い
胃液　5
異化　27, 133
異化期，周術期　145
維持液　76
維持量　80
1型糖尿病　100
1価不飽和脂肪酸　102, 103
胃瘻
　　──，栄養法　52
　　──，開腹　66
　　──，カテーテル交換法　68
　　──，経皮内視鏡的，造設術　52, 63
インスリン　100
　　──，抵抗性増大　101
　　──，分泌低下　101
インスリン拮抗ホルモン　83
インスリン療法　103
インターフェロン療法　111
インフリキシマブ　128
インフルエンザワクチン　107

う
右心不全　92

うっ血性心不全　95

え
エイコサペンタエン酸　19, 144
栄養アセスメント　34
栄養管理　1, 33
栄養剤の半固形化　66, 139
栄養障害　31
　　──，リスク　39
栄養スクリーニング　34, 46
栄養必要量　43
栄養評価　33
　　──，客観的　41
　　──，主観的包括的　34
栄養補助食品　59
栄養療法　50
　　──，選択基準　50
エクササイズ　25
n-3系（必須）脂肪酸　137, 139
エネルギー必要量　43
　　──，推定　23, 24
　　──，総　44
エリスロポエチン　120, 124
塩化カルシウム水和物　72
嚥下　4
嚥下機能　96
嚥下造影　98
嚥下内視鏡検査　98
嚥下リハビリテーション　96, 98
炎症性サイトカイン　29
炎症性腸疾患　126
エンドトキシン　53
塩分制限　124

お
横行結腸穿刺　65
オキサロ酢酸　11
悪心・嘔吐　141
オリゴ糖　10
オレイン酸　103

か
開始液　76
解糖　10
外分泌機能　114

潰瘍性大腸炎　126
カイロミクロン　7
化学療法　140
過剰栄養　93
活動係数　44
カテーテル関連血流感染症　88
カテーテル挿入　82
カリウム制限　124
カリウム調節系，腎外性　80
加齢　32
癌悪液質　143
癌化学療法　141
管腔内消化　6
間歇的経口食道経管栄養法　98
間歇的静脈栄養法　82
肝硬変　109
肝疾患　109
肝性脳症　113
感染性合併症　115
肝臓　8
干潮期，周術期　145
肝動脈塞栓術　112
肝内胆汁うっ滞　147
肝不全　83

き
飢餓　11
飢餓状態　27
基礎エネルギー消費量　44
基礎代謝（量）　24
基礎代謝基準値　24
喫煙　104
基本液，中心静脈栄養法　83
客観的栄養評価　41
吸収　3
急性悪心・嘔吐　141
急性腎障害　120
急性膵炎　115
　　──，重症度判定基準　117, 118
　　──，診断　117
急速静脈内投与　86
吸入ステロイド剤　107
9％の法則　131
局所陰圧閉鎖療法　137
許容点滴速度　79
禁煙　107
菌体内毒素　53

索引

く

空腸瘻　149
　　──，栄養法　52
　　──，経胃　67
　　──，経皮内視鏡的，造設術　52
　　──，チューブ　118
クエン酸回路　10
グリコーゲン　10, 109
　　──，貯蔵　11
グリセオール®　97
グリセミックインデックス　103
　　──，低　102
グリセリン　12, 27
グルコース　12
グルタミン　134
クレアチニンクリアランス　121
クローン病　59, 126
クワシオルコル　40

け

経胃空腸瘻　67
経管栄養法　52
　　──，間歇的経口食道　98
経口栄養法　51, 52
経口摂取　51
経口糖尿病用剤　102
75 g 経口ブドウ糖負荷試験　100
経口補水液　60
経静脈栄養法　69
経腸栄養剤　53, 59
　　──，適応疾患・病態，種類別　55
経腸栄養法　50, 52, 53, 143
　　──，主な適応　53
　　──，禁忌　53
　　──，在宅　67, 88, 130
　　──，専用ポンプ　67, 130
　　──，早期　115, 119, 133, 146
経鼻胃管栄養　64
　　──，欠点　98
経鼻栄養法　52
経皮経食道胃管挿入術　52
経皮内視鏡的胃瘻造設術　52, 63, 96, 139
経皮内視鏡的空腸瘻造設術　52
外科的糖尿病状態　31, 146
血液（血漿），浸透圧　73
血液（ろ過）透析　123
　　──，持続的　117
血管外の間質　145
血球成分除去療法　127
血行動態分類　94
血漿　1
血漿増量剤　78
血小板減少　111
血清アルブミン　41
血清トランスフェリン　41
血栓溶解療法　97
血糖値　133
ケトアシドーシス　27
　　──，糖尿病　101
ケト原性アミノ酸　16
ケトーシス　103
ケトン体　27
下痢　149
減塩　95
嫌気的解糖　10

こ

高アンモニア血症　112
抗炎症性サイトカイン　29
高カリウム血症　123
高カロリー輸液　81
抗癌剤の悪心・嘔吐　141
好気的解糖　10
高血糖　83, 125
抗コリン剤，長時間作用型　107
高サイトカイン血症　133
高炭水化物・低脂肪食　130
高ビリルビン血症　110
高齢者　32
誤嚥　4
誤嚥性肺炎　5
五大栄養素　9
5％ブドウ糖輸液　78
コラーゲン　137
コレステロール　17

さ

在宅経腸栄養法　67, 88, 130
　　──，実施と管理　89
　　──，対象　89
在宅（中心）静脈栄養法　88
　　──，実施と管理　88
　　──，対象　88
サイトカイン　29, 143, 146
　　──，炎症性　29
催吐性リスク分類　142
細胞外液　1
細胞内液　1
酢酸リンゲル液　76
鎖骨下穿刺　82
左心不全　92
サラゾスルファピリジン　128
三大栄養素　8

し

敷石像　127
糸球体ろ過量　121
自己免疫性膵炎　115
脂質　17
脂質主体の栄養剤　108
脂質量制限　119
持続的携行式腹膜透析　123
持続的血液ろ過透析　117
C 反応性タンパク質　146
脂肪酸　18
　　──，中鎖　18, 110
　　──，必須　19, 84, 125
　　──，不飽和　18
　　──，飽和　18
　　──，n-3 系　139
脂肪乳剤　84
脂肪必要量　45
脂肪便　130
脂肪粒子　84
　　──，直径　84
シュウ酸結石　128
周術期　145
重症度分類
　　──，急性膵炎　117
　　──，COPD　104
　　──，褥瘡　136
　　──，心不全　91
　　──，熱傷　132
就寝前補食　111
自由水　77, 78
縦走潰瘍　127
十二指腸　5
十二指腸潰瘍　128
絨毛　5
絨毛上皮細胞　7
主観的包括的栄養評価　34
術後回復液　76
消化　3, 4, 9
消化管　3
　　──，形態　3
　　──，選択的除菌　118
消化管運動　147
消化器　3
消化酵素，膵臓　115
消化態栄養剤　51, 56, 130
脂溶性ビタミン　20
小腸　5
小腸粘膜の萎縮　128, 147
上皮細胞　6
静脈栄養法　50, 68
　　──，間歇的　82
　　──，在宅　88
　　──，中心　50, 81, 82

和文索引

―，末梢　50, 73, 79
上腕筋周囲長　40
上腕三頭筋皮下脂肪厚　40
上腕周囲長　40
褥瘡　135
―，重症度分類　136
食道静脈瘤　110
食物繊維　103, 139
除脂肪組織　2
除脂肪体重　28
腎移植　123
腎外性カリウム調節系　80
新型コロナワクチン　107
心係数　92
心血管性危険因子　93
人工濃厚流動食　53
心疾患　91
腎疾患　120
侵襲　15, 29
侵襲に対する生体反応　145
腎障害，ステージ　122
心臓悪液質　93
身体活動強度　25
身体活動量　25
身体活動レベル　24
身体計測　38
身体組成　1
浸透圧　73
浸透圧モル濃度　72
心不全　91
―，うっ血性　95
―，重症度分類　91
腎不全　83, 120
腎不全用アミノ酸製剤　125

す

膵液　5
膵炎　115
膵癌　115
膵管ステント　117
膵疾患　114
推奨量　22
水素イオン指数　73
膵臓　114
―，消化酵素　115
推定エネルギー必要量　23, 24
推定身長　38
推定体重　39
推定平均必要量　22
水分必要量　43
水分輸液剤　78
水分量，体内　1
水溶性ビタミン　19
ステント療法　143

ストレス係数　44
スパイロメトリー　104

せ

生活の質　140
成分栄養剤　58, 128, 130
生理食塩液　71, 72, 75, 79
絶食　11
摂食・嚥下障害　31
摂食・嚥下リハビリテーション　96, 98
選択的消化管除菌　118

そ

総エネルギー消費量　44
早期経腸栄養（法/管理）　115, 119, 133, 134, 146
創傷　30
創傷治癒　30
総タンパク質　42
総リンパ球数　43
促進拡散　6
組織間液　1, 75
咀嚼　4

た

第1制限アミノ酸　14
代謝水　78, 80
大腸　7
体内の水分量　1
耐容上限量　22
唾液　4
多価不飽和脂肪酸　18
多臓器不全　115
脱水補給液　76
多糖類　10
多発性嚢胞　106
ダブル-EDチューブ　119, 134
短鎖脂肪酸　18
炭酸水素ナトリウム注射液　78
胆汁　6
胆汁酸　17, 109
短腸症候群　127, 128, 130
単糖　10
タンパク質　13
―，異化　14
―，制限　122, 124
―，同化　14
―，必要量　45
タンパク質・エネルギー栄養失調症　113
タンパク質分解酵素阻害剤　117

ち

窒素死　28
窒素平衡　42
遅発性悪心・嘔吐　141
チャイルド分類　111
中鎖脂肪酸　18, 110
中心静脈栄養法　50, 81, 82
―，在宅　88
―，糖の投与　83
中心静脈カテーテル　81
中毒性巨大結腸症　127
注入ポンプ　68
長鎖脂肪酸　18, 110
長時間作用型抗コリン剤　107
腸疾患　126
腸閉塞　128
治療計画，化学療法　141
治療食　52

て

低カルシウム血症　120
低グリセミックインデックス　102
低残渣　58
低タンパク血症　110
低張電解質輸液　76
低リン血症　28, 138
テオフィリン　107
鉄制限食　113
電解質組成　2
―，決定　80
電解質濃度　71
電解質輸液剤　74
天然濃厚流動食　53
電離度　72

と

銅　139
同化期，周術期　145
糖原性アミノ酸　12, 16
糖質　9
―，種類　10
―，必要量　45
糖質主体の栄養剤　108
糖新生　11
透析　120
透析時基本体重　124
等張化　84
等張電解質輸液　75, 79
動的平衡状態　14
糖尿病　100
―，型分類　100
―，外科的，状態　31, 146

索引

―，ケトアシドーシス　101
―，三大合併症　101
―，腎症　101
―，末梢神経障害　101
―，網膜症　101
ドコサヘキサエン酸　19
トランスサイレチン　42
トランスフェリン　41
トリグリセリド　17
努力性肺活量　104

な
内頸静脈穿刺　82
内視鏡的胃瘻造設術，経皮　52, 63, 96, 139
内分泌機能　114
75 g 経口ブドウ糖負荷試験　100

に
2 型糖尿病　101, 103
二酸化炭素産生量　107
二次性副甲状腺機能亢進症　124
日常生活動作　32, 37
二糖類　10
日本人の食事摂取基準　21
乳化　84
乳酸アシドーシス　29, 86
乳酸リンゲル液　76

ね
熱傷　131
熱量素　9
ネフローゼ症候群　122

の
脳梗塞　96
脳出血　96
脳卒中　96
脳浮腫　97

は
肺炎，誤嚥性　5
肺炎球菌ワクチン　107
肺活量　104
肺動脈楔入圧　92
廃用性萎縮　53
バクスター法　133
バクテリアルトランスロケーション　53, 82, 147
パーセント（%）濃度　70

バリア機構　53
ハリス・ベネディクトの式　44
ハルトマン液　76
半消化態栄養剤　51, 54
半透膜　72

ひ
非機能的細胞外液　2
非侵襲的陽圧換気　107
脾臓の腫大　110
ビタミン　19
　―，過剰症　20
　―，供給源　20
　―，欠乏症　20
　―，脂溶性　20
　―，水溶性　19
ビタミン B_1　85
　―，製剤　86
ビタミン D, 活性型　120
ビタミン K　95
非タンパクカロリー/窒素比　45, 84
必須アミノ酸　13, 125
必須アミノ酸/非必須アミノ酸比　83
必須脂肪酸　19, 84, 125
　―，n-3 系　137
必須微量元素　20
非必須アミノ酸　13
肥満の判定基準　39
ヒューバー針　143
微量元素　20, 137
　―，欠乏症の予防　86

ふ
フィッシャー比　16, 113
不感蒸泄　80
腹腔神経叢ブロック　116
複合脂質　17
副甲状腺機能亢進症，二次性　124
副作用　141
副腎皮質ステロイド　127
腹水　110
腹部膨満感　149
腹膜透析，持続的携行式　123
ブドウ糖液　71
　―，5%　78
不飽和脂肪酸　18
　―，1価　102, 103
プラスミノーゲンアクチベータ　96
ブレーデンスケール　135
プレドニゾロン　128
分岐鎖アミノ酸　16, 111, 125

へ
β_2 刺激剤　107
ヘモグロビン A1c　100

ほ
芳香族アミノ酸　16
飽和脂肪酸　18
補正用電解質液　78
ホルモン調節　30

ま
末梢静脈栄養法　50, 73, 79
　―，糖濃度　74
　―，投与速度　79
マラスムス型　107
慢性腎臓病　120
　―，ステージ分類　121
慢性膵炎　115
慢性閉塞性肺疾患　104
　―，重症度分類　105
満潮期，周術期　145

み
水制限　95
ミセル　7
ミリオスモル（mOsm）/L　72
ミリ当量（mEq/L）　71

め
メイラード反応　86
メサラジン　128
メッツ　25
メッツ・時　25
目安量　22
免疫賦活栄養剤　118, 146
免疫抑制剤　127

も
目標量　22
モル濃度（mol/L）　71
門脈　8
門脈圧亢進症　110

ゆ
幽門後経路　115
遊離脂肪酸　27
輸液　68
　―，種類　74

――，分類 75
――，目的 69
輸液剤 68, 74

よ・ら
予測性悪心・嘔吐 141
ラジオ波焼灼療法 111
ランゲルハンス細胞 114

り
リノール酸 19
リノレン酸 19
リフィリング 145
リポタンパク質 17
流動食 51
リン 124
リンゲル液 76
リン脂質 17
リンパ球数 43

れ・ろ
レジメン，化学療法 141
レチノール結合タンパク質 41
レニン・アンジオテンシン・アルドステロン系 120
瘻孔 65

欧文索引

A
AAA（aromatic amino acid） 16
AC（arm circumference） 40
ADL（activity of daily living） 32, 37
AKI（acute kidney injury） 120
AMC（arm muscle circumference） 40
Artz の基準 132

B
β_2 刺激剤 107
Baxter 法 133
BCAA（branched chain amino acid） 16, 111, 125
BEE（basal energy expenditure） 44
BMI（body mass index） 39
Braden 135
BSC（best supported care） 140

C
CAPD（continuous ambulatory peritoneal dialysis） 123
――，チューブ 123
CHDF（continuous hemodiafiltration） 117
Child 分類 111
CKD（chronic kidney disease） 120
CO_2 産生量 107
COPD（chronic obstructive pulmonary disease） 104
――，重症度分類 105
CPR（C-ペプチド） 101
CRBSI（catheter-related blood stream infection） 88
Crohn 病 126
CRP（C-reactive protein） 146
CVC（central venous catheter） 81

D・E
DESIGN-R 135
DHA 19
EER（estimated energy requirement） 23
EN（enteral nutrition） 50
E/N 比 83
EPA 19, 144
Ex 25

F・G
first space 2
Fischer 比 16
Forrester 92
FVC（forced vital capacity） 104
GFR（glomerular filtration rate） 121

H
Harris-Benedict の式 44
HbA1c 100
HD（hemodialysis） 123
HEN（home enteral nutrition） 88
HOMA-IR（homeostasis model assessment-insulin resistance） 101
HPN（home parenteral nutrition） 88

I
ICG（indocyanine green）試験 111
I. I.（insulinogenic index） 101
INF 療法 111
Introducer 法 64
IOE（intermittent oral esophageal catheterization） 98

K・L・M
KCl 補正液 78
LBM（lean body mass） 28
LES（late evening snack） 111
MRI ポート 144

N・O
n-3 系（必須）脂肪酸 137, 139
N-balance 42
NIPPV（noninvasive intermittent positive pressure ventilation） 107
NPC/N（non-protein calorie/nitrogen）比 45, 84
NST（nutrition support team） 33
NYHA（New York Heart Association） 91

ODA（objective data assessment） 41
75 g OGTT 100

P

PDCA（Plan-Do-Check-Action） 34
PEG（percutaneous endoscopic gastrotomy） 52, 63, 96, 139
　──，交換キット 67
　──，適応と禁忌 64
　──，瘻孔 99
PEG-J（PEG with jejunal extension） 67
PEJ（percutaneous endoscopic jejunostomy） 52
PEM（protein energy malnutrition） 22, 113
pH 3, 73
PN（parenteral nutrition） 50
PPN（peripheral parenteral nutrition） 50, 73
PTEG（percutaneous trans esophageal gastrotubing） 52
Pull 法 64
Push 法 64

Q ★ R

QOL（quality of life） 140, 149
RBP（retinol-binding protein） 41
refeeding 症候群 28, 138
refilling 133, 145
RFA（radiofrequency ablation） 111
RTP（rapid turnover protein） 41
rt-PA 96

S

SDD（selective decontamination of the digestive tract） 118
second space 2
SGA（subjective global assessment） 34

T ★ V

TAE（transcatheter arterial embolization） 112
TEE（total energy expenditure） 44
third space 2, 133, 145
TLC（total lymphocyte count） 43
TP（total protein） 42
TPN（total parenteral nutrition） 50, 81
TSF（triceps skin folds） 40
TTR（transthyretin） 42
VAC（vacuum associated closure therapy） 137
VC（vital capacity） 104

はじめて学ぶ臨床栄養管理―薬学生・薬剤師からのアプローチ

2011年10月20日　第1刷発行	編集者　鈴木彰人
2024年 3月20日　第4刷発行	発行者　小立健太
	発行所　株式会社　南 江 堂
	〒113-8410　東京都文京区本郷三丁目42番6号
	☎(出版)03-3811-7236　(営業)03-3811-7239
	ホームページ https://www.nankodo.co.jp/
	印刷・製本　横山印刷

Clinical Nutrition Management
©Nankodo Co., Ltd., 2011

定価は表紙に表示してあります．
落丁・乱丁の場合はお取り替えいたします．
ご意見・お問い合わせはホームページまでお寄せください．

Printed and Bound in Japan
ISBN 978-4-524-40278-6

本書の無断複製を禁じます．

JCOPY〈出版者著作権管理機構　委託出版物〉

本書の無断複製は，著作権法上での例外を除き，禁じられています．複製される場合は，そのつど事前に，出版者著作権管理機構（TEL 03-5244-5088, FAX 03-5244-5089, e-mail: info@jcopy.or.jp）の許諾を得てください．

本書の複製（複写，スキャン，デジタルデータ化等）を無許諾で行う行為は，著作権法上での限られた例外（「私的使用のための複製」等）を除き禁じられています．大学，病院，企業等の内部において，業務上使用する目的で上記の行為を行うことは私的使用には該当せず違法です．また私的使用であっても，代行業者等の第三者に依頼して上記の行為を行うことは違法です．